身體

THE BODY CODE
Unlocking Your Body's Ability to Heal Itself

密碼

找到身心靈失衡的關鍵，
啟動內在自癒力

布萊利‧尼爾森 Bradley Nelson——著

游淑峰——譯

免責聲明

「身體密碼系統」是一種自助方法，能在身體和情緒方面達成奇妙的結果和好處。然而，這是一個相對較新的發現，尚未被徹底研究。

書中訊息無意取代醫師或其他醫學專家的建議。在開始、停止或改變正在服用的任何藥物與劑量之前，尤其是針對既有的健康狀況，請諮詢醫療專業人員。書中任何內容，均由讀者自行決定如何應用，並應自行負責。

除非當地法規許可，本書涵蓋的所有資訊僅供個人使用，且不作為任何形式之醫療行為。所有內容皆無意取代醫囑，且不應用作診斷或醫藥處方之憑據，任何醫療問題的診斷或治療，請諮詢醫師。作者和出版商不對個人可能聲稱從本書中的訊息直接或間接體驗到的任何不利影響，承擔責任。

本書是根據布萊利・尼爾森醫師，以及其他體驗過這種療法的人之個人觀察和經驗寫成。書中所述皆為真人實事，已盡可能獲得使用當事人全名的許可，然為保護當事人隱私，部分人物姓名業經更動，或僅以姓氏首字母表示。

讀者必須為自己的身心健康負起百分之百的責任。「身體密碼」不應被誤用，或用於診斷任何特定心理、生理或情緒方面的疾病；肌肉測試及搖擺測試不應被用於診斷任何疾病的有無。

個別結果因人而異，作者和出版社不對任何個人或實體因本書包含的訊息或步驟，直接或間接造成或據稱造成的任何損失或附帶或間接的損害承擔責任。對內容的準確性或完整性，作者和出版社不作任何形式的代言或保證、不承擔任何形式的責任，也不對書中提及的商品提供保證。

書中提及組織或網站訊息，並不意味作者或出版商認同這些來源可能提供的任何訊息，或他們可能提出的任何建議。

謹以此書感謝我的母親，感謝她培養我對閱讀的熱愛，感謝她以開放的心態養育我。您是我早期的受試者和一生都在模仿的療癒者。感謝您以身作則，總是看到人們的優點。感謝您在我 13 歲重病時，幫助我找到適合的醫師，這對我意義非凡。事實證明，對許多人來說也是如此。

　　感謝父親，感謝您的創業精神，以及您無條件的愛和無私，為我樹立了最好的榜樣。感謝您在 1983 年那個寒冷的冬天，問我的關鍵問題，就此引導我走上最好的路。

　　感謝琴恩，感謝妳成為我最好的夥伴和朋友，感謝妳成為這項工作和使命中不可或缺的一部分，感謝妳的努力和堅持，感謝妳的無私和貢獻。

目錄
CONTENTS

第一部
基礎概念

第二部
這樣使用身體密碼

第三部
身體密碼地圖

第四部

改變世界

各界讚譽

「這是一個精采、全面且易於理解的系統，能快速、有效地達成深度療癒，最重要的是，很安全。這是一本適合每個人，從自我療癒的新手，到經驗豐富的專家都適用的指南。《身體密碼》將帶你重新認識你所遇過最深度的療癒者：你寶貴的身體。」

——克麗絲‧費拉洛（Kris Ferraro），《顯化效應》作者

「天國就在我們心裡。祈禱、靜心與服侍，能讓我們接觸心靈深處的神性智慧。《身體密碼》提供了一把鑰匙，解鎖我們生來便擁有的無限知識與療癒力。閱讀這本書，解碼你的身心靈之謎。」

——麥可‧亞歷山大（Michael Alexander），
艾美獎提名節目主持人與執行製作

「好幾年前，我讀了尼爾森醫師的《情緒密碼》，開始使用當中的訊息來幫助我的患者、家人和朋友。《情緒密碼》不僅對每個當事人都很有幫助，許多經驗也令人十分驚訝。《情緒密碼》是一本很棒的書，但我相信《身體密碼》更棒。我真心喜歡尼爾森醫師說的這些原則，與執行《身體密碼》的方式。《身體密碼》中收錄許多改變人生的見證，與明確、可行的案例，對讀者帶來很大的鼓舞。妥善運用書中資訊，不僅將為人生帶來正向的改變，也會改善任何選擇使用書中訊息去幫助的生命。高度推薦！」

——威廉‧李‧考登（William Lee Cowden），
全面整合醫療學會科學諮詢委員會主席

「《身體密碼》是尼爾森醫師在第一本暢銷書《情緒密碼》的基礎上，建立的更完整架構，將爲你的人生帶來平衡、健康與幸福。書中收錄了能立刻實踐的知識和技巧。這本書將眞正擴大你對於『傾聽自己身體』的理解！尼爾森醫師的書永遠改變了我的人生！這將是一本歷久不衰的有力書籍，高度推薦！」

——史蒂夫·R·沙倫伯格（Steven R. Shallenberger），

暢銷書《成爲最好的自己：高成就領導者的十二大原則》

（*The 12 Principles of Highly Successful Leaders*，暫譯）作者

「尼爾森醫師又完成一大鉅作！《身體密碼》是眞正的經典。身體是心靈的純粹反應。改變心靈，醫治身體。對任何準備好，且願意爲深度療癒眞正採取行動的人，尼爾森的著作是必讀之書。解開身體密碼的簡單、實用且含金量極高的方法，將讓你活出最好的人生！」

——達倫·R·威斯曼博士（Darren R. Weissman），

The LifeLine Technique® 研發者、暢銷書《無限的愛與感謝的力量》

（*The Power of Infinite Love & Gratitude*，暫譯）作者

「極其有幸，我能體驗『身體密碼』，體驗前後，我的能量差異非常明顯。在拍攝尼爾森醫師幾次後，我可以用親身經驗告訴你，他絕對是言行一致的。」

——弗拉茲·貝利（Frazer Bailey），

《E-Motion》與《Root Cause》紀錄片導演

「《身體密碼》是從天堂來的禮物！《身體密碼》是一本引人入勝的療癒步驟，搭配《情緒密碼》，推動我朝向一個全新的振動與能量治療的旅程。《身體密碼》這本書內容完整、敘述優美，而且對於想要療癒自己的人高度可行。」

——卡倫·坎醫師（Karen Kan），

光醫學醫師、光醫學學會創立者

「《身體密碼》實在太棒了——是真的！這個理論、治療途徑和規則是天才之舉，成效驚人。而且我相信，這是一輩子都適用的 DIY 健康工具！如果我的兒子需要健康方面的協助，尼爾森是我唯一推薦的人選！」

—— 亞歷山大・洛伊德博士（Alexander Loyd），

自然醫學博士，《紐約時報》暢銷書作者

「《身體密碼》是這個時代的高度革命性療法，是一套能解決根本原因的系統。它讓我們有機會通往情緒自由，與釋放、轉化情緒糾結和身體疼痛。書中包含許多非凡的見證，展現了人類能量場與潛意識的力量，是醫學界與心理學界真正的禮物。」

—— 雪莉安娜・博伊爾（Sherianna Boyle），

《情緒戒斷》（*Emotional Detox Now*，暫譯）作者

「想像一下，當你想改善健康、擺脫身體與情緒痛苦、改善關係，以及為自己與所愛的人創造更美好的未來時，有位讓你十分信賴的好友，讓你總是可以從他那裡得到指引。這位好友就是你的身體。身為著名的健康專家，尼爾森醫師在《身體密碼》中，將教導大眾如何使用他依據多年經驗所發展出來的簡單、強大的技巧，與自己與生俱來的智慧進行連結。以開放的心態閱讀它，運用尼爾森醫師的方法，準備好體驗驚人的結果吧！」

—— 小賴瑞・特利維耶里（Larry Trivieri Jr.），

《你不需要醫師》（*No Doctors Required*，暫譯）作者

身體密碼：維護身心靈平衡的保健工具

許皓涵

2016 年，我初次接觸到尼爾森醫師發明的情緒密碼，這套方法讓我能探尋自己是否有受困情緒，透過讓身體回應「是」或「不是」，是的話再依「情緒密碼表」找出特定的受困情緒。找出和該情緒相關的時間或人事物，在確定能釋放後，帶著清理的意念用磁鐵刷滑過督脈，去進行釋放。我們承受過卻未能消融和解的情緒，在這個過程中會被找出來，並且有機會去面對和清理。

初學時，我對於「用意念刷督脈就能釋放」是半信半疑的，讓我有興趣的是「身體的回應」。跟自己的身體共處四十幾年，從不知道身體能回應「是」與「不是」：當潛意識覺得事情是「是的」「肯定的」「正面的」，身體肌肉會呈現強而有力；對於「否定的」「有害的」「負面的」，肌肉會呈現輕弱狀。一般將此探詢的方法稱為「肌肉測試」。所有我們身體經歷過但腦袋忘記的、忽略無視的，都因此有機會重新知道；對於吃了什麼、用了什麼、腦袋無法判斷好壞的，我們也有管道去聽聽身體怎麼說。

我因此知道：我常吃某家用料實在的雞肉粥店，煮粥的水其實有重金屬，會危害我的身體；食用的綜合維他命雖然是好的，但因我年齡的增長不再合用，需要做調整。我也能判斷哪瓶保養品或洗髮精是有幫助的、哪瓶對身體是多餘的、是不要再用的……若說身體是個資料庫，那麼肌肉測試就是汲取資料的方法、了解身體的管道。當然，這個方法需要搭配靜心練習，因為我們有個喋喋不休的心，裝著許多計畫、牽掛，也裝著陳年的資訊和認知。靜下心來，不做預設、不帶主觀想法，對各種答案保持開放，才能取得來自身體和潛意識的回饋訊息。

在使用情緒密碼三個月後，我開始有些改變：從不想出門到會參與一些活動、從不喜歡社交到會接觸他人幫助他人、從被動地只維持生活基本要求到開始會主動改善一些事……這些改變讓我發現：原來過去兩年我有輕度憂鬱症，只是自己沒有病識感，一直想著我家庭、工作、身體各方面都很好，沒有理由沮喪、沒有資格感到哀傷，一切都是「想太多」。這種認知不但讓自己逃避內在的聲

音，還給自己很多自我批評，讓狀況更嚴重。使用情緒密碼三個月就讓我發生了轉變，這真實的體驗讓我相信這個工具，也體驗到情緒包袱是如何干擾人的正常發揮。想像若人人都能不受困、好好發展自己潛能，這該會有多棒！我因此投入兩件事：幫別人做清理釋放，以及學習身體密碼。

進階的身體密碼是一個完整的系統，涵括了所有會影響身心靈平衡的項目，歸成 6 大類，以心智圖的方式展開，讓人得以依著系統、按圖索驥，找到造成問題的根本原因。這 6 大類除了受困情緒外，更加入了人體系統、脈輪、能量場、需要的營養品或輔助、毒素、病原體，以及各種負面能量（如：信念、祖先留下來的瘴氣、記憶場的能量、惡意靈體干擾等）。在找出問題的背後原因後，一樣透過刷督脈的方式，將該項目做清理釋放。

令我印象深刻的其中一個回饋，是有關毒素的釋放。有夥伴一開始沒有告訴我，他被德國生物儀器檢測出身體有毒素，在我為他操作身體密碼，找到並釋放了毒素後，當週他再去做生物儀的調整時，儀器顯示身上的毒素下降了。事後他才跟我分享這件事。在能量層次上的工作能被科學儀器檢測出成果，對我來說是難得的經驗，也驗證了身體密碼的實用性。身體密碼其實是一種預防保健的工作：在問題變成疾病、在心理影響身體之前，先行處理，透過照顧好自癒力，不但能減少疾病發生，也可以無干擾無包袱地活出自己、開拓更多的可能性。

除了身心方面的改善，在過程中釋放的項目，也是很有用的資訊。有 80% 的療程夥伴向我表示，療程報告內容有助於他們反思現況；有 75% 的人提到，報告內容幫助了他們整理過去。如果你也喜歡向內探索、想從過去獲得成長養分，身體密碼也會是很好用的工具。

多年前，身體密碼系統是封閉式的，只有報名參加療癒師認證課程才能取得系統和學習。自從身體密碼應用程式推出後，除了可以在行動裝置上隨時使用，系統中的每個項目是什麼意思、找到後該如何操作，都有很清楚的解釋和指引，大大降低了入門門檻。若你會操作情緒密碼，或者會使用肌肉測試，在閱讀這本書後，你也有很大機會能上手身體密碼。若對身體密碼的操作有任何問題，或者想體驗身體密碼的療程服務，都歡迎透過我的網站交流：www.healing.com.tw。

自 2018 年我取得情緒密碼和身體密碼雙認證至今，已邁入第五年。透過遠

距的代理人方式，服務的夥伴從華人區到歐、美、俄、韓各國都有，全靠接受過療癒的夥伴們的口耳相傳，真心謝謝你們。我也被列在尼爾森醫師網站中的「全球療癒師地圖」裡，這讓我認識了不少非華文區的療癒夥伴。在不改變既有生活的狀況下，能服務到這麼多、這麼廣的人，真的是很棒的經驗。過去幾年，尼爾森醫師都將重心放在歐洲，現在，《身體密碼》中文版終於推出，真心希望更多華人認識這套系統，學會這個居家保健必備的實用工具。

（本文作者為身體／情緒密碼認證療癒師）

身體密碼是一把能夠解開謎團的鑰匙

喬治・諾里

　　我向來以熱衷於探索生活中無法解釋的事聞名。未知是我的遊樂場，也是我得以發揮的職業平臺。本質上，我一直在尋求和了解未知。你可能也有類似的探索。也許你不僅想了解我們居住的星球，還想了解自己的身體、健康，和更多事物。

　　我第一次在廣播節目《從海岸到海岸 AM》（Coast to Coast AM）採訪尼爾森醫師，是針對他廣受歡迎的第一本書《情緒密碼》，討論情緒是如何被困於身體。當尼爾森醫師解釋這些受困情緒如何導致身體疾病，我和聽眾都對這樣的概念十分著迷。

　　時至今日，全球已超過一萬人，包括醫師和醫學專業人士，接受尼爾森醫師的《情緒密碼》培訓。如今，他又進一步以你手上的這本書——《身體密碼》，拓展他的開創性工作。《身體密碼》幫助我們了解身體壓抑與處理情緒的方式，將如何導致潛在的疾病、失調和其他有害的健康狀況。這本書使用易於閱讀和理解的方式，讓讀者進一步了解，身體是如何與情緒狀態融爲一體。身體會不可避免地以神祕智慧與你對話。注意並熟悉它在症狀情境中所說的話，可以解決表現出來的症狀。

　　如果能洞悉無法解釋的健康狀況，會是怎樣呢？如果能由潛意識直接獲得訊息，又會是怎樣呢？關於身體的很多東西依然使我們困惑；然而，可以確定的一件事是，大腦和身體是相連的。《身體密碼》解說的精細身體運作，提供了一套了解身體編碼系統的方法；它給了一把鑰匙，解開困擾你的謎團。我很高興看到成千上萬的人，透過尼爾森醫師的著作學習破解身體的奧祕。希望你也是。

　　允許自己加入這場冒險，破解密碼、解開謎團，給身體更多的機會復原、療癒和保持健康。我們生來就擁有積極生活和茁壯成長的能力！享受本書帶給你的體驗，享受這段旅程吧！

（本文作者爲《從海岸到海岸 AM》節目主持人）

請保持開放心態，接受療癒新方法

我的人生相當順利。朋友說：「關於人生，有件事確實可以期待——就是改變。」我笑了，因爲我意識到她是對的。一切進展順利，卻突然發生意想不到的事，一些讓人踉蹌地失去平衡的事。儘管做好計畫和準備，在努力實現目標的路上，肯定還是會遇到顛簸或轉折，一些我們不想要以及料想不到的事。

這並不表示不該追尋夢想或設定目標，只是說明了機會與挑戰總相伴相生。人生就是這樣，這就是它本來的樣子。

人生也給了你一些挑戰嗎？

你正在尋找恢復健康，或治療受傷身體的解決方案嗎？你的親人需要幫助，但你卻無能爲力？你正遭受心碎的痛苦嗎？你想擁有更深層、更親密或更多愛的關係嗎？你總無法在工作上獲得成功嗎？不知道是什麼，就是有些東西阻止你實現夢想？你還在尋找人生目標的路上？

也許，正是那些被認爲是挑戰和困難，以及想做得更好，或擁有更多的心願，使我們前往不熟悉的地方尋找答案。

這本書介紹了簡單實用的方法以尋找解決方案，讓身體和生活得以發揮功能、達到平衡。你可以更健康、獲得更大的成功和更多的幸福，不要讓人生中的問題阻礙了你，使你停滯不前。三十多年來，我一直在以這套方法及思維方式分享、教授和尋找棘手問題的解決方案。這對我和無數的人都非常有效。我也想以此幫助你。

每個人都有想改變的事、困擾的事，以及痛苦的事。也許你不必太費力就能想到幾件，甚至其中有讓你想大刀闊斧改變的事。

我們經常在尋找答案，因爲人生總在變化，不時帶來難處。我希望讓你留下深刻印象，以便你在最需要幫助時，知道該去哪裡求助。

幾乎任何人都可以用「身體密碼」找到答案，這個答案能全然改變他們的感受。有人把身體密碼作爲一種工具，無償地幫助親人；有人用它來推動自己的人

生，朝著有意義、有目的和喜悅的新方向發展；也有人參加我們的線上課程，成為身體密碼的認證執行師，以真正熟悉整個過程，並增強自己的療癒功力。

多數運用身體密碼的人，將會重新建立平衡，以實現自我修復和進步的自然流動——他們會感覺更好、減輕疼痛、減少就醫、改善身體功能、增進創造力、突破心理障礙，以及改善關係等。

在了解身體密碼是什麼、如何運作及使用它之前，建議你深思幾項基本原則，將大幅增加成功的機率：

1. 保持開放心態，接受任何可能的新訊息

這對你來說可能是全新的概念。對新資訊抱持開放的態度，將更可能獲得前所未有的結果。沒有人能知道所有該知道的一切。例如，我們對宇宙的了解有多少？地球位於擁有數十億恆星的銀河系邊緣，銀河系又坐落於無數星系之中。在這所有的可能性中，至少會有一項簡單、強大且有效的治療方法，是你從未聽說過的吧？

儘管從事這方面的工作長達數十年，有人認為我是能量治療方面的專家，但是我很確定，我很可能只了解到這整個領域的一小部分罷了。雖然如此，截至目前為止，我學到的東西不僅改變了我的人生，也改變了被此療癒的所有人的人生。我相信，我知道的事物，對你也會很有價值。

對你來說，這些資訊可能很陌生，但希望你能以開放的態度看待它們，承認還有許多未知存在，就能擁有更多獲取新知的機會。我接下來的分享，確實已經過許多人的多次嘗試，證明了它的真實性。

無論是想減少情緒或身體上的痛苦、擁有更完滿的關係、創造更美好的未來，或是幫助他人踏上幸福和成功的旅程，在你準備好透過愛與感恩之光實現這一切時，請在閱讀這本書時先停下懷疑。當你願意敞開心、迎接新的可能性，並享受這一切，這將是一段收穫頗豐的旅程。

2. 找出內心更強大的願望

對未來沒有期待，可能就沒有足夠的動力康復、擺脫困境，並繼續前進。

「擺脫痛苦」可能是一股很大的動力，但是否足夠？請花點時間，想像你想要的人生，以及你想要感受到的更多喜悅。

　　如何運用新觀點和能量為世界做出貢獻？如何成為一名和平使者，或任何讓自己感動的存在，為他人的生活帶來更多美好？想像一個明確的願景，讓自己更自由地去完成這些事。從現在就開始決定自己的未來願景吧。

3. 以愛的能量前進

　　當你向未知敞開心與腦，請容許我給你一小段提醒。

　　任何事物都有正反兩面 —— 光明與黑暗、健康與疾病、愛與恨。當你敞開自己學習身體密碼，請在過程中帶著愛而不是恐懼。愛與真理具有持久的轉化力量，在這道光的領域內工作，將帶領你走向正面的進步之道。

　　正能量和負能量會同時環繞我們。但在光明、喜悅、希望和愛的能量中工作，黑暗就將自動退卻。就像開燈的瞬間，黑暗就會消失。

　　我邀請你，借助任何信仰、懷抱熱情，以及能激發感謝、和平與愛的任何事物，幫助你以愛的能量前進。

　　身體密碼的本質是復原。身體與生俱來具有自癒的能力，身體密碼只是協助找到失衡原因的方法，以讓你能夠處理和修正它們。一旦達到平衡，療癒之路就會對思想、心靈和身體開啟。

　　這是對你的邀請 —— 我邀請你賦予自己權力、幫助自己與他人，並發現療癒帶來的快樂。

重要的是了解「概念」

　　在閱讀中，如果能讓你更自在，或更適合你的信仰體系，請隨意替換書中的一些詞沒關係。例如，以「更高的力量」（Higher Power）、「源頭能量」（Source Energy）、「造物主」（Creator）或任何能讓你更自在的說法，取代「神」（God）一詞。

　　附錄一中，列出了本書最常用的術語定義。這些詞彙沒有標準定義，因此

我提供了自己的定義以釐清概念。例如，有一組特別令人困擾的術語：「靈」（spirit）和「潛意識」（subconscious）。雖然我將它們視為是「自我」的不同面向，具有不同目的，但為簡單起見，在書中會交替使用。

　　關於這類的哲學討論，可以長篇累牘地綿延下去，但對於身體密碼的應用來說，最重要的是透過我們都具有的內在智慧獲得所需的答案，我將這種內在智慧稱為「潛意識」（subconscious mind）。

身體是會自我修復的有機體。
它知道自己的問題，也知道自己需要什麼。
「身體密碼」就是其中的「解碼」方法。

第一部
基礎概念

宇宙不只比我們想的奇特,更遠遠超出我們的想像。
——海森堡(Werner Heisenberg),
德國物理學家,量子力學創始人之一

第一章
身體密碼介紹

未來醫學將是頻率的醫學。
　　　　　　　——愛因斯坦

　　在這充滿不確定性的年代，我有個好消息要分享。

　　奇蹟般的事件正在各地悄悄展開，像你我一樣的普通人，正溫柔地將他們的親人從憂鬱、焦慮、慢性病、身體疼痛等各種不幸中解救出來。我們似乎正直接接觸光和真理，這在先前從未發生過。過去，醫療是幾乎只局限於少數專家的知識，如今不再是如此。過去幾十年來，簡單且有效的自然療法逐漸嶄露頭角。這些醫治與轉化的新方法，並非來自一般西醫，不是另一種藥物或新的手術方法，而是來自量子物理學、神經生物學和表觀遺傳學等新領域的見解。

　　終於，我們開始以真實的方式看待我們的身體：一個高度複雜的能量場。

　　不論你現在正面臨什麼問題，情況都有改變的契機。也許你正為無法擺脫的身體疼痛所苦；也許你發現自己是如此易怒，而每每發怒之後又感到筋疲力竭、後悔不已；也許你與某人的關係緊張、不圓滿；也許你正面臨一項似乎毫無希望的診斷結果。不論什麼問題，都有被解決和療癒的可能。

　　我對於我們可以獲得的東西，感到既振奮又激動。無論是看到母親幫助孩子

消除氣喘、祖父教導孫子消除焦慮，或有人協助朋友消除膝蓋的疼痛，我都非常喜悅，也因此感受到自身的渺小。我甚至見過有人讓寵物完全恢復健康。

找到並消除導致壓力、痛苦和疾病的潛在失衡，可以有很簡單的方法，在這本書中，我將一一為你解釋這些不平衡是如何阻礙圓滿和充滿愛的關係，也阻礙你成為最好的自己。

在我的第一本書《情緒密碼》中，我解釋了何謂「潛意識」，那極其聰明的內在自我，是如何了解所有我們緊抓不放的「情緒包袱」。《情緒密碼》幫助你找到消除受困情緒的方法，這些情緒包袱長期擾亂你的人生，造成身體、心理和情緒的症狀。

過去三十年，在治療罹患各種疾病、失調和症狀的各年齡層時，我一再體認到，潛意識知道人們受苦的真正原因，知道導致身體疼痛、疾病或阻礙成功的受困情緒，甚至知道那些代代相傳的遺傳情緒能量，將如何破壞人生。

《情緒密碼》在全球的成功，很大程度是因為它教會大家連結潛意識、提出問題，透過發現和釋放受困情緒掌握健康，輕鬆取得答案。

《身體密碼》擴展了《情緒密碼》，教你如何進入潛意識，解決你可能正面臨的其他類型的失衡。重要的是，了解這些不平衡正是造成身體、精神和情緒症狀的潛在原因。

潛意識不僅知道我們的情緒包袱，也非常清楚身體中所有的不平衡。缺少讓身體達到最佳狀態所需的某種營養素，潛意識會知道；正有某種低度感染在消耗身體能量，潛意識也會知道。它也知道，頭骨中的一塊小骨頭錯位，正是你偏頭痛的原因。隱藏在潛意識中的訊息，知道你的過敏實際上是由汞合金引起，小時候補牙所填充的這種重金屬正充滿你的肝臟。類似的失衡非常普遍，但也很容易辨識和解決。一旦修正問題，身體就會以不可思議的能力自行恢復健康活力。

「身體密碼」這套系統的目的，是幫助你「解碼」，以及修正造成失衡的根本原因。身體密碼系統是一套收錄所有可能造成身體問題的綜合知識庫，利用量子力學的原理，在失衡的地方重新創造平衡。以愛和意念使用這些法則，就能讓它們在身體內巡航，做出恢復健康所需的修正。

許多人都成功使用身體密碼解決各種問題，包括偏頭痛、頸部痛、背痛、

膝蓋痛、腕隧道症候群、氣喘、孕吐、纖維肌痛症、慢性疲勞、消化問題、不孕症、憂鬱症、焦慮症、恐慌症、恐懼症、孤獨、痛苦的回憶、關係糾結、創傷後壓力症候群、飲食失調、金錢問題和自我破壞。好消息是，克服這些問題可能比你想像的要容易得多，而且通常不須透過藥物或手術。

我寫這本書的目的，是想教給大家一種自我照顧的全新方法以及基礎知識。答案就在自己的身體裡。或許你已經病了數十年，用盡所有可能的方法，但真相一直都在你的身體裡。我將教會你如何找到真相。

想像一下，若能直接查閱世上最先進的醫學資料庫，它提供了幾乎所有能想到的、與健康有關的問題的「正確」答案。想像使用這些答案，幫助自己和所愛之人克服健康障礙、改善人生狀態，並為日常生活增加活力。若是可以在世上任何地方完成這些操作，且不需要與他人當面進行身體接觸，會如何呢？這不僅可能做到，而且每天都有成千上萬學過這種療癒方法的人在世界各地這麼做。

但，為什麼需要這種療癒方法？我們擁有「最先進」的醫療系統，最優秀、最聰明的醫療專業人員，而且每年花費數萬億美元來支持這整個系統。當然，他們對疾病可能有最好的答案，但基於某些原因，我們不僅很難找到身心健康，而且似乎正在輸掉這場戰爭。事實上，最近一項研究顯示，世界上只有不到 5% 的人沒有任何健康問題。

將近一半的美國國民患有慢性病，究竟是哪裡出了錯？

醫療保健系統裡，有些東西出了問題。2014 年，美國估計有 47% 的人口，約一億五千萬人，患有至少一種慢性病[1]；預估到 2020 年，這個數字將增加至一億五千七百萬。

美國每年的醫療保健支出全球最高——至 2017 年，每人每年是 9,237 美元。[2]

---

[1] https://www.americanactionforum.org/research/chronic-disease-in-the-united-states-a-worsening-health-and-economic-crisis/。

[2] https://www.npr.org/sections/goatsandsoda/2017/04/20/524774195/what-country-spends-the-most-and-least-on-health-care-per-person

然而，相較於其他十六個已開發國家，美國人的死亡年齡卻更小，罹病率也更高。

在美國，醫療疏失、過量及濫用處方藥是導致死亡的主要原因，許多手術都過度激烈且不必要。美國醫療保健支出占經濟的比重，高於世界上的任何國家，但在工業化國家中，美國人的預期壽命最短，也是自殺率最高的國家之一。這些支出為我們帶來的既不是健康也不是幸福。在一項研究中，美國在十七個富裕國家的整體健康榜單中敬陪末座。③

《美國獨立宣言》的簽署人之一班傑明·拉許醫師曾說過下面這段話，我認為相當有先見之明：

> 除非將「醫療自由」寫入《憲法》，否則，總有一天醫學將組織成祕密的獨裁政權，將醫療限制在同階層的個人和公司，剝奪他人的平等權。這將構成醫藥科學的巴士底監獄。

不幸的是，預言已經成真。這正是我們現在的情況，至少在美國是如此。

儘管美國在這個議題投入的資金高於其他國家，美國人的健康狀況卻依舊如此糟糕。美國人做錯了什麼嗎？其中一項原因是，美國的醫療將焦點放在「驅離症狀」，這是一種非常無效的保健方法。

多數人會認為，「症狀」即為問題的關鍵，因此需要加以抑制。藥廠生產的多數藥物正是為了抑制症狀設計。多數人都有以藥物來抑制某種症狀的經驗，有時確實非常合適，但抑制症狀無法解決導致它發生的潛在原因──只是掩蓋住它們罷了。

「驅離症狀」最終不會帶來好結果，這種情況經常發生。到了 60 歲以上，同時服用數十種甚至更多藥物並不罕見。服用某些藥物是為了消除其他藥物的副作用，但我們確實無法確定，服用多種藥物可能會發生哪些危險的交互作用。

---

③ https://www.theatlantic.com/health/archive/2013/01/new-health-rankings-of-17-nations-us-is-dead-last/267045/

如果我們完全以不同的方式來看待症狀，將會如何？

在美國，脊骨神經醫師沒有權力開立處方箋供人們抑制症狀，也無法進行手術切除問題器官，因此，我勢必得找出問題的根源。

我想到一位患者，雪柔。她在抱孩子時傷到背部，於是前來求診。談話時，我看得出來她很不舒服，不僅背痛，還有偏頭痛，過去兩個星期飽受困擾，正在服用強效藥物，但收效甚微。

在為雪柔治療時，我發現她的頭骨底部，有塊骨頭錯位。當我用脊骨神經學的方式進行調整，她的偏頭痛突然消失了——瞬間、完全地消失。雖然她感到出乎意料和不可思議，但總之很感謝自己終於解脫了，儘管有些困惑。

大約一星期後，我們再次見面，我對她的情緒狀態很驚訝：她很生氣。一開始我以為她在對我生氣，但她隨後解釋道：

過去二十年，我幾乎每天都偏頭痛。我看過很多不同的醫師，他們就只是開藥應付我的疼痛。這二十年就像人間煉獄。我無法計算究竟有多少時間，自己在拉下窗簾的黑暗房間裡努力忍受痛苦，也無法計算自己究竟花了多少錢在藥物上，其中一些甚至非常昂貴，而且讓我很不舒服。自從來這裡調整後，我再也不會頭痛了。我不是在對你生氣，我氣的是這些年來我看過的所有醫師。沒有任何一個醫師告訴過我，造成我偏頭痛的可能是其他原因。他們只是叫我吃藥、叫我與它共存，除此之外沒什麼可以做的了。他們應該要知道的。我很生氣，因為我失去了二十年的人生，而且永遠無法找回來。

雪柔的故事在西方醫療體系中太常見了，多年來我已經見過太多類似案例。不能責怪醫師們，他們確實已盡其所能，因為他們所受的教育和培訓就是抑制症狀，而非尋找致病的真正原因。

在西方醫學能採用更全面的方法之前，人們正在尋找有效的替代方法。身體密碼正好滿足了這個需求。雖然我不會在書中教你如何整骨，但我會幫助你了解如何消除導致許多錯位的潛在不平衡。

危急時刻才出現的英雄：手術

傳統的西方醫學，在美國南北戰爭以及第一次、第二次世界大戰的戰場上臻於成熟。它圍繞的中心思想，我喜歡稱之爲「英勇的處置」。意思是，如果你是戰場上的士兵，當砲彈彈到面前、炸斷了你的腿，最好的方式是希望醫師對你採取「英勇的處置」，而且動作要快，因爲你肯定需要緊急幫助。當然，在戰場上、在手術室裡，很多醫師做出這些英雄壯舉，以手術救了很多人，在很多時候這絕對是最好的選擇。

然而，這種在危急最後一刻的介入，造成了一種狀況：大家容易等到**危機爆發時**才開始採取行動。因此，現代西方醫學著重於疾病的外因、激烈的介入，和症狀緩解。而我面臨的問題，則是得想辦法找出人們致病的眞正原因。

◆ 手術能救多少人？

手術是西方醫學中最常見的激烈介入措施。當然，有些時候手術是合適的，例如在發生創傷性事故時，顯微手術的進步帶來驚人的益處，能讓手指和四肢成功復位，這需要極其精確地重新連接微小血管甚至神經。沒有人比那些曾在危機時刻受益的人，更感激西方醫學的進步。

有時確實非常適合以手術介入，但事實證明，在更多情況下，手術是一種不必要的治療方式，不僅極具侵入性，而且通常無效。1976 年，美國醫學會（AMA）呼籲國會針對不必要的手術舉行聽證會，聲明「美國人進行了兩百四十萬次不必要的手術，耗資三十九億美元，有一萬一千九百名患者死於不必要的手術。」四十多年過去了，情況依舊差不多。④

如果這些患者在手術前嘗試過身體密碼這項方法，情況又會如何？身體密碼執行師諾拉就爲她的當事人這麼做了。

....

④ Stahel, P. F., VanderHeiden, T. F. and Kim, F. J. "Why Do Surgeons Continue to Perform Unnecessary Surgery?" Patient Saf Surg 11, no.1 (2017): https://doi.org/10.1186/s13037-016-0117-6

免於進行背部手術

　　我曾成功幫助一位患有嚴重背痛的患者。他的腰椎嚴重惡化，並且已經等待手術好幾個月。第一次的身體密碼療程，我們修正了每個腰椎的不平衡，第二次則一起設定消除疼痛的意念，希望讓他從此不再需要倚靠藥物緩解疼痛。我也建議他進行肝臟排毒，並停止食用麩質。自從開始進行身體密碼療程，現在他每天不必吃藥也可以走路了，而且大部分時間都不再疼痛。我們會繼續根據需要處理發炎能量，並釋放受困情緒。這真是奇蹟！

—— 諾拉・B，加拿大卑詩省

　　身體疼痛可能是人類最常必須面對的症狀。據估計，2016 年，美國約有五千萬人患有慢性疼痛，約占總人口的 15%。

　　西方世界傾向依賴藥物和手術緩解症狀，而非努力解決最初導致症狀的失衡問題。這在「醫療保健」系統中（或許稱「疾病護理」系統更準確）是一種非常昂貴的方式。由於通常支出龐大令患者望而卻步，開始尋找替代方式也就不足為奇了。這種系統不僅使患者的荷包大大縮水，還剝奪了他們寶貴的時間和生活品質。

　　接下來分享卡門的故事。學會使用身體密碼，使她幫助朋友布蘭達翻轉了原先充滿苦痛和折磨的黑暗未來。

成功翻轉的未來

　　布蘭達是我非常親密的朋友。她在前往哥斯大黎加度假前接種了疫苗，不久後，在旅行中出現全身性的疼痛和發炎，還有腦霧和妄想症狀，使她無法與他人正常互動。最終，她被診斷出罹患紅斑性狼瘡、纖維肌痛症和關節炎，身體從頭到腳無處不在疼痛。醫師說，她的餘生都得這樣過，只能利用藥物降低不適，這讓她感覺更糟。

　　這時我已經取得「情緒密碼」的認證，正要取得「身體密碼」的。我們解決布蘭達的不適和發炎，以及她體內的所有毒素。為了解

決這些慢性症狀，我們經歷了好幾次的療程，但每次她都對改善相當有感！她說，我就是她向神祈禱的回應。那是五年前的事了！如今，她過著完全不被疼痛困擾的生活，也不用吃藥，儘管已經 62 歲，但精力充沛，就像回到 20 多歲一般。至今，我還記得她接連遭受的所有痛苦，非常可怕。她說我是老天送她的禮物，並祝福我在這項不可思議的技術上取得更大的成功。現在，布蘭達也是情緒密碼的執行師，觸動了許多人的生命。

—— 卡門‧D，加拿大安大略省

療癒的轉折點

數十年前，科學還否認世上存在任何形式的人類能量場；如今，科學家已徹底改變想法，現在他們相信能量場確實是存在的。

例如，一種名為「超導量子干涉儀」（SQUID）的磁量儀，可以檢測到由人體生化和生理活動產生的生物磁場。

科學家發現，相較於腦波圖和心電圖等傳統的電訊號測量方式，人體周圍的生物磁場，更能準確讀取患者的健康狀況。事實上，現在科學家知道，心臟的電磁場非常強大，可以在距離身體九十公分的範圍內進行精確測量。由於電磁場本身是以三維或全像的方式涵蓋訊息，因此可以從身體的任一處和電磁場中的任一點讀取數據。

儘管如此，現今一般西醫治療仍未將能量場的重要性納入考量。因此，由於並未適當考量致病的根本原因，患者經常遭受不必要的痛苦。

然而，近期許多非傳統的治療方法，已經從被嘲笑的地位轉而受到尊重。之所以產生這樣的轉變，部分原因是由於技術的進步，使得科學家得以更準確地進行測試，也因為這些替代治療方法確實有效。例如，多項研究顯示，一種名為「眼動減敏與歷程更新」（Eye Movement Desensitization and Reprocessing，EMDR）的流行心理治療法，是治療退伍軍人創傷後壓力症候群最有效的方法之

一，然而，二十年前它還只是官方機構認為的庸醫醫術。即便如此，創傷後壓力症候群的眼動減敏與歷程更新療法，通常建議至少進行三個月，但使用身體密碼和其他與能量相關的方法，通常在數天或數星期內，就能獲得明顯的改善。

另一個有效且現今已被廣泛接受的替代療法是針灸。在撰寫本文時，維基百科上寫道：

針灸是一種偽科學；傳統中國醫學的理論和作法，非基於科學知識，一向被歸納成庸醫的醫術。

然而，《科學人》雜誌在 2014 年說：

有確切的證據表示，針灸對慢性疼痛有效。對憂鬱症，我們有證據顯示，針灸是常規治療的有效輔助手段。最近一項試驗顯示，服用抗憂鬱藥物且接受針灸治療的患者，比僅服用藥物的患者明顯改善更多。

中醫的能量與經絡知識，長期被西方人認為相當神祕且陌生。但現在，主流科學開始承認，這樣的替代療法實際上是可行的，也有越來越多人開始接受能量療法，尤其是針灸，它所具備的療效已經受到認可。但或許更具說服力的，是自數千年前針灸技術被發明以來，曾接受治療並且成功減輕疼痛、改善健康的數百萬人見證。

消除神經干擾的脊醫矯正，也在臨床試驗中被證明具有持久和顯著的益處，這是脊骨神經醫師和患者已經知道超過一百年的事實。但一場組織縝密的抹黑事件，卻險些摧毀脊骨神經醫學，好險最後成功獲得正義的訴訟結果。1987 年，聯邦法官蘇珊・格岑丹納將美國醫學會、美國外科醫師學會（ACS）和美國放射學會（ACR）的共謀計畫，描述為「系統性的、長期的不當行為，以及摧毀一項有專業執照的職業的長期意圖」，並在判決書上寫道，這場由美國最大的醫師團體帶頭抵制醫師的計畫，為的是「遏制和消除脊骨神經醫學專業」。

過去三十年，人們正加速轉向各種自然和能量療法，尋找非侵入性的方法來

恢復健康，而醫藥機構則是加倍投入在有疑慮的疫苗接種和化學療法。

大量證據都證明，人體是充滿能量、活力、情感和靈的存在。根據我們對能量和宇宙本質的了解，試圖用藥物或手術治療「每一種」疾病，是對待身體相當粗糙的方法。

我們正處於醫學史上的轉折點。量子物理學和量子生物學證明了**萬物皆有能量**，所有事物皆相互關聯。這扇門已經開啟，能減輕痛苦、真正解決潛在失衡——發生症狀的真正原因——才是恢復整體健康更有效、快速的方法。

研究將繼續拓展我們對人類能量場的認識。隨著研究的深入，我希望能量失衡及其造成的損害，最終能獲得醫學界的充分認可。替代療法療癒師使用的磁療和能量療癒技術，正開始與傳統西方醫學結合，以提供最佳化、最徹底，且最溫和的復原方法。

以下這段經歷，是羅伯特使用身體密碼的方法，只用一次療程，便成功療癒一般西醫也束手無策的癱瘓手臂。

一隻癱瘓的手臂

剛開始學習使用身體密碼時，我經常前往學生家，教導任何想嘗試的人這套方法。有天晚上，療程快結束時，一位女性工作人員問我，是否願意為她的左臂進行療癒。多年來，她都因為癱瘓而無法抬起手臂，一再求醫、花費龐大醫藥費，手臂還是沒有知覺。透過身體密碼，我們發現並消除了一些失衡問題。療程結束後不久，她說手臂開始有些刺痛；過了一會兒，她發現自己可以稍微抬起手。當我準備離開時，令所有人都十分驚訝的是，她竟能將手臂一路高舉過頭！那是幾年前的事了，從那以後，她的手臂狀況一直相當良好。當她向醫生展示她已經可以舉起手臂，並告訴他有關能量療法的事情，他斷然地說：「那是不可能的！」

——羅伯特・N，美國猶他州

偉大的科幻作家亞瑟・克拉克（Arthur C. Clarke）曾說：「任何足夠先進的

技術，都與魔法無異。」身體密碼不是魔法，但確實是非常先進的技術。能找到致病的潛在失衡，當然也可以消除它們。身體密碼讓事情變得容易多了。

13 歲那年，我第一次接觸了替代療法

13 歲那年，我的背部開始經常沒有任何預兆地劇痛，情況時好時壞，讓我無法喘息。心急如焚的父母帶我去了醫院，診斷結果顯示我罹患腎病。多年後，母親才告訴我，當時醫師私底下告訴他們，我只有一半的存活機率，且沒有任何藥物可以確保治療效果。西醫束手無策，我們只能自救。醫師沒有任何建議，只提醒我不能跑跳或玩耍以免擠壓到腎臟。其實不用醫師交待我也會注意，因為就連最輕微的動作都會引起難以忍受的疼痛。

生活開始了天翻地覆的改變。突然間，我的生命變得岌岌可危。對此，我的父母非常擔心，而我則必須小心翼翼地生活，以避免突然的刺痛襲捲全身。

在我還小的時候，曾多次和媽媽一起去健康食品商店。許多人認為她是「養生狂」，這是早在「養生」成為風潮之前的事。當時醫學界認為，服用維他命的人「有點瘋狂」，而拒絕以藥物或手術作為主要維持健康方法的人，則是真的「瘋子」。

我們家的架子上擺滿了各種維他命，媽媽經常發這些營養補充品給我們吃。她對健康保健非常感興趣，熱衷於研究各式自然療法和替代療法。她似乎知道所有與健康有關的事，很多人經常會打來詢問各種健康問題，她也總是能給出建議。

因此，當西醫聲明他們對我的疾病束手無策，母親並不氣餒。父母開始帶我嘗試替代療法。我認為採用替代療法的療癒師，與醫院裡那些沒有為我們帶來什麼希望的醫師完全不同。他們不在醫院執業，而是在郊區麥田中的車庫裡提供服務，我們回家時還得刮掉鞋子上的泥巴。我還記得，有一車車巴士的人從其他州來找這些替代療法療癒師，不遠千里尋求在其他地方無法獲得的幫助。

這兩位醫師完全沒採用一般西醫的方法。他們把我當作是「完整的人」，將身體視為一個整體，給我喝充滿苦味的草藥湯，並調整我的脊椎。

你猜，結果如何？

我疼痛的頻率和程度不僅馬上減輕了，幾個星期內情況就有了明顯改善，不久後我便恢復了正常生活，幾乎忘記自己曾生過病。

保險起見，父母帶我重返醫院，讓同位醫師再次檢查。我記得檢測不只做了一次，而是兩次，結果都是陰性。我真的被治好了！但不是被昂貴大醫院的醫師治好的，他們並沒有做任何幫助我的事。

反而是那些在城鎮邊緣、泥濘麥田的老舊車庫裡執業的全人醫療醫師（holistic doctor）救了我的命。我的內心明白，這些人做的正是我的身體需要的。令我感到困惑的是，一般醫學界居然不知道該為我做什麼，事實上他們什麼也沒幫到我。正是在那一刻，我決定長大要成為知道該如何幫助人們恢復健康的醫師，如果需要在城鎮邊緣的泥濘車庫裡工作也沒問題。據我所知，那似乎是具有強大能力的療癒師的自然棲地。

纖維肌痛症互助小組

多年前，我曾應邀擔任本地一家醫院的纖維肌痛症互助小組的演講嘉賓。如果你不熟悉這個疾病，我可以告訴你，纖維肌痛症是種非常痛苦的疾病，病因不明，患者會產生廣泛且不可逆轉的肌肉疼痛，經常感到人生無望。我對在場的五十人進行了約一小時的演說。當時，我注意到有位坐在後幾排的女士，在整個演講過程中一直默默哭泣。

演講結束後，她告訴我她的病史已長達十九年。過去十九年間，她看過的九位不同醫師，都對她說相同的話：她沒有康復的希望。他們說，她能做的就是服用他們推薦的藥物，試著與疼痛共存。她為自己在談話中不停哭泣感到抱歉，但她每天都因身體的劇痛忍不住掉淚。她想讓我知道，她在演說時流淚，不只是因為疼痛，更是因為這是她這麼多年以來，第一次聽到有醫師說她有康復的希望。

之後，她來到我的診所檢查，我發現，她在身體密碼涉及的 6 個（所有）區位，都產生失衡：脊椎的多個錯位，導致大腦與身體器官、腺體和組織間的連結不順暢；心臟有道心牆（情緒能量纏繞在心臟周圍），且伴隨其他的受困情緒；

缺乏多種營養素；體內有寄生蟲、病毒感染以及毒素累積。種種因素導致了器官和腺體的失衡。她的潛意識透過肌肉測試證實了這一切。一旦知道如何提問，並從潛意識中得到解答，你將對答案來得如此輕鬆、迅速感到驚訝。

我開始定期為她進行身體密碼的療癒，修正這些不平衡。

三個星期內，她的纖維肌痛症完全消失了。

事實上，她唯一剩下的疼痛是右手拇指多年的關節炎，一項她完全可以忍受的輕微不適。

她的人生翻轉了。

在我執業的最近十年，接觸過許多罹患慢性病及所謂不治之症的患者。除了少數例外，絕大多數都能康復。有時他們會康復得很快，甚至在幾星期內就好了起來；有些人會需要幾個月，另一些人則需要好幾個月。關鍵就是詢問自己的潛意識，它不僅知道你患病的真正原因，更能提供你通往健康的最短路徑。

在身體、情緒和心理健康方面遇到的挑戰，經常令人無法招架。我們需要新方法來解決問題。整合身心的治療方法不是新玩意兒，但是，使用一種任何人都學得會，而且相對快速的方法來做到這一點，可是革命性的新方法。

以下是芽依的故事。她因為使用了身體密碼進行祝福和療癒，整個家庭都產生了令人驚奇的轉變。

整個家庭都獲得了療癒

我的母親已經年屆 70，當她開始出現阿茲海默症的症狀和輕度幻覺，家人都非常擔心。短短幾個月，她就好像老了三十幾歲。家人個個心煩意亂，而我感到特別無助，因為我不在日本，無法直接提供幫助。我能做的，就是研究母親的症狀和藥物後提出建議。她的症狀包括失眠、高血壓、心律不整和嚴重的胃痛，每種疾病都有對應的處方藥，但也各有副作用。

就在那時，我剛好接觸到《情緒密碼》。一得知這項方法，我隨即開始對母親進行情緒密碼療癒。她的心牆，以及 200 多種受困情緒，短短幾個月就被清除了。

一直擔任主要照顧者的父親，簡直無法相信在母親身上看到的變化。她開始能像患病前一樣自然交談、能在不服用任何藥物的情況下好好睡上整夜（當時她已經長期服藥超過十五年），胃痛也消失了。她又能像從前一樣迅速且機敏地與別人溝通，也不再出現幻覺。

她恢復健康，也恢復了笑容！爸爸無數次感謝我說：「我親愛的晴子回來了！不論妳為媽媽做的是什麼治療，它都很有效，而且太神奇了！」

當妹妹看到母親經歷的變化，也請我為她療癒背痛。兩、三次療程後，她來電說自己不再需要一直休息來緩解背痛了，就算站著工作幾個小時也一樣。

她還請我幫忙從小就患有氣喘的 8 歲外甥。在釋放大約 30 種受困情緒後，小男孩打電話跟我說他終於可以好好呼吸了，後續也停了氣喘藥。我無法忘記他快樂的聲音說：「謝謝阿姨，現在我可以呼吸了！真是太棒了！」

——芽依・T，加拿大安大略省

情緒密碼是身體密碼的一部分，了解這一點很重要。情緒密碼能讓你釋放導致部分身體功能障礙的受困情緒。在芽依的故事中，僅使用情緒密碼，就足以讓她親愛家人的人生產生巨大變化。

身體密碼能讓任何受過簡單訓練的人，充分釋放潛意識的巨大療癒力，簡單卻功能強大、完整。它讓任何人都能以靈性、將身體視為整體的概念，以及完整的方式實踐療癒。我一直相信，這個星球上的每個人，都具有療癒自己和他人的能力。成為療癒師是每位男性、女性和孩子與生俱來的權利。

我完全同意美國全人醫療協會（AHMA）創始人，諾姆・席利博士的觀點：「能量醫學是所有醫學的未來。」身體密碼是我對更美好未來的貢獻。

我相信，很快地，所有的治療方法都將圍繞著這項深刻的見解：相信真正的答案存於自己的內心，而且可以透過詢問獲得解答。

這就是身體密碼的簡單之美，我相信它能改變世界。

第二章

什麼是身體密碼？

一旦科學開始研究非物質現象，

十年內能取得的進展，將超越以往的所有世紀。

——尼古拉·特斯拉（Nikola Tesla），美籍塞爾維亞裔發明家

身體密碼帶來了一場「照顧自己和他人」的革命：無須依賴醫師或藥物，就可以為自己的健康做很多事。

身體密碼是一個知識庫，收錄了可能導致身體失衡或出問題的所有資訊。可以將身體密碼想成是潛意識的追蹤事項，它讓潛意識有了告訴人們真正致病原因的方法，不論這些不平衡是否已經成為「症狀」讓我們意識到。

身體密碼是深入研究人體、經過時間證實的古老智慧，是靜心、靈感和潛意識無限力量的結果。接通潛意識，就像連結到最強大的電腦，一部知道所有答案的全知系統，完全了解創造最佳健康狀態所需的真正要素。作為電腦工程師和全人醫療醫師，我接受的訓練和累積的經驗，讓我能提供最簡便的操作方式給有興趣使用這套方法的所有人。

我們面臨的多數身體、心理和情緒問題，都可以透過這套系統解決。它涵蓋了幾乎所有可能的心理、身體和精神失衡的原因，是一套全面性的工具，可用來

幫助從新生兒到老年人等各個年齡層。身體密碼不僅能用來改善健康，還可以幫助加強或修復關係、發現阻礙人生的原因，並找到內心的渴望。它甚至可以幫助你克服各種障礙，在學校、家庭、工作或運動中取得更好的表現。身體密碼使消除各種阻礙成為一件簡單的事。

那些全心渴望改變並願意付出努力的人，不僅會在思想和生存方式上發生變化，未來也將隨之改變。身體密碼將幫助他們創造新的未來——一個幾乎免於所有痛苦、不滿和自我破壞的新實相，讓夢想更容易成真。

生涯道路的轉換，是我發現身體密碼的契機

建立身體密碼這整套系統的內容，花了我很多年的時間。與患者互動經驗的增加，我對健康和幸福有了更多不同面向的理解。童年的患病經歷和不可思議的康復過程，讓我產生強烈的動機想幫助他人，就像我曾被幫助的那樣。不論當時的傳統觀念如何，很早我就已經知道什麼是真正可行的方法。

在知道自己將成為醫生之前，我在大學修了計算機課程。程式設計點燃了我的熱情，至今仍是如此。雖然是出於一時興起修了這門課，但我完全被迷住了。計算機吸引了我這個完美主義者，因為程式一旦出現問題，在改好之前是絕對無法正常運作的。在接下來的幾年，我全心投入這個領域，每一分鐘都十分享受。我自學成為程式設計師，開始以「程式家教」的身分謀生。當時的我，完全不知道這段經歷將如何影響我成為一位療癒師。

曾經，我認為成為醫生只是夢想，一個不會實現的夢想。除了數學向來不是我的拿手科目，醫學系必修的化學和物理也令我卻步。我要自己忘了成為醫生的夢想，好好攻讀商學位就好。

在距離進入楊百翰大學的 MBA 前的六個月，我和妻子琴恩，帶著小女兒娜塔莉，從猶他州前往蒙大拿州探望父母，一起過聖誕節。當我們圍坐在壁爐旁聊天，父親突然問我，是否還有興趣學習脊骨神經學，他說這似乎是個偉大的職業，並提到我一直想從事醫療工作的事。我說自己已經做了職涯選擇，預計在取得 MBA 學位後去大公司工作。我喜歡用電腦工作和研究商業流程，攻讀 MBA

學位是很不錯的生涯道路。

　　他說：「這樣啊，為什麼不再考慮一下呢？」停頓片刻後，我回答，我會再想一下，好好考慮。我非常尊重父親。他很有智慧、在事業上很成功，也總是為我著想。他向來喜歡自己當老闆，因此也認為如果我能當醫生、開家自己的診所，會比為別人工作更快樂。父親的影響和建議，讓我突然多了很多想法需要好好思考。

更高力量的指引

　　你是否也曾遇過這樣的狀況：原本一切安排妥當，突然間，所有的事又出現了變數？莫名地，我進入醫術領域的舊夢復活了。現在，我面臨兩種截然不同的未來，無論選擇何者，都可能收穫頗豐。我不再那麼篤定該朝哪個方向發展了。我得好好思考，而且有必要立刻把這些事情弄清楚。

　　琴恩和我一起分析這兩個選項。我們決定在紙上列出它們的優缺點，一邊是商界和程式設計工作，一邊是行醫。兩邊的優缺點都很多，顯然這沒辦法幫助我們釐清困境。兩種選擇都十分有吸引力。這個決定非常重要，我事業和家庭的未來，似乎都寄託在它身上了。但這當中有對錯之分嗎？選了這條路，會比另一條好嗎？我不知道。我認為，無論選擇哪一條路，都能活出美好人生。

　　從很小的時候，我就知道，世上存在著更高的力量可以幫助我，此時，我也認為自己可以從那裡得到一些指引。我相信更高的力量能聽見我的聲音，祂會幫助我的。因此，那天晚上睡前，我跪下來尋求引導，說道：「神啊，如果這對祢來說會有什麼不同，請讓我知道應該要往哪走。我會做任何祢認為我應該做的事。」我想，如果這對祂很重要，祂會讓我知道的。

　　幾個小時後我從夢中醒來，腦中模模糊糊地充滿幫助人們自然康復、為人服務、服侍神和家人是多麼美好的想法。心想：「嗯，這確實很棒，但我也喜歡電腦、商業和……」想到這裡，我又睡著了。一段時間後，我再次經歷同樣的過程，感受到以健康和自然方式為人們服務的想法，而和先前一模一樣，又以喜愛程式和商業的理由來反駁，接著，我又睡著了。同樣的過程整整重複了三次。

你可能認為答案呼之欲出，更高的力量正試圖與我溝通？你是對的。

隔天，即使回想著昨晚的經歷，我仍無法做出決定。我想，我必須放棄電腦了，雖然我喜歡組裝電腦和寫程式。當時，我並不知道自己將來會有大量的時間需要使用電腦，並將它融入我未來的行醫過程。

第二天晚上，我再次跪下尋求指引。難以置信的是，我再次經歷相同的過程，被喚醒三次。但明顯不同的是，那天晚上每次醒來，感受都比前一次更強烈。當我第三次醒來，要為整個世界和全人類服務和療癒的念頭，以異常強烈的強度向我襲來。就在那刻，我聽到一道非常清晰的聲音對我說：「這是一個神聖的召喚。」我再明確不過地收到答案了。我知道，這就是我要走的路，我也就這樣走下去，再也沒有回頭。

我對那次的經歷想了很多。我相信，我們的存在是神聖的，因此，無論何時，只要我們幫助他人過得更好、更健康，讓人們能更充實地過他們的人生，就是在做一件特別的事。我相信，每個人都有生來就注定的使命要在地球上實踐，而疾病將使我們停滯不前，阻礙我們活出應有的人生。我相信，幫助生病的人康復是神聖的使命，因為他們康復後會發生的各種漣漪，將永遠綿延不斷。

對所有可能性保持開放心態

我還記得，13 歲躺在治療臺上的我，在全人醫療醫師為我治療時，曾多次告訴他們：「我長大後也要跟你們一樣。」而他們總是表示，「不、不要，如果你去自然醫學學校，會被灌輸太多固定的治療觀念，將讓你無法獨立思考。」那些人可是救了我的命啊，我相信他們說的沒錯。

因此，當我終於進入脊骨神經學學校，我總是非常警惕。我會對任何被教導是「最佳方法」的治療方式抱持質疑，對任何可能有效的替代方案，保持完全開放的態度，總是在尋找更多見解。

我最感興趣的是了解人體的各種複雜功能——它是如何自動執行所有需要做的一切，以維持我們到此時此刻的生命？

我記得，我學到最驚訝的其中一件事，是我們的許多反應都是出自於本能。

如果伸手去摸熱爐，疼痛訊號就會沿著神經傳到大腦，使肌肉立即做出反應。因此，在知覺還沒意識到要被燙傷之前，我們早就把手移開了。

我鉅細靡遺地學習神經系統，和同學花了數個月的時間解剖大體，這確實是學習解剖學的最佳方式。我學到，錯位的脊椎骨可能如何刺激或壓迫脊髓或神經根，也學會多種脊椎復位的方法，有些需要用力使力，有些則需要輕柔。我開始體會到人體的複雜性，以及這一切究竟是如何完美地合作。

很幸運地，我能和兩個兄弟和兩個姊妹夫一起去脊骨神經學學校，另外還有很多很棒又有趣的人，這都讓整個經歷更加愉快。「人腦是宇宙中已知最強大的電腦」，導師在課堂上這樣的說法，讓我深深著迷。我曾想，我們是否能擁有接通「人類電腦」的技術，以從中獲取答案？這將是一探體內究竟的最終方法。

當時，我完全不知道自己會在此後的生涯全然投入這件事：進入潛意識——接觸我們的內部電腦——找出自身失衡及導致問題的真正原因。

直到我自行開業，我都持續**對任何可能有利於患者的方法抱持開放的態度**。這表示，傳統西醫或是任何人不贊同某種方法或技術，對我來說都不重要。

請求與領受

我的親身體驗告訴我，我們可以藉由更高的力量獲得幫助。早在開業前期，我就養成向更高力量祈求幫助的習慣。在為患者治療前，我會花點時間與神連接，為我的患者祈求幫助，我認為這樣的祈求十分重要。這項儀式完全不需要透過他人，且能夠以非常個人的方式進行，幾秒鐘內就能完成。

「有求必應」是真的。偶爾，像是為了回應我那些無聲的祈求，患者需要的訊息會突然湧入我的腦海。有時，這些訊息說的方法是我從未想像或考慮過的，這很令人興奮，而且讓我在學習的過程中感受到支持和指導。

我不在意我的治療方法是否與其他醫師不同，或者看起來不太尋常。有趣的是，隨著我的理解擴大，事情變得不再那麼複雜。療癒變得更簡單、快速。對於各種看似與身體無關的知識，終於像完成複雜拼圖般被組織起來。當我學得越多，一切就變得越簡單。

我開始了解身體各部分間的因果關係，以及每個部分是如何在能量層面相互影響。每增加一項新的理解，都讓我更完整看見身體的精細、複雜，和令人敬畏的美麗，而找出阻礙身體運作的因素是多麼簡單。

不久之後，我的執業範圍不斷擴大，而隨著我知識和技能的增長，似乎吸引到更多複雜案例。

在我執業的最近十年，我多數的患者，都患有西醫認為無法治癒的慢性疾病。即便如此，來找我的大部分人都還抱有一絲希望，認為自己有康復的可能。

信念影響療癒效果

部分患者會打從心底相信自己被告知的結論——你永遠無法康復。我發現，當他們將無法康復的想法內化，內心的懷疑真的將阻礙康復。思想就是能量，信念影響結果，在這種情況下，療癒將變得更加困難。因此我必須幫助他們建立信心，讓他們相信自己確實可能康復。信念是治療過程的一部分，抱持著想要康復的企圖和信念非常重要。

我總是告訴患者：「我不治療疾病，也不說自己能治療疾病。但我相信，症狀的出現是體內的不平衡造成，失衡會干擾身體的自癒力。如果我們能找到並消除足夠的失衡，身體或許就能自我修復，症狀也將就此消失。」

事實上，它們也確實消失了。

在那些年，有來自美國和加拿大各地的患者，帶著各種疑難雜症來找我，而他們多數人都康復了，而且往往在短時間內就好了起來。

我的方法與典型的西醫治療方法截然不同。我不會試圖抑制症狀，而是找出導致症狀的根本原因，並解決它。

我處理過許多不同的疾病和症狀，發現它們都有潛在原因。一旦這些原因被解決，便能讓身體的自癒力自然發揮作用。

症狀如同引擎故障燈

當引擎故障燈亮起，雖然不知道原因，但通常會被建議去檢查一下車子──而且是馬上。可以將身體症狀想成是汽車的引擎故障燈，它只是在提醒身體出了問題。

經過三十多年實施自然療法的經驗，我得出的結論是，我們遭受的幾乎每一種症狀都是一項訊息。想像一下，你在頭痛，這個疼痛是潛意識發出的訊息──也許你脫水了，或者可能是上星期和先生吵架導致的受困情緒，也或許是你 8 歲那年父母的離婚所致；也許頭痛是你潛意識發出的訊息，要告訴你頸部或頭骨中有骨頭錯位了。頭痛可能來自單一因素，也可能有多個潛在原因。這則訊息──你現在的的頭痛──目的是讓你找出潛在原因並消除，無論它們是什麼。

如果你正受憂鬱症所苦，請理解憂鬱症只是一種症狀。一般西醫認為，憂鬱症本身就是問題所在。當然，憂鬱症是一種讓人很難受的狀態，但實際上，就如同所有的症狀，憂鬱症不過是在傳遞訊息──告訴我們需要解決造成潛在失衡的原因。也許是過量的情緒能量包覆心臟導致憂鬱症，也許是缺乏特定維生素或礦物質而無法製造血清素導致了憂鬱症。可能有許多潛在原因，但正如接下來希瑟的故事將告訴我們的，在嘗試各種藥物後會發現，以藥物解決外在症狀，對於解決這些潛在原因並沒有幫助。

從重度憂鬱到重獲幸福

老實說，原本我非常懷疑這種治療方法，但我還是試了，因為這是祖母的希望。她為我買了療程，並鼓勵我去試看看，於是我進行了六次療程。

我罹患重度憂鬱症十多年了，嘗試過抗憂鬱劑、心理諮商、精神醫學、飲食調整、運動治療、醫用大麻，甚至安眠藥等所有方法，但都沒太大效果。

我的母親是因為癌症過世，我也眼睜睜看著父親與可怕的腦部絕症奮戰。之後，我的一位摯友也是因為癌症離開，緊隨其後的是另一

位朋友因服藥過量身亡。這些回憶帶給我很大的創傷，將我帶到了非常黑暗的地方，我總是在哭，很難能維持幾個小時不流眼淚。這一切事情和其他的生活變動，使我陷入更深的憂鬱深淵，一切是如此地無情。

我的體重增加了二十幾公斤，連最簡單的事也無法做到。兩年來，我幾乎不像活著，每天早上都沒有動力起床，一直處於痛苦之中，經常想到死亡，希望能離開這個世界。才 25 歲，我卻已經忘了快樂是什麼感覺，這是最令人沮喪的領悟。我一直在想：「我怎麼能這樣過日子呢？我不能再這樣下去了……」老實說，我認為自己再也無法感到真正的快樂，也不會再喜歡自己了。我甚至決定不生小孩，不想把這種可怕的精神疾病傳給任何人。我不希望任何人遭受這種痛苦。我就像是一具空軀，生活中沒有任何快樂或興奮，只是一直在等待「另一個不幸從天而降」。

第一次經歷身體密碼療程後，我感到身體非常沉重，情緒上仍然沮喪，但似乎有點不太一樣……我需要時間相信自己正在康復。我必須不斷提醒自己保持耐心，讓身體有時間釋放這些能量，從所承受的重擔中恢復。

第二次進行身體密碼療程時，一切都開始變了。我清除了很多受困和繼承的情緒。之後，很慶幸地，我不再總是感到筋疲力盡，開始能笑著享受每一刻。這是自我父親罹患腦部疾病以來，我在家中度過最美好的時光，連妹妹都注意到我的變化。

有趣的是，改變的似乎不只是我的感覺，其他事情也開始步入正軌。當時，我因憂鬱症辭職已經待業了六個月，但在我開始投履歷後的一星期，就收到了一份比我先前的工作更好的機會。我能感覺到自己與生活中的人之間，聯繫變得更加緊密。我對垃圾食物的渴望開始消失，我一生都在抗爭的被遺棄感，似乎也消失了。

多年來，我第一次感受到真正的快樂。我感覺我終於是我自己了——這是一份我永遠不會視為理所當然的禮物。

我仍然對身體密碼對我的幫助感到敬畏。它讓我很高興自己還活著，這是我之前認為自己可能再也無法感受到的。我迫不及待地想探索情緒密碼和身體密碼可以提供幫助的其他生活領域。如果你目前仍未從中受到任何啟發，我希望你以開放的心態，至少嘗試一次，因為它確實能徹底改變你的人生。

——希瑟・Ａ，加拿大卡加利

全人醫療醫師間的一句老話是「萬事環環相扣」，每件事都可能導致其他事的發生。身體症狀可能有潛在的原因，情緒症狀如憂鬱和焦慮，也可能有潛在的原因，相信這些都還算容易理解。

那麼，行為症狀呢？

你那位總是和有虐待傾向的另一半交往的朋友呢？這也算是一種症狀嗎？答案是肯定的。逃避運動呢？決定不吃甜點但還是忍不住吃了的行為呢？儲存在我們能量場中的情緒包袱、創傷和經歷，很容易導致同樣的問題反覆出現。有時，我們的行為方式會讓自己都感到困惑，只有從深層的潛意識中，發現並釋放驅使這些行為的潛在失衡，才能修復這些自我破壞的行為。

由於在大學時受過程式設計訓練，我總是試圖將電腦與療癒工作結合。「身體密碼」就滿足了這一需要，因為我必須盡可能在最短的時間，找出真正導致患者受苦的原因。

最終，我建立的這套系統，其實是一份心智地圖，它使我能「鑽開」層層訊息，以非常高效的方式發現並修正患者的潛在失衡。

創建身體密碼系統的起源：神的指示

2008 年 8 月的一個清晨，當我醒來，發現腦袋裡有個非常具體的指示。隨著剛睡醒的懵懂散去，這個鏗鏘有力的命令顯得格外清晰。我知道這不是我自己的想法。這個指令喚醒了我。當我醒來，指示已經在那裡了，且極為清晰、莊嚴與慎重：

把所學到關於自然療法的一切，集結成一個可以讓任何人學習的自學療程，並使它能讓每個地方的每個人獲得。

很明顯地，這不是我自己的想法，我接到了神的任務。我應該要做什麼，可說是再清楚不過了。我記得自己當時心想：「你確定嗎？這聽起來可是個大工程。」

之後我猶豫了幾個星期，才終於開始這個大案子。長達好幾個月，我幾乎沒做其他的事，只是按照指示創作，在太陽升起之前開始工作，直到深夜。

我必須想清楚，如何將在行醫中獲得的所有知識從腦袋裡輸出，組織大大小小的細節，整合為一門課程，讓每個人都能學習我學到的知識，並有效地使用。它必須易於理解和使用。而指示的結果，正是你現在看到的這本《身體密碼》系統。我花了一年的時間，專注於建立第一個版本，至今已有了數個版本的更新。

我相信，身體密碼系統是現今世上最先進、最全面的自然能量療法。而我對電腦程式的了解，使我能將它製作成軟體應用程式，在任何地方使用。

這本書將介紹身體密碼，為你提供足夠的訊息，讓你能實際運用身體密碼的概念。希望能為你帶來很好的結果。

我非常感謝所學到的一切，也很感謝能分享這些知識。我的人生經歷讓我準備好成為老師和傳訊者，將身體密碼系統帶給這個世界。我相信，這是造物主想把我們與生俱來的療癒權交還給我們，讓每個人都能回到原本的身分：療癒者。

書中內容從何而來？

「身體密碼」是能幫助你發現並修正 6 個不同面向失衡的工具，且最終將針對所有面向提供整合性的方法，恢復你的整體幸福與健康。若是沒有前人的貢獻，我不可能得知這些知識，進而整合成身體密碼系統，這些貢獻是身體密碼知識庫的絕大部分。我感覺自己就像牛頓，他曾經說過：「如果我比別人看得更遠，那是因為我站在巨人的肩膀上。」

在擔任脊骨神經醫師的早期我就發現，學校教導的方法並不足以解決患者的所有問題。人們經常帶著無法透過調整脊椎解決的問題前來，且有不少人尋遍各類醫師仍無法獲得有效幫助。幸運的是，我熱衷於尋找他們所需的答案。身為永不滿足的學習者，我如飢似渴地吸收新的發現和療癒方法，將任何有效和感覺不錯的方法結合起來。

我畢生對知識的渴望，一再受眾多導師、朋友、家人以及患者的澆灌，清單長到我無法在此一一列舉，包含了我一生從每個人身上學到的一切。每想到以各種方式出現在我人生的每個人、從他們身上學到的一切，我總是充滿感激。我特別感謝透過祈禱突然湧現的啟發、直覺、想法和概念，它們確實是最佳、最清晰、最純粹的學習。

我並沒有不分領域地納入所有知識，而是將有關「身心靈」的部分，整合成一套任何人都可以使用的系統。我確實是站在巨人的肩膀上，如果沒有過去三千多年來最優秀的思想家和療癒者的所有知識總和，《身體密碼》就不可能存在。

多數運用身體密碼獲得良好成效的人，都是在對身心靈領域一知半解的情況下開始的。身體密碼是獨一無二的，它將成為你的老師。運用這套系統幫助自己和他人，能讓你發現身心靈潛在的不平衡，一次一個，不論先前你是否有意識地了解過它們。事實上，對身體運作原理了解甚少的人往往更具優勢，因為他們更容易對任何的可能性保持完全開放的心態；相關領域知識越多的人，有時比較容易有僵化的思維。

這真的有效嗎？

是的，而且是不可思議地有效。

當我寫到這裡時，已經收到超過一萬個來自世界各地的人主動提供的精采故事，證實了這一點。我在書中穿插了一些他們的故事——普通人創造超凡結果的真實經歷。這項簡單的方法，讓很多人在人生各方面都獲得了奇蹟般的改善。以下是一些見證者想說的話：

人體生來具有自癒能力。身體密碼系統的誕生，就是為了無痛解鎖這些能力，並維持持久的正面效果。

——瑪莉安・B，美國華盛頓州

身體密碼幫助你從過去的情緒創傷中解脫，快速找到疾病的解答，並透過意念和簡單易懂的身體地圖來緩解疼痛。

——芭巴・林恩・G，美國加州

你是希望治癒自己，還是服用藥物、掩蓋症狀，終生忍受副作用？這個答案應該很簡單。如果是這樣，那麼，身體密碼幾乎可以幫你解決所有問題。如果這項治療是醫療保健系統中的一部分，就不需要藥廠了。

——查克・E，美國科羅拉多州

身體密碼像是我們內在療癒師的翻譯。它知道過去所有可能的關聯，甚至是完全意料之外的部分。它知道什麼需要最優先釋放，以及接下來的順序。

——薩賓・H，德國海利根塔爾

尼爾森醫師在《情緒密碼》和《身體密碼》中傳授的方法，讓普通人都能療癒自己、家人和鄰里，產生無限的連鎖效應。

——薇拉・E，美國麻州

身體非常聰明，知道是什麼造成你的不適、症狀和疾病，如果你問它，它就會告訴你。身體密碼是供你詢問、發現和釋放過去無意識生活和創傷所帶來的失衡的工具。如此一來，你便可以茁壯成長，享受新的自由、喜悅與平靜。

——凱斯・B，美國猶他州

在了解身體密碼系統不可思議的潛力之後，我可以想像，多年後，當我們回顧時可能會說：「哎呀，你還記得嗎？過去在遇到這種情況的時候，人們會吃藥

或在身上開刀！現在我們可以用能量療癒它了！」

—— 菲特・W，德國呂內堡

這本書的目的

世界上最古老的觀念之一，是健康狀況取決於身體的平衡或失衡程度。累積的不平衡越多，越可能出現疼痛、活力減退、負面情緒等症狀，最終成為疾病。

在身體密碼的概念中，「不平衡」可能是指匱乏和需求、感染、寄生蟲侵擾、毒素、負能量、錯位、功能障礙、衰退、不連結、受困情緒，或「不快樂」的身體部位等。如果失衡狀態長時間存在，就會出現明顯症狀，最終導致疾病。

身體令人驚嘆的複雜程度，可能會讓人不知從何下手，例如器官、腺體與身體肌肉之間存在的能量連結。導致右膝問題的原因可能是膽囊失衡，潛在原因可能是受困情緒；腰痛可能是由於體內一或兩個不快樂的腎臟引起，潛在原因也許是習慣攝取咖啡因，或者可能是曾經歷的車禍，或兩者皆是；左膝關節疼痛與腎上腺壓力過大高度相關，而腎上腺又與某些肌肉的能量相連。

如果容易焦慮，舊時補牙使用的汞合金可能是原因之一，因為它們很可能使肝臟的毒素過量。如果頸部時常特別僵硬，可能是由於不願意在關係中保持靈活。諸如此類。

我們怎麼可能弄清楚如此複雜的身體系統？該如何處理這樣的高度有機體，並理解它？答案就是身體密碼。

透過潛意識的智慧和身體密碼地圖，就能使問題得到解答、不平衡得到緩解，而且通常會非常迅速。

身體密碼解釋了身體各部位的關聯，但不用背下這些資訊，所有訊息都可以在身體密碼系統中查找到。發現並修正這些失衡，就是設計出這個系統的目的。

身體密碼系統的原始版本，是數本由活頁夾、DVD 與 CD 組成的厚重文件，現在，它們都已經被收錄至「身體密碼系統」的應用程式裡，大量訊息就在你的掌心之中。在撰寫本書的過程，我發現，要在「書中」收錄所有身體密碼系統的知識是不可能的任務，畢竟，應用程式裡可是囊括了超過一千頁的文字和圖像。

因此，這本書的任務，是透過解釋身體密碼的概念告訴你它的運作方式，並提供一些最常見的失衡狀況，讓你可以僅靠這本書就能獲得一定程度的改善。

　　我真誠地希望能讓你易於使用和理解這套截然不同且功能強大的療癒方法，並使你和身邊人的人生都更加美好。

第三章
身體密碼運作原理

治療的最終目的，是消除一開始導致疾病發生的微量能量異常。

——理查・格伯（Richard Gerber），醫學博士

讓我們來探索身體密碼是如何運作。

身體密碼本身不會「做」任何事，它不是機器或設備。可以將它想成是「互動式知識庫」，是幫助我們提出有效問題的指南。正確的提問能獲得有效的答案，進而引導我們了解需要進行哪些修正。身體密碼收錄了所有必需的說明和指示，以修正任何可發現的失衡問題。它是一套無與倫比的工具，讓你有能力破解事物的潛在原因，將它們攤在陽光下修正。

一旦了解事物的運作原理，就可以運用這些原理解決問題。就像水電師傅為房屋拉電線，讓我們能開燈，我們也能藉由得知症狀背後真正的原理，幫助自己打開心中的燈，創造身心安康。

以下是身體密碼的基礎概念。有意識地使用能量是關鍵，可以讓你在使用身體密碼時擁有動力。這 4 項基本概念包括：

1. 能量
2. 能量體或靈
3. 潛意識
4. 更高的力量

1. 能量

要了解為何身體密碼如此有效，首先必須了解能量，以及它是如何構成所有的生命。

能量是萬物的基礎。少了能量，地球不會存在，我們也不會存在。

我們都是純然的能量存在。每個人都有各自的獨特振動，以個人的身體和靈體呈現出來。

不同振動頻率的能量，構成了我們所能企及的每一件事。身體的每個器官、系統和部位都有各自的頻率，頭痛時產生的振動頻率自然會和平時不同，一旦移除任何干擾身體部位發出正常頻率的障礙，自然能恢復健康狀態。但有時，該做的不是移除阻礙，而是添加缺少的東西。無論解決方式是微妙的能量調整，還是更具體的物理變化，它們都是由量子等級的能量構成，而且所有事物皆受到能量的影響。

能量是宇宙的主要成分。無形的能量以電波、伽馬射線、紅外線、思想波和情緒能量等形式存在我們周圍。可以將宇宙想像成是「樂高」宇宙，由稱為亞原子粒子的微小積木組成，它們是極小的能量振動單位。就像樂高可以組成任何你喜歡的東西一樣，微小能量粒子的不同排列會產生不同元素的原子，如氫、碳和氧。元素能組成分子，分子組成 DNA，DNA 構成細胞，最終成為人體。

生活中所有可見、可碰觸的物品，皆由物質構成，包括我們的身體。物質通常被認為是任何具有質量、占有空間的東西。然而，正如愛因斯坦曾說：「所有物質都是能量。」

如果我們是由物質構成，所有物質又是由能量構成，那我們的存在不就是能量的存在嗎？

我們對此的理解，大大受惠於量子力學的發現——對原子和亞原子粒子的研究。愛因斯坦和他的追隨者，設計了巧妙的實驗，試圖進一步了解這些微小能量的本質。量子研究顯示，能量的表現形式將因個別觀察者的期望而異。我們的期望及意念具備的能量，將影響粒子的運動和物質的形成。許多物理學家認為，對這些神祕行為的唯一解釋，是原子內部的能量在某種程度上是具有心智的，或者至少它是由某種最高智慧所支配。

量子力學的創始者普朗克曾說：

身為一個畢生致力於最清晰的科學、物質研究的人，對於研究原子的結果，我可以告訴你：物質本身是不存在的！所有物質的產生和存在都是源於一種力，這種力使原子的粒子振動，並將原子這個最微小的粒子與太陽系連在一起……我們必須假設在這股力量的背後，存在著一個有意識和智能的心智，這個心智是所有物質的母體。

由於萬物皆由能量構成，因此，於能量層面修正，通常會產生最快、最持久的效果。

西醫經常忽視患者生活中的精神和情緒層面——人們自身的能量。將身體與心靈分開來看已經不實際，現在我們知道，能量、情緒、經歷和信念，皆確實會影響身體的每個細胞。

身體細胞會不斷死亡和更新，據估計，人體細胞每七年就會進行一輪近乎完整的更新。繼續維持扭曲的頻率或失衡，就將繼續製造不健康的細胞。如果不健康細胞的數量過多，就很可能出現傳統西醫無法解決的疾病。

下面是一名男性在被宣告永遠無法康復之後，又能重新走路和跳舞的故事。

中風後再次起身跳舞

我有個朋友的叔叔發生了十分嚴重的中風，進了醫院的復健中心，情況嚴重到即使有人攙扶，也無法靠自己的力量站直。醫師說，他必須在三個星期後離開復健中心，因為他再也沒有機會好轉了。我

在一個月內與他進行了六次的遠距身體密碼療程。這段期間，他在醫院裡持續進步。六次療程後，他從椅子上站了起來！站起來、走路，甚至還和護士一起跳舞！朋友傳給我一段影片，讓我親眼看看這些畫面，我看得熱淚盈眶。現在，他又可以住在自己家裡了，雖然仍需要一些幫忙。

── 海蒂・R，奧地利維也納

我相信，你一定對「心理狀態會影響身體健康」的說法並不意外，但這其實對部分影響西方社會甚劇的思想大師來說，是項革命性的觀點。

早在 20 世紀初，深受工業革命影響的西方世界，就根深柢固地認為，宇宙的一切都像機器一樣運作。身體也被視為一部機器，每個部位獨立運作，與其他部位無關。認同這項觀點的人，認為牙痛就把牙齒拔掉，和飲食習慣無關，吃了什麼並不重要；如果呼吸不順，那就解決肺部的問題，但不用理會剛失去親人的巨大悲痛。

時至今日，仍有許多人執著於同樣的觀點，將焦點專注於「部分」而非「整體」，造成許多醫師只專精於單一系統的治療，不太考慮其他的生活面向是如何造成患者的痛苦。例如，儘管 1995 年至 1997 年間對一萬七千多人進行的童年逆境經驗（ACE）普查研究，清楚地顯示成年後的身體疾病與童年創傷有關，然而，治療方法卻沒有產生太多的變化。

在現有的機械論觀點之下，數千年來不斷被證實有效的療法卻被擱置一旁，被西方醫學忽視。如果醫師和科學家不將這些概念納入考量，那麼，這些想法充其量只能被視為安慰劑，甚至被否定或抹黑。草藥、順勢療法、靜心、儀式、宗教和傳統智慧，自很久以前就被西方醫療嘲笑和淘汰，目前在多數情況下仍然不被接受。

例如，若你的祖母因新冠肺炎住院，受西醫培訓的醫師是否會推薦或嘗試任何替代療法，甚至只要想到還有這樣的療法就好？不太可能。西醫受制於製藥工業產業鏈，藥廠只會推薦有利於營利的治療方法，即使這將使整體醫療保健系統付出的代價超過獲利。

然而，正當「身體被視為一部機器」的觀點推動醫界看待疾病的方向時，物理學家和數學家發現了量子物理學——一種更全面的世界觀——從那無法經由肉眼看見，卻是構成萬物的微小粒子的行為開始。愛因斯坦聰明地告訴我們，光能不僅表現得像波，也表現得像粒子。這項翻轉認知的改變，使我們走上一條新的道路，為我們打開了充滿新的可能性的世界。

　　我們可以將下面這些新理解應用到人體能量場，如量子力學中的疊加原理、波函數塌縮、非局域性、糾纏態等概念。許多內容超出了本書範圍，但這些都是使用身體密碼時可運用的真實原理。對於那些想知道為何身體密碼能在短短十五分鐘內療癒終生疾病的人來說，這些原理能擴展思維、啟發信念，是純粹的愉悅，而且，它們療癒的是「現代」醫學無法治癒的疾病。

　　當然，並非所有問題都能迅速解決，部分可能需要耗時數星期甚至數月。失衡經常是多層次的累加，需要時間，也需要依序去解決特定的問題，就像剝開層層的洋蔥。關鍵在於，量子物理學能幫助我們理解身體密碼運作的原理及原因。這套系統確實能成功減輕痛苦，為那些放開心胸相信並執行的人，帶來療癒和更完整的人生。

　　在科學界持續驗證並運用量子物理定律的同時，西方醫學仍繼續專注於既有的原則、提供有限的結果，這對患者來說非常不利。

　　即便如此，如果有人摔斷了腿，還是必須要很感激有骨科醫師可以提供幫助，讓腿復位並穩定情況。在緊急情況下，無論如何都要為患者止血、穩定病情和處理休克，當前醫療對於人體的幫助，確實讓我們受惠良多。標準醫學在很多情況下都表現出色，但是，若是要了解疼痛或不適的所有原因，尤其是慢性問題，就需要一張更大的地圖來尋找根源。

　　值得慶幸的是，研究人員正在深入挖掘，成千上萬的研究已經證明了思想、情緒、經歷和疾病之間的相互關係。

　　研究顯示，罹患憂鬱症不僅將使提早死亡的可能性增加 65%，也提高了未來患上其他疾病的機率。憂鬱和焦慮情緒，與影響心臟、腸胃系統和神經系統的多種疾病有關，在自體免疫疾病與慢性疼痛中，也扮演了相當重要的角色，但這些都只是冰山一角。

現有研究表示，童年創傷與成年後的身體健康有顯著關係。但如何運用這些資訊來改進治療方法，對於那些仍局限於主流醫學舊模式的人來說，仍然是一個謎。預防兒童虐待是部分的主要行動，這對下一代來說是件很棒的事，但對於在此之前已經遭受不公正對待而受到傷害的人呢？他們該怎麼辦？雖然重大精神創傷可能是慢性疾病的其中一項明顯來源，但更普遍的，其實是日常生活經歷的影響。心碎、失望、憤怒、沮喪，以及對日常生活的各種反應，都會產生受困的能量，在多年後影響身心健康。

以下是赫爾加幫助一位患者從懼高症解脫的經歷。

擺脫童年陰影

我有位當事人，為了保護他的身分，讓我們稱他為 S。

S 有懼高症。4 歲時，父親把 S 抱到冰箱上，叫他往下跳，說會接住他。S 跳了，父親卻沒有接住他。父親給出的理由是：「這是要教會你永遠不要相信任何人，即使是你的父親。」

他來我家找我，我親自為他看診。我家是在一座小島上，剛開始，過橋時他必須全神貫注，眼睛只能直視前方。但在我們第一次的療程結束後，他說：「哇，我不知道那座橋那麼漂亮，那條河也太美了。」四次療程後，他的恐懼消失了，以下是他傳來的訊息：

「好消息！你知道的，走過辛德馬什島大橋，現在對我來說不過是小事一樁，但我今天竟然能站在 A 字梯上，我的鞋子可是離地面將近兩公尺！難以置信！而我竟然沒有恐懼或緊張的感覺。在此之前，我通常會因雙腿發軟而不得不下來，因為我根本連站都站不好。以前，我會感到暈眩，回想起小時候摔倒受傷的情景，還有父親無情的行為。這些全都不見了！真的非常感謝你，我已經很久很久沒有這樣的感覺了。以前，一公尺是我能忍受的最高極限，一公尺已經讓我覺得夠糟了。

「我已經記不得自己爬上那個梯子多少次了（一定非常多次，因為我爬到都肌肉痠痛了），我不敢相信，所以一直反覆測試。爬上去

的感覺真的很好，彷彿所有包袱都從肩膀成功卸下，超棒的！請容許我再說一次，大大地感謝，謝謝、謝謝你！」

──赫爾加‧C，南澳大利亞古爾瓦

雖然現代方法可以有效解決、釋放過去造成的痛苦的能量失衡，但很少有主流醫師會介紹這些方法，原因很簡單，因爲它們不在當前的醫療規範裡。

在解說能量是如何影響我們之前，讓我們先將功勞歸於應得的人。

這種對能量的豐富理解，最初始於數千年前。能量醫學最早是由中國人開始的，中國人發現了人體內的能量通路，針灸就是透過控制體內的能量流動來改善身體機能與健康。從那時起，太極拳、靜心、瑜伽、催眠療法、針灸、按摩療法、靈氣療法、量子療法、氣功、情緒釋放技巧（EFT）等其他方法陸續出現，以各自的方式運用物理定律進行能量控制，來達到改善健康的目的。

不需要理解量子力學就可以使用它的原理。當我發現並解決導致患者痛苦的失衡根源時，我驚訝地看見他們恢復得非常好，量子理論可以證實我每天經歷的一切。一旦找到並解決了失衡原因，身心就能自然修復，而且通常是立即就得以修復。

2. 能量體或靈

能量既構成身體，也構成其他能量存在的部分，如生物場、脈輪、電磁場等。不過，能量場更重要的一個面向，是古往今來許多不同文化皆一致崇敬的東西，它可被稱爲「普拉納」（prana）、「氣」、「生命力」、「精神」或「能量體」。我們當然可以將能量場區分爲不同的組成，但爲了簡單起見，讓我們先將它們全部統一爲「身體的藍圖」，並稱爲「靈」（spirit）。

了解「靈」對這項療癒至關重要，因爲身體和靈必須一致，才能全然地快樂、健康。《氣功：療癒之舞的本質》（*Qigong: Essence of the Healing Dance*，暫譯）的作者加里‧加里波利（Garri Garripoli）很好地說明了這點：

身體與靈魂和思想結合，為我們提供身體上的享受，並像一面拋了光的鏡子，反映出整體的心靈和精神狀態……只要發現自己獨特的平衡，我們就是完整的……就能如自由的靈一般翩翩起舞。

在接下來的故事中，菲利普體驗了感受到自己的能量體，以及完整的感覺是怎麼一回事。

發現真實的自己

當我結束了生命中最長、意義最重大的一段關係時，我陷入了深深的憂鬱。從靜心到瑜伽，不論嘗試了什麼，都無法讓自己完全擺脫絕望。一次又一次、斷斷續續地陷入痛苦的循環，每當我感覺自己終於走出黑暗，第二天卻又陷了進去。

這種生活經過了數月，似乎一點進展都沒有。有次，午餐時我偶然遇到家人的朋友，聽她描述情緒密碼的運作方式，心想：「為何不試試看呢？試試也無妨。」

在療程中，她發現我有兩種受困情緒，悲傷和心痛，兩者連結在一起，且與我先前的感情有關。她用磁鐵沿著我背後的脊椎輕滑三下，它們就消失了。在那之後，不到五分鐘，我感受到一股巨大的解脫感，像是從我身體上拉下一條無比沉重的毯子。數個月來第一次，我確確實實地感受到「真實自我」的能量——「他」不僅在我的腦海中，而且是真實且有形的。能找到如此深刻的療癒方法，而且簡單易行，真是太神奇了。

——菲利普・K，美國北卡羅來納州

我相信，造物主在創造任何物質之前，就已經從能量和精神上創造了一切。靈就是肉身形體的藍圖，是一套三維架構，身體就是依照這個架構生長的。

數十年來，科學家一直在嘗試讓人體組織再生，有許多人都得出了相同結論：生物體內存在著能量場，能驅動細胞的生長、構建，以及維繫身體的運作。

舉例來說，科學家對蠑螈等動物進行了許多研究，發現即使蠑螈的尾巴斷裂，也擁有驚人的再生能力，重新生長出來的尾巴，會和先前看起來一模一樣，因此蠑螈可利用這種防禦機制來躲避掠食者。這是怎麼發生的呢？我認為，是蠑螈的能量場為尾巴的生長提供了一套三維架構，物理形態只是在這個無形的藍圖中填充。

因此，靈才是真正的我們，有生命和智慧和存在，也是無形的光體。若在參加葬禮時觀察棺木裡的人，能明顯感受到有些東西已經改變，儘管逝者的形體看起來依舊熟悉，卻能感受到這個人少了某些東西，就像是空殼，裡頭沒有了靈或生命力。

早在 1907 年，就有一項頗具爭議的研究發現，人類死亡時平均會減少 21克。難道這就是人類靈魂的重量？

靈會使身體充滿活力，就像手能使手套動起來。人死亡後，靈或能量體會繼續前進，肉身則會因不再具有生命力而腐爛。在有生之年，靈和身體會以一種我們尚未完全了解的深刻方式相互交融，由於這樣的交互作用，一旦能量體失衡，身體也會受到影響。因此，修正能量體中的不平衡，才能真正康復。

◆ 真正的我們

讓我們更仔細地談談自己到底是誰 —— 我們最真實的身分。數個世紀以來，人類一直被描述為自私和專橫，具有強烈的競爭欲望，而且試圖積累權力和財富。某些情況下，可能確實如此，尤其是對那些忽視並關閉自己內心通道的人來說。但是，事實上，人並非是從地球上的人生展開旅程的。

靈體早在我們來到地球之前就已存在，且將在肉體死亡後繼續祂的旅程。我們是來自於造物主，因此我們最真實的身分，是造物主永恆的、靈性的、智慧的產物。我們是光榮的存在，在地球的人生中旅行，以便學習和進步。

成長需要阻力和新體驗。現在我們可能不記得，但我相信，我們選擇來地球，是因為能在這裡所做和學習到的一切。獲得擁有強健大腦的身體，是一項極大的挑戰。大腦的設計就是為了讓人類活下去，也就是說，它會不惜一切代價地保護我們，免於遭受被它認定的威脅迫害。過去的痛苦經歷，很容易讓大腦對我

們的人生過度控制，干擾靈和身體之間的巧妙平衡。一旦我們沒有與身體完全融合或失去平衡，就會嚴重干擾身心健康。就像內部負載不平衡的洗衣機一樣，開始脫水且壓力增加時，你會發現自己被生活折磨得痛苦不堪。因此，滿足靈性需求，是獲得身心健康相當重要的一個面向。

我們的靈——真實的我們——是十分獨特的，但往往被我們看到或觸摸到的事物掩蓋或遺忘。身體實際上是供靈棲息的神聖殿堂。

任何時候，每當我們努力想讓身體更好地運作，都是在做一件神聖的事。縫合傷口、協助殘疾人士、幫助他人康復等，都是值得衷心尊敬的事。身體和大腦不知道這些事，因為是靈知道，是靈在接受和識別來自所有真理之源的真理。

許多瀕死經驗顯示，那些已經「死去」並離開自己身體一段時間的人，會直到停在身體上方，低頭看到自己的軀體時，才意識到自己已經死了。有過這樣經歷的人，會明白「自己」並不等同於「自己的身體」，更準確地說，身體更像是靈性自我的暫居之處。

曾經，我有過一次永生難忘的經歷，讓我領會了這個概念。有天，向神求助後，我將注意力轉向治療臺上的患者，那一刻，我從神那得到了一份關於理解的禮物。彷彿過去的我是個瞎子，在那刻，我才終於得以用清晰的、屬靈的視覺形式看見。它揭示了身體的真相，當時，我清楚地意識到自己正站在一座神聖的殿堂前——這位患者的肉身殿堂，令我頓時充滿了敬畏之情。這個強烈的啟示只持續了約幾秒鐘，卻令我永生難忘。這個經驗為我帶來的領悟，比以往的任何時候都高出許多。

我們對人生目標、成長、學習，以及與他人建立聯繫的渴望，全都源自於內心深處對自己真實身分的理解。生命不僅是為了自我保護。我們的靈性將我們與具有深刻生命意義的這個真理聯繫在一起。我們生來就知道「人」比「物」更重要，與人的關係比擁有「物質」更有價值。專注於自我成長、對他人伸出援手，我們就越能善待彼此。

《納尼亞傳奇》的作者路易斯（C. S. Lewis），這位由無神論者轉變為基督徒的知名作家，曾寫道：

生活在一個人人都可能是神的社會，是一件很嚴肅的事。記著，和你交談過最無趣的人，若你有能力預知，有一天，他們會成為你強烈崇拜的對象，或是只可能在惡夢中才遇得到的可怕的墮落之人。

在某種程度上，我們每一天都在互相幫助，以達到不同的目的。基於以上這些極大的可能性，我們都應該懷著敬畏和謹慎的態度，來處理彼此間的所有關係，友誼、愛、競賽、政治。世界上沒有普通的人，與我們交談過的任何人都不一般。國家、文化、藝術、文明——都終有結束的一天，與我們相比，它們存在的歷程就有如螻蟻一般。而我們與之交談、共事、結婚、冷落和剝削的，卻是不朽的存在——不朽的黑暗或璀璨的人。

一旦理解每個人都是擁有凡人經歷的永恆存在，就會有動力追求最好的自己、尋求療癒與和平，以服務和愛度過人生。每個人來到地球，都有自己的使命和原因，現在正在學習身體密碼的你，也絕非偶然，也許，這就是讓你得以成為真正的自己的工具。人生並不總是表面上看起來的那樣。

我們的靈體是物質，而且是高度精煉的物質，因此大部分的人在大部分時間，都無法透過肉眼見到它。它可能會失衡，進而影響身體功能。雖然靈體確實存在，但它不像聲帶那樣可以發出聲音，因此，當能量體出現失衡、受困情緒，甚至是我們無法意識到，僅能由靈體感受到的身體問題時，該如何獲得訊息？

幸運的是，潛意識已經準備好讓我們知道問題的根源，以及解決問題需要做些什麼。身體密碼提供了意識和潛意識之間的通道，讓我們得以輕鬆讀取潛意識的訊息。

3. 潛意識

讓我們討論一下意識和潛意識的差別。

意識佔據了我們清醒的每時每刻，是我們做決定、接收和分析想法、得出結論，和決定採取哪些行動的背景模式。許多人都說了許多次，人類至今只使用了大腦的一小部分。事實上，近期的研究發現，意識不需要使用到大腦的全部資

源，也就是說，思考、走動、選擇、計畫、看、聽、嘗、觸摸和嗅聞，都是有意識的活動，但都只占用大腦處理能力的極少部分。如果這是真的，那麼大腦的大部分都在做些什麼？

我們的智慧大部分來自於潛意識。多數人對潛意識知之甚少，儘管實際上潛意識非常活躍，隨時在儲存和記憶一切。身體裡每個細胞的歷史，細微至量子層面，都被儲存並隱藏在潛意識這個令人驚嘆的全像電腦系統中。

我們體內的這個無聲智能，總是忙著儲存訊息與維持身體系統的高效運行。潛意識對我們的所作、所為、所感，皆具有無法看見卻深遠的影響。

多數人很少會意識到潛意識的存在。但是，請想像一下，若我們必須接管潛意識執行的功能，會是怎樣的情況。指導消化系統消化午餐，或告訴細胞該如何產生酶和蛋白質，這些事將有多困難！如果每時每刻都得關注心臟是否仍在跳動、持續讓空氣進出肺部，這將會有多累人！更何況，我相信我們都認為自己現在的行程表已經滿了！

潛意識非常聰明，能將我們吃進的早餐，轉化成新的心肌組織或新的紅血球細胞。有人說，一個細胞的複雜度堪比一艘超級航空母艦，飛行甲板上隨時有準備起飛的飛機，和成千上萬個從事複雜工作的人。人體約有 37 兆個細胞，當我們意識到，潛意識一直在控制、組織和協調一切，讓我們順利從這一秒活到下一秒，相信我們都將深感自嘆弗如。

冰山圖可以幫助想像這兩種心智，冰山的大部分（海平線以下）代表潛意識，小部分（海平線以上）則代表意識。

在接下來的故事，洛林見證了潛意識在處理布朗森的夜驚症時，不僅能記憶，而且還揭露了事件發生的根本原因。

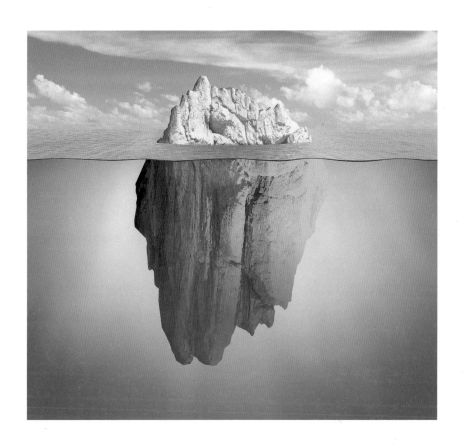

布朗森終於能睡個好覺了

　　布朗森是患有夜驚症的 7 歲兒童，即使和兄弟姊妹在一起，晚上
還是無法自己在房間裡睡覺。媽媽會陪布朗森躺在床上，直到他睡著
再回自己房裡睡覺。父母在床邊的地板上放了一個小床墊，因為他們
知道，當布朗森從夜裡驚醒，會過來他們房裡睡一整夜。父母想盡一
切辦法讓布朗森感受到愛與安全感，但都成效不彰。

　　在幫助布朗森時，我發現他有數種受困情緒。他潛意識顯示出的
內容，讓母親大吃一驚。透過肌肉測試，我發現布朗森的受困情緒包
括驚嚇、恐懼和害怕，進一步詢問是否須了解更多訊息，也獲得了肯
定的答案。我們進一步找出事件發生的年紀，發現大約是在布朗森 2

歲左右。媽媽回憶，在布朗森 2 歲生日的前夕，發生了一件令人焦急的事。當時布朗森跑出車道，到了大馬路上，那時天快黑了，一輛汽車開了過來，為了避免撞到孩子，司機緊急轉彎，掉進了水溝裡。這是一場可怕的意外，她記得的是這樣。

我們或許能想像孩子看到汽車朝自己開來的感覺，卻不知道，布朗森的潛意識捕捉了當時所有的情緒，接著以夜驚、惡夢以及害怕入睡的形式表現出來。一旦這些受困情緒得到釋放，布朗森終於能睡個好覺了。這簡直是奇蹟！

——洛林・L，美國新罕布夏州

___

潛意識不僅能覺察到身體可能存在的任何不平衡，也明確知道它們對身體、情緒和心理健康造成的影響。正如醫學博士吉爾・卡納漢（Jill Carnahan）所說，所有訊息都隱藏在潛意識中：「潛意識控制著身體所有的重要過程。它早知道問題的解方，也知道該如何療癒我們。」

潛意識知道解決我們身體、情緒和心理問題的方法，隨時可以回答我們的疑問，學會獲取訊息的方法就能得到答案。潛意識就像一臺電腦，內建所有關於你的一切的龐大資料庫，知道你確切的問題以及解決的方法——無論是想從疾病中康復、獲取更多的金錢，還是改善各種關係。

潛意識在很大程度上影響我們的決定、想法和行動。為了保持體態計畫每天去健身房，卻整個月都沒出門，你認為是哪部分的意識讓你選擇宅在家裡？你的意識中有去健身的打算，潛意識裡卻有一些東西阻礙著你去做這件事。

總而言之，潛意識是我們智慧的一部分，它不僅時刻維繫著我們的生命，還默默指引我們的腳步，掌管我們的生活。

出現症狀時，多數時候我們並不清楚原因，只知道自己背痛、不舒服、無法懷孕、情緒低落，或者有焦慮或消化問題。我們知道自己有些不對勁，卻不知道為什麼會這樣。

潛意識真的知道發生問題的原因嗎？我的假設是，療癒的關鍵在於連接身體內部的電腦——潛意識。在這裡，所有的答案只要問了就能知道。

◆ 潛意識 VS. 靈

你可能想知道潛意識和靈之間有什麼不同。現在，讓我們進入深水區，這裡有很多有趣的不同觀點。在這個模型中，潛意識是心智的一部分，因此它是以訊息為基礎的，有點像電腦。靈擁有所有的訊息，而且，作為最真實、永存的你，它擁有價值觀、情商、道德、批判性思維和好奇心。

靈和潛意識都會追蹤我們經歷的一切，但都沒有「說出」真相的主導權。它們的差異就像手機和寵物，前者對我們的貢獻是提供資訊，後者則是提供了我們對於關係的需要。這就是為何進入潛意識如此有價值。它提供答案，卻不對答案進行批判或產生感覺。「是」或「否」會是我們獲得答案的形式。我們可以非常快速地與潛意識合作，略過各種複雜的人生經歷，直接找到解決方案。

若將潛意識比作冰山海平面以下的部分，那麼，潛意識所沉浸的海洋，就代表通常被稱為「宇宙智慧」的東西，它通常也被稱為「萬物資料庫」、「形態形成場」（morphic field），或「基督之光」。它充滿宇宙能量，以某種方式被神聖智慧支配；以普朗克的觀點來說，這種智慧就是「所有物質的基礎」。

這樣的能量場遍布在整個宇宙，將所有人的潛意識連接成一個巨大的整體，當我們為遠方的某人療癒，就是透過這個無限的能量場來進行的。也就是說，所有人的潛意識都與一個天賦資料庫相連，所有知識都存在於這個能量資料庫，就算受試者從未聽說過身體密碼，他或她的潛意識，依舊能透過連接到這個知曉所有的智慧寶庫了解這個概念。因此，我們才能透過肌肉測試連結到患者的潛意識，立即為他們找出失衡問題。

只要透過肌肉測試，我們就可以連接到這個神奇電腦系統裡的所有訊息。我們不僅可以獲得幾乎所有關於身體問題的答案，並且，我相信每個人的潛意識中都有一份清單，囊括了能讓身體百分之百康復，或盡可能接近百分之百康復所需要做的所有事情。

換言之，每個人已經具備自己問題的答案。你確實已經有自己問題的答案。在努力幫助他人時，使用身體密碼並提出問題的人是處於全然的未知，除了幫助對方解決失衡問題以外，沒有其他目的。透過提出能讓身體以「是」或「否」回

答的問題，便能辨識並修正、解決或清除這些失衡問題。多數的失衡問題可以被立即解決，部分問題則需要更多的努力才能修正。也許是需要更多的水分、特定的維生素或礦物質、加強運動，或者擺脫有毒關係。誰會知道這些事呢？潛意識知道。多數情況下，我們會發現，只要清除或平衡頻率或能量，就能讓身體開始自行修復、擺脫症狀，並活得更快樂。

當你在為他人進行身體密碼療癒時，請對任何的可能性保持開放的態度。讓我再提醒你全人醫療醫師說的那句老話：「萬事環環相扣！」每件事都可能導致其他事的發生！

在下面的故事中，邦妮分享了她的發現：一個萬萬想不到的原因，竟成為解決困難的關鍵。

拇指痠痛

你總是說「萬事環環相扣」。好吧，我的扳機指半夜突然發作了，隨便動一下都很痛。在接下來的六個月，它變得越來越僵硬，發炎情況越來越嚴重，關節甚至開始腫大……它就這樣卡住了，讓我沒辦法彎我的拇指。

終於，我們找到了，問題來自於雙方祖先的遺傳情緒。釋放受困情緒才到一半，我的拇指就能動了。我的扳機指問題正在改善，關節發炎也正在消退。

——邦妮‧L，美國加州

讓意識安靜下來、傾聽身體的聲音，你將發現，你的潛意識能與你溝通。

4. 更高的力量

成為療癒師有兩個基本要素：一是足夠謙卑，意識到自己需要幫助；二是願意向你相信的任何更高力量尋求幫助。

我們對更高力量的看法可能不同。我認為，我們對創造生命源頭的造物主

有不同的稱呼並不重要，重要的是願意承認，並依賴祂。我認為，更重要的是這個更高力量的特質。奧古斯丁曾說：「神愛我們每一個人，彷彿世上只有我們一人。」

與神連結是找到真相的唯一方法，能幫助我們以最快的速度找到疾病的潛在原因，並與那些準備好接受幫助的人建立連結。這項工作能使你成為療癒他人的工具。在與任何人合作之前，請務必先尋求更高力量的幫助，並對可能出現的細微想法、意念和感覺保持開放態度。你會驚訝地發現，美好的事物將透過你展現，如同下面帕蒂的故事一樣。

獲得幫助

我有位 30 歲出頭的當事人，多年來一直在與不孕症奮戰。夫妻倆終於存夠錢展開不孕症的治療，卻非常失望，因為妻子的身體對賀爾蒙治療沒有反應，無法開始進行試管嬰兒。

利用身體密碼，我確定妻子的生殖器官有些錯位，也有幾種受困情緒，因此雖然開始接受不孕症治療，仍無法受孕。

在下一次的療癒過程中，在我祈求協助療癒這位當事人後，突然想到，可以問她一些對於懷孕感受的問題。我腦海裡不斷冒出可以問的問題，例如：她是否願意懷孕？是否願意成為母親？是什麼阻礙了她懷孕？我可以幫助她清除哪些障礙，讓她成功受孕？在神的幫助下，深層的祕密開始被揭露。這種方式的好處在於，當事人不必透露詳情，也不必重新回想任何創傷。

我們總共進行了六次療程，直到對所有失衡及造成阻礙的測試問題都獲得「否」，詢問每個器官或結構是否平衡，都得到「是」。她的身體能開始自行修復了。大約四個月後，我收到夫妻倆的郵件，說妻子懷孕了，而且不是透過試管嬰兒！現在他們有了一個漂亮、健康的男寶寶。

——帕蒂‧C，美國佛羅里達州

4 項啟動原則

　　除了使身體密碼成功運作的 4 項基本概念，要充分利用這套方法、成為最有效的療癒師，還須注意並實踐 4 項原則。使用身體密碼時，你的「內心狀態」將成為「開啟」這套方法的力量，因此，在過程中請特別注意這點。

　　這 4 項原則是：

1. 愛
2. 意念
3. 祈禱
4. 感恩

　　成功運用身體密碼的基礎，就是持續加深對這些原則的理解。

1. 愛

　　「愛」是這套方法的核心。

　　為什麼？因為愛是讓轉化和療癒發生的能量。

　　正如世界知名的整合醫學醫師，狄帕克・喬布拉（Deepak Chopra）所說：「愛的運用即是治療。當愛自然地從自我深處流淌而出，就能創造健康。」感受對所服務對象的愛，對有機會能服務他人心懷感激，使這一切成為愛的源頭時，你就成為了神聖之光的通道。

　　我們當中，沒有人「完全」有資格從事這項工作。我們並不完美，卻已經夠好了。儘管我們都有缺點，但還是要愛自己，如此一來，身體密碼的療癒就會更容易、更有成效。

　　我發現，人們在瀕死經驗中，會經歷一件很有趣的事。當他們短暫地離開人世，到另一個世界時，會被問一些問題，那些問題從來不會是「你住的房子有多大」或者「在你活著的時候賺了多少錢」，他們被問到的問題，會像是：「你有

多愛別人？」或者是：「你學到了多少？」

我認為，這就是這些事有多重要，也是幫助我們明白人生真正目的的線索。這一切都和愛與學習有關。在〈哥林多前書〉裡，使徒保羅寫道：「沒有愛，我們什麼也不是。」在我們死後，不管賺了多少錢、在世上取得了多大的成功，能帶走的，只有我們獲得的知識和愛人的能力。

要成功使用身體密碼來幫助另一個人，請讓你的心充滿對他的愛。那份愛，會立即從你的內心傳遞給對方，解除潛意識層面的武裝。面對無條件的愛，藩籬和防護都會降低，真正的療癒師總是從「心」出發。你無法對他人的潛意識說謊，如果你真正感興趣的是金錢，或是滿足自負情緒，對方能感受到你的真實想法。除了發自內心想提供幫助以外，如果還懷有其他目的，對方都會知道的，至少在潛意識層面是如此。

如果使用身體密碼是為了療癒自己，同樣的原則也適用，讓內心充滿對自己的愛。覺得自己不夠好、不夠有價值、不夠聰明，或任何原因，而讓你很難愛自己，請理解，這些感覺並非來自於光。對自己的愛，能使我們與神聖的愛完美相連、完成療癒，神聖的愛能填補我們認為自己缺失的一切，接受這一點，就能成為愛的化身。人人都一樣，有自己該進行的療癒。儘管我們都有缺點，仍要愛自己，如此一來，你會感覺自己開始由內到外地痊癒，而你在身體密碼方面的工作也會變得更容易和成功。

有時，我們需要為自己做一些工作，以清除任何可能阻礙我們給予和接受愛的能力的因素。在下面這個故事中，雷漢姆就是這麼做的。

感受愛

人生很不容易。我變得如此疏離和麻木，以至於再也感受不到任何情緒。然而，一旦我找到並清理了我的心牆，一切都變了。現在，我能感覺到我的情緒了！更重要的是，我開始能感受到我兩個小孩對我的愛！我會不斷清理，以充分體驗愛。

——雷漢姆‧M，加拿大安大略省

讓自己感受到更多愛的其中一種方法，是**將感到困擾的事物擬人化**。當拇指因關節炎抽痛，請將拇指想像成一個正在哭泣，且需要溫柔對待的天真孩童。你會如何與受傷的 3 歲孩子交談？愛它、對它說些溫柔安慰的話，並感謝它這些年來所做的所有偉大的一切；讓它知道，你對它現在經歷的痛苦感到抱歉，你是來幫忙的。剛開始這麼做時，可能會覺得有點奇怪，但若是這種心理暗示能讓你對生活中的痛苦產生愛的情緒，一切就值得了。會有回報的。

　　另一種感受愛的方式，是**將不順心的事視為禮物**。痛苦可能是覺察並辨識失衡的唯一機會，放著不處理，則可能會在未來造成更嚴重的後果。它就像是一隻在空中揮舞著的手，說著：「這裡這裡！我有些重要的訊息要告訴你。把注意力集中到我身上，我可以引導你找到我們需要解決的問題。讓我帶你去看看，這樣就可以把它修好。」感謝它向你展示出的不舒適，是愛上它的第一步。一旦你選擇感謝、選擇愛它，就會開始產生信任的振動，讓你有能力找到問題的根源。

　　美國勵志作家與演講大師，偉恩・戴爾博士曾說：

　　無論在天堂或人間，沒有任何力量，比純潔和無條件的愛更強大。神的力量是在萬物中看不見的智慧，它造就了物質世界，也是精神和物質世界的中心，對它最貼切的描述，就是純粹、無條件的愛。

　　擁有一顆充滿愛的心，會有一個美妙的副作用，即懷疑和恐懼會被愛驅散。《新約聖經》中〈啟示錄〉的作者，拔摩島的約翰（John of Patmos）曾說：「愛既完全，就把懼怕除去。」恐懼和懷疑無法與充滿愛的心共存，懷疑自己幫助、療癒自我與他人的能力，就注入更多的愛，你將可看到恐懼和懷疑散去！此外，也可以再進行一次身體密碼療癒，以便發現並釋放讓你無法愛自己與他人的任何障礙。

2. 意念

　　意念是指以一個明確的目標或計畫去行動，並堅定不移地去做。意念能量是一種振動頻率，透過集中對特定結果的期望而產生。在抱持著做某事或幫助某人

的意念時，我們並不總能事先知道它會如何發生，但如果設定了特定的意念，並認為它會成功，那麼，這個意念就會成為推動最終結果的燃料，正如蘇菲亞在下面的故事中發現的。

意念很有用！

當我聽說要為高階會員舉辦一場主題是過敏的網路研討會時，我立刻下定決心，不僅要參加，而且要被選為施作療癒的自願者。而尼爾森醫師不知怎地似乎聽到了我的願望，真的選中了我。

二十年來，因為過敏，每次想吃最愛的乳製品、起司和牛奶都讓我很困擾，不得不避開它們或尋找替代品。此外，也要注意避開某些水果，如杏桃和柑橘類。

尼爾森醫師使用身體密碼，與我的潛意識建立了最不可思議的聯繫，並指出問題的根源，消除了不平衡。

幾天後，我和先生在公園散步時，聽見了冰淇淋車的聲音。先生知道，不能讓我吃冰淇淋，否則我會產生過敏反應。這時奇妙的事發生了。他問我是否想吃吃看我最喜歡的口味，我說好。結果！我吃了，但什麼事都沒發生，沒有任何過敏反應，前一天我吃杏桃時也一樣。

現在我正在建立我的學生資料表，準備成為一名認證的身體密碼執行師。我非常感謝尼爾森醫師的課程、方法，以及全新的人生機會。合十感謝！

—— 蘇菲亞・I，美國加州

對你正在施作情緒或身體密碼的人抱持愛或關懷，並感恩自己能透過努力獲取成功，都是產生意念能量的基本要素，而意念能量，將促使你或你所合作的對象發生變化。有趣的是，我發現，當我們運用身體密碼服務他人，將可能幫助自己也變得更加平衡，體驗到預料之外的療癒效果，這是施行服務的額外美好獎勵。它並不總是會發生，但當它發生時，我相信，這正是因為光和愛將我們視為

療癒的容器，流過我們的身體。

很幸運地，我們活在這個時代，因為世界正在轉變，動盪日益加劇，許多人都受到壓迫，但作為光的存在，我們正在成長，並沒有停滯不前。我們不是正在聚集更多的光，就是在減少光。在神的幫助下，最終，我們將看到一個更加美好、更為偉大的世界。在這種轉變之下，你可能會發覺，答案來得更加容易了，行善的力量更容易獲得，意念也更能立即顯現。隨著世上黑暗的強度增加，光明的亮度也會增加。現在，我們比以往任何時候，更能期待奇蹟。請注意，關於信念和意念，有一件事你必須記住，即你必須堅持不懈地維持它。如果願望今天沒有實現，請相信明天它就會實現。

意念如何造成改變？讓我們回到「萬物皆是能量」的概念。當人體出現任何類型的失衡，這種失衡的核心會成為需要添加到身體中的頻率，或是只需要被釋放或中和的頻率。你明確的意念，以及神賦予你服務的力量，使這一切成為可能。

真的就是這麼簡單。

但對於那些喜歡更技術性答案的人來說，還有很多東西需要討論。無論是親自與當事人一起進行身體密碼療程，還是透過電話，或是對自己，你的意念能量都是增進振動變化、產生療癒效果的元素之一。

身體密碼的療癒方法，可以由一個人施作於世上任何地方的另一個人，幫助對方減輕疼痛、增進健康或幸福。它運作的其中一項原理，是一種被稱為「糾纏」的量子物理學原理。愛因斯坦將「糾纏」描述為「鬼魅似的遠距作用」。有違一般的邏輯思考，兩個能量粒子或波可以合而為一，同時出現在兩個不同的地方，即使兩者間的距離大於地球直徑也是如此。由於糾纏的特性，人們可以從遠方幫助父母、孩子或寵物，即使是在辦公室、外地度假，或在軍隊執勤中。

在物質世界，距離是很大的障礙，但在能量世界，能量的糾纏讓能量粒子之間可以立即連接、溝通，沒有任何距離限制。因此，透過期待和意念，兩個人可以糾纏在一起，允許其中一人擔任另一人的代理人，修正可能是身體、精神和情緒疾病的潛在原因之能量失衡。在下面的故事裡，翔子在代理父親、協助減輕他的痛苦時，便親自經歷了這件事。

父親的病痛

我父親今年 83 歲，住在亞洲，而我住在美國。一天，在電話上，我得知他膽囊的切除部位一直都在疼痛。他說，疼痛可能是膽管中的結石引起，醫師在大約四年前的手術中沒能取出結石，從那時起，他就每天都在服藥。

我問父親，我是否可以在他身上使用身體密碼。即使父親不明白身體密碼實際上是什麼，但還是讓我做了。我找到並移除了幾個靈體個體、心牆情緒，以及心牆本身。

隔天，我打電話問他：「你現在感覺如何？身體還痛嗎？」

他回答說：「哪一種痛？」

「嗯，昨天你不是很痛……」

「哦，沒了。妳的魔法奏效了。」

我笑了，感受到身體密碼的神奇和美麗。

—— 翔子・Ｓ・Ｗ，美國加州

能量既是粒子也是波。不用太技術的說法，想想海邊的沙粒，就可以簡單理解這個現象。在沙灘上，彎腰就摸到一粒沙，而且能立刻辨識出這顆沙粒與其他的沙粒是分開的。但如果是從遠處看沙灘，就很難辨識出「每一粒」沙的不同，而是整片因浪潮的推擠而形成的波浪狀沙灘。因此，我們可以將「沙」理解為單個粒子，或是由眾多粒子形成的大片波浪沙灘。

能量也是相似的概念。某一時刻的能量，往往代表著那一刻的所有可能性。讓我們來打個比方。當你躺在床上，鬧鐘響了，你可以選擇採取下列的任何一種動作：

1. 起床。
2. 躺著再睡幾分鐘。
3. 檢查你的手機訊息。

這些選項就像海邊沙灘上的各種可能性。假設你決定檢查訊息好了，一旦做出選擇，就好像彎下腰，在波浪狀的沙灘裡挑出一粒沙——當你選擇查看訊息的那一刻，就等於放棄了其他選擇，別的選擇就此不復存在。所有潛在的選擇，都在那刻塌縮為一個現實——檢查手機訊息。

這也就表示，在做出選擇前，我們的意識能考慮所有的可能性，直到真的做出選擇。好消息是，我們生命中的每一刻，都伴隨著其他可供選擇的沙灘，因此，我們可以選擇翻身再睡一會兒或起床，在那一刻再次創造出一個新的現實。每一刻，我們都在從塌縮的能量波走向單一現實，再進到另一個，直到生命盡頭。這些選擇成為我們的現實，構成了我們的一生。

透過糾纏的特性，兩個意念可以結合成一個。既然選擇和意念可以使可能性的波塌縮為一個現實，那麼，經由結合，兩個人也可以共同創造出一個更強大的現實。這就是身體密碼實際運作時發生的情況。為改變現實而結合意念，這個行為是非常強而有力的，它將個人意志放大了兩倍，因為能量的移動影響了執行師和當事人的願望。

執行師和當事人結合的意念和行動，決定了要觀察到什麼。因此，當執行師在當事人身上發現負能量，並在允許下將其移除時，在那一刻，一個新的現實和結果就會被創造出來。情緒、創傷、過敏、錯位、信念、毒素，和更多其他的大量失衡狀況，身體密碼能將許多不同類型的負能量，從身體的能量場中除去，在那一刻，先前的所有可能性就此塌縮，迎來的是一個全新的、更積極的，且療癒的未來。

意念能量對於創造變化來說非常重要，但僅依靠它並不足夠。身體密碼的基礎，在於尋求和領受來自神的力量。

3. 祈禱

我建議，在每次療程開始時進行簡短的祈禱，在祈禱中向更高的力量尋求幫助。這是我獲得成功的方式。

祈禱是讓心連接到創造萬物的源頭的一種溝通方式。可以靜靜祈禱，也可以大聲祈禱；可以單獨祈禱，也可以和大家一起祈禱。祈求幫助很有效。作爲「萬物基礎」的心智，祂知道所有的眞理，可以導引我們的想法、啓發我們的心智。

祈求幫助，就是在創造接受幫助的機會，是僅依靠人類智慧的眾多替代方法之一；相反地，因爲太驕傲不願意祈求幫助，就只能靠自己了。

◆ 麻疹療癒的神奇經歷

我第一次接受「治療」，是在我 7 歲的時候，以一種神奇的方式展開。當時我得了麻疹、病得很重，還伴有高燒、噁心和全身無力的症狀。父母在樓上客廳的沙發上爲我鋪了一張臨時用的床，讓我比較靠近他們的臥室。他們小聲地交談，以爲我沒有在聽，但其實我聽到了他們的計畫，他們打算第二天早上帶我去醫院，在那裡，我會被放到一個叫做「氧氣帳篷」的地方。在 7 歲的我看來，計畫裡的「帳篷」雖然聽起來很有趣，但當時我病得太重了，根本不想露營。

那天晚上，在其他兄弟姊妹睡著後，父母悄悄走進客廳。我聽到媽媽對爸爸說：「布魯斯，你能和我一起跪下，爲孩子祈禱嗎？也許這樣他就能好起來。」於是他們在我躺著的沙發旁跪下，父親開始爲我祈禱。

在父親發自內心的簡短祈求中，突然，我的身體開始發生變化。從頭頂開始，在大約一秒鐘的時間內快速透過我的身體，直到腳底。在那奇蹟般的一秒鐘內，我完全康復了！在父親完成祈禱之前，我一直保持安靜，父親的祈禱並沒有耗費很長的時間。在父親說完他的禱告後，我大聲說：「我好了！我好了！神把我修好了！」父母不明白發生了什麼，他們回答：「沒關係，親愛的。回去睡覺吧。」

隔天，事實證明，我完全康復了。我再次回到了 7 歲，精力充沛。

這項不可思議的轉變令我非常難忘！這段經歷深深烙印在我的腦海，活到一千歲我也不會忘記。從那天晚上到現在已經過了五十多年，我仍然記憶猶新，彷彿是昨天發生的事。我理所當然地得出一個結論：這個世界上一定有一個更高的力量，或者某種看不見的援助來源，在我們需要的時候可以借助祂的力量。「祈禱」就是獲得這種幫助的其中一種方式。

現在，經過我一生的看診經歷證實，我已無法將祈禱與療癒分開。當然，人

們的禱告經歷各不相同。有人相信更高的力量的存在，有人不相信；有人被教導使用背誦好的祈禱文，有人則被教導只須發自內心地祈禱。

關於祈禱功效的研究，仍然被主流媒體忽視，但研究結果自說明了一切。在韓國的一項研究中，有二一九名年齡介於 26 歲到 46 歲之間的不孕女性，接受了試管嬰兒的治療。這些婦女被分為兩組，其中一組有來自美國、加拿大和澳洲的志願者為她們禱告。婦女和醫師皆沒有被告知正在進行研究，在收集完所有數據，並完成研究之前，研究人員和統計學家也不知道婦女被拆分為兩組的依據為何。因此，這是一項隨機、三盲、對照和前瞻性的研究。

進行數據分析後，很明顯地，獲得祈禱的婦女，在試管嬰兒的治療過程中取得了更大的成功。事實上，接受代禱的婦女，受孕過程成功的可能性，是對照組的兩倍。

以色列也有一項令人十分驚訝的研究。在 1990 年至 1996 年間，醫院收治了許多血液感染患者。2000 年 7 月，志願者為其中一半的患者祈禱，這些患者是由隨機亂數產生器選擇的。進行數據分析時，發現接受代禱組的患者，住院時間明顯較短，康復速度也快於對照組。這項研究神奇的地方在於，接受代禱的患者在研究開始前的四到十年，就已經因病住院了。如此看來，祈禱不僅有效，說不定還能穿越時間呢！當然，量子物理學解釋了這如何成為可能，因為時間存在於另一個維度，實際上是非線性的，雖然我們很難完全理解這個概念。

自從我成為一名醫師以來，見過很多瞬間康復的案例。過去三十年，在為世界各地不同狀況的人處理問題的經驗裡，我學到了一些重要原則。我向更高的力量祈求幫助我的患者，期待祂會提供幫助，而我也確實得到了幫助，儘管我知道，祂的幫助並不總是以可預料的方式出現。

執業這些年來，有時，為了回應我無聲的祈求幫助，知識和理解會湧入我的內心，告訴我如何以新的方式看待問題，協助患者康復。

當我們尋求幫助時，它通常會以想法、印象或概念的形式出現。答案可能非常微妙，以至於經常被我們錯過。

我們可能會認為，這些想法是自己想出來的，而不理會它，無法辨識出這些突然出現的印象或浮現的感覺是來自神的答案，即使它們確實如此。甚至，我們

接收到的，可能並非答案，而是該提出的關鍵問題，正如瑞秋在下面的故事中所發現的。

正確的問題

我想分享自己最近在幾位懷孕的當事人身上使用身體密碼，而且相當順利的故事。這三位女士希望在身體、心理、情緒和精神上做好準備，以便盡可能獲得最好的分娩體驗。

其中一位女士懷孕三十九週。幾個星期以來，她一直有嚴重的鼠蹊部疼痛。我們做了一些努力來解決這個問題，並花了幾分鐘，檢查是否還可以做任何事來幫助分娩。其中一件事是，原來這位女士竟對分娩這個想法相當厭煩，因為這是她第四次懷孕了。我們清除了負面的想法和潛在的關聯後，當天晚上她就生產了，並和我說她的生產過程極為順利——是她迄今為止最好的生產經驗。

另一位當事人也向我詢問，是否能以身體密碼為分娩進行準備。首先，我問的問題是：「我生小孩是安全的嗎？」這是她第三次懷孕，我們釋放了她對自己生產經驗的圖像能量，這個圖像帶有無助和心痛的情緒，還釋放了她第二個孩子出生時的記憶，那是一次非常緊張的經歷，也清除了其他幾個失衡問題。接著，我覺得應該詢問一下關於孩子的事：孩子是否有任何失衡問題需要優先處理？確實，還真的有。我們釋放了那些問題，並用「我的出生是否安全？」這個問題，消除了潛在的不平衡。

我了解到，向神祈求幫助是如此重要，關鍵問題經常會浮現在我的腦海。這三位婦女都對自己順利生產的經歷感到非常興奮。我也很高興這項工作可以遠距進行。這三位當事人都在離我很遠的地方，我們是透過電話完成所有療程。我感謝尼爾森醫師分享了這種方式，也感謝慈愛的造物主，讓這樣的療程能在地球上實現。

——瑞秋‧H，美國奧克拉荷馬州

有時候，我們的求助會得到其他人的回應。你可能正在尋找答案，而有人就看似無關的事情與你聯繫，但他們最終幫助你找到了答案。你是否曾不經意地成為別人祈禱的回應？如果是，你就會知道那種感覺有多好。接下來，我的妻子琴恩分享了她是如何成為一位年輕女子求助的回應。

多出來的車子

　　2004 年夏天，我們正準備從加州搬往猶他州，安排了一輛卡車來搬所有的家當，會在幾天內到達。在搬家前的那個星期天，我坐在教堂，突然間，聽到自己內心有一個清晰的聲音說：「現在就回家吧！」當下，我真的立刻起身回家，其他家人則繼續留在那裡。我不知道會發生什麼，但我確信自己該立刻回家，情況感覺很緊迫。

　　我記得，當時我擔心是不是房子失火了。前幾年，我婆婆有過類似的經歷，她突然有下班回家的衝動，結果發現是房子失火了。她立即通知消防隊，使房子免於毀於祝融。

　　當我把車子停在家門口，發現一位年輕人顯然剛敲過我們的前門，正要離開。我在車道上遇到他，說：「嗨，我住在這裡。有什麼需要幫忙的嗎？」他看起來有些尷尬，說：「嗯，妳看見那輛車上的女人了嗎？」他指著馬路對面。「那是我妹妹。今天早上我們一直開車到處轉，她堅持要停在這裡。我知道這聽起來很奇怪，但她想請我問問你們，停在車道上的那輛車的事。」

　　我笑了。我們的女兒和朋友一起搬進一間公寓，並在幾個月前買了一輛車。她把這輛車停在我們車道的後面，因為她不再需要它了。它屬於布萊利和我。幾天前，我意識到，我們搬家時沒有多餘的司機可以把那輛車開到猶他州。我們不需要它，但也不知道該怎麼處理它。這幾天，我們一直忙著打包和準備搬家，以至於忘了賣車。這個問起這輛車的人，似乎恰好提出了一個令人滿意的解決方案。

　　那是一輛小型的黑色四門車，車齡大約十八年。它停在那裡看起來相當淒涼，落葉飄落在它的引擎蓋上。

我和他說，他可以詢問這輛車的車況沒關係，並邀請他和妹妹進到屋裡。他們一臉抱歉，接著妹妹說出了她的故事。她說自己剛離家出走，因為丈夫一直對她家暴，她需要離婚才能解救自己的人生。她逃跑了，去找哥哥幫忙，這一陣子都是哥哥載她到處去。現在，她根據眼前的需要，想趕快找到車子，這樣就能快點找到工作，開始養活自己。她說自己一直在祈禱，祈求神幫助她找到一輛車。他們從大約三十公里外出發，整個上午都在繞來繞去，最後來到了我們位在郊區的小社區。

　　我想：「神知道我們所有的需要，並且把她帶到我們多出來的這輛車前面，真是太美妙了。」這對我們所有人而言，都是甜蜜的體驗。他們得到了指引，而我被提示「現在就回家」，晚個幾秒鐘，可能就會就此錯過。神奇的是，我經常祈禱，希望自己能為受虐婦女做更多事。因此，那天我的心聲也被聽見了，並感覺到了被認可。

　　在布萊利和孩子們回到家後，我說明了情況，我們都同意，車子應該屬於需要它的這位女士。她逃家時只帶了身上的衣服，但給了我們一張兩百美元的支票支付車子的費用，這是她的全部。我們非常開心，儘管這輛車的價值遠不止於此。

　　在處理汽車所有權、一塊兒用餐後，他們開著車離開了。我們想了想，知道她肯定比我們還需要這兩百美元，因此立即將支票寄還給她。後來兄妹倆還給了我們一封回信，一封美麗的感謝信。她的禱告蒙神應允，不僅解決了她的問題，也解決了我們的問題。真的，神真的會回應禱告！

——琴恩・尼爾森

　　這個故事展現了我們可以尋求幫助，並且得到幫助。如果不求助於神，我們就只能依靠自己的能力、直覺和力量。如果透過祈求確實可以獲得幫助，那麼，祈求不是正常的嗎？敞開心扉接受這種可能性，試試看。它真的有效！

　　那麼，應該如何祈求幫助呢？要說些什麼？在禱告時，所說的話語遠不如心

中的感覺重要。正如甘地所說：「在祈禱中，有心而無言，勝過無心之言。」只要默默地說「請幫助我」就夠了，很簡單也很具體，只要心懷真誠，相信造物主知道什麼是最好的。

4. 感恩

感恩可能是地球上未被充分運用的能量中最強大的一項。關於感恩的好處，輕輕鬆鬆就可以找到一份又一份的研究。感恩能減少孤獨和憂鬱、降低血壓，免疫力也會提升。

醫學博士邁可‧米勒（Michael Craig Miller）說過：

感恩與更大的幸福感密切相關。表達感恩，有助於人們感受到更多正向積極的情緒、享受美好的經驗、改善健康、面對逆境，並建立穩固的關係。

但這些偉大的成果，並不是我將感恩納為其中一項開啟身體密碼力量的基本要素的原因。

如果一切都是能量，而且確實如此，我們正在使用能量來改變我們的經驗、療癒、轉化關係、除去阻礙、變得更有創造力、獲得勇氣──不管是什麼──我們都需要讓自己的能量越高越好。

提出「意識地圖」的著名意識能量學宗師大衛‧霍金斯博士，對人的意識進行分析後，將意識和情緒的狀態與振動，按等級 0 ～ 1,000 進行分級。能量最低的情緒是 20 分的「羞恥」，最高的是 700 ～ 1,000 的「開悟」。我相信，全心全意、持續的感恩，在意識地圖上介於愛與喜悅之間，是一種非常高的振動狀態。美國著名的勵志演說家東尼‧羅賓斯曾說：「當你心存感恩，恐懼就會消失，富足就會出現。」

對你幫助的人懷抱愛，對自己能施行這項療癒，且順利進行心存感激，就能改變振動頻率較低的意念──低振頻是所有負能量的共同特徵。負面情緒在意識地圖上的範圍為 20 ～ 175，而愛、感恩、平靜與喜悅，都在 500 及更高的範圍

內振盪。

下面是身體密碼執行師瓊分享的感恩故事。

耳朵癢

最近我的耳朵特別癢。我的身體暗示這不是由病原體所引起，因此，出於好奇，我詢問是否可以在身體密碼中找到解答，得到了肯定的答案！透過身體密碼，潛意識將我帶入一種稱為「記憶場」的不平衡狀態，這些失衡能量被困在我的身體裡，來自於我經歷過的艱難事件──我一生中都有類似的記憶。有了這個提示，我得以識別出早在我出生以前就一直伴隨著我的東西，更棒的是，我能一路清除，讓它回歸一開始的原始值。如果這還不夠神奇的話，我可以告訴你，我的耳朵立刻就不癢了！

任何使用身體密碼的人都知道，我的故事只是數百萬個透過這個系統實現改變的其中之一。幸好有身體密碼這套方法，幫助我找出並解決根本原因，讓我從充滿挑戰的人生中獲得解救。我重獲了自由，慶幸自己能經歷情緒與靈性層面的巨大成長。為此，我覺得自己非常幸運，因為身體密碼走進了我的人生！

──瓊・H，加拿大安大略省

我曾經做過一個夢，它教會我，如果堅信自己可以完成一件事，而且將這種信念與對神的感恩結合，就能看到自己正在尋求的結果。我將這樣的概念整理為下列這個公式：

相信自己能做到

+

對神或更高力量的感恩

=

想要得到的結果

如果不相信自己可以做到，我們會展開任何行動嗎？不。

信念對我們所做的一切至關重要，而且是必要的第一步。

在上述等式中，我怎麼強調「做」這個字的重要性都不為過，而感謝更高的力量讓你真的去做這件事，是非常重要的。我們擁有的一切、得以成為現在的自己，以及一路上的每個機會，都要歸功於更高的力量。如果有想實現的目標，請試著想像當目標真的實現，自己將有多麼感激。如果能在夢想成真之前就感受到它、期待它的實現，它就會實現，當然，前提是願意付出必要的努力。

學會為自己擁有的一切向神表示感恩，信心和信念就會增加，因為這正是在讓自己更接近萬物流動的力量源頭。

很快地，你將發現，自己正在做曾經認為只是夢想的事。

要成為療癒師，內心必須充滿愛和感恩，不能抱持著懷疑的想法，必須將恐懼拋在腦後。多練習幾次就會越來越容易的。試試看吧！

選擇光明而不是黑暗

愛、意念、祈禱和感恩這 4 項啟動原則，都是關於選擇光明，而非黑暗。我們努力清除暗黑的負面能量，它們總是具破壞性，有時甚至會擾亂視聽。我們無時無刻不受到負面和正面能量的影響。當我們選擇去愛、心懷感恩、一心想療癒他人，並向所有光明之源尋求幫助時，最終，我們就會成為世界的光明使者，以及周圍人的服侍者。

愛、意念、祈禱和感恩，會喚起光的力量。相信隨時有光為你所用。相信在服侍的過程中，光會流過你。選擇對自己和所服侍的人充滿愛。選擇感恩事情進展順利，並始終盼望奇蹟。

第二部
這樣使用身體密碼

對於物質的理解，我們一直都錯了。
我們稱之為物質的東西，其實是能量，只是它的振動頻率極低，
以至於能被人們的感官感知。世上沒有物質這種東西。
　　　　　　　　　　　　　　　　　——愛因斯坦

第四章
如何從潛意識取得答案？

學習的美妙之處在於，沒有人可以將它從你身上奪走。

——B. B. King，美國知名藍調音樂家

討論完身體密碼依據的原則，現在讓我們將焦點轉向較實用的面向。不僅要獲得答案，也要修正失衡。

根據發現的不平衡，身體密碼將為你提供特定的方向，說明需要做些什麼。例如，缺乏營養可能需要透過特定的補充劑來解決。脫水需要多喝水。潛意識顯示需要精油，則需要獲得那種精油。發現感染或寄生蟲侵擾，身體密碼系統將指引你獲取解方，從自然療法到尋求醫療介入都有可能。毒素則需要清除，以此類推。能量失衡是最常見的一種失衡，而我發現，修正和釋放能量失衡最簡單、最有效的方法，就是使用磁能。

磁鐵

磁鐵是一種純淨的能量來源，若是使用得當，將可以作為意念的放大器和載體，就像放大鏡能在視覺上放大在它後面的任何東西。

任何磁鐵都能使用，從強力磁鐵到名片磁鐵，甚至是身體的磁能都行。你可能不知道，身體會不斷地發出磁能，因此，如果身邊沒有磁鐵，直接用手也行。

在接下來的故事中，阿瓦利諾看見了每次移動磁鐵幫助一個蹣跚學步的孩子釋放情緒時，所產生的巨大變化。

作惡夢的女孩

有天，有位患者帶著 3 歲的女兒前來，因為小女孩頻頻作惡夢，而且非常害怕男性。她催促我的患者：「媽媽，我想要妳帶我去找那個幫妳把心情變好的人。」她是那種初次接觸就會令人留下深刻印象的女孩，但看起來和平常的孩子有點不太一樣。我開始使用身體密碼幫助她，並在她身上發現了幾次父親造成的童年創傷。隨著療程的進展，她的反應令人難以置信。磁鐵每次的移動，都讓小女孩的受困情緒和不平衡得到了釋放，她富有感染力的笑聲開始充滿診間。當她專注於感受療癒，情緒變得十分平穩。離開診間時她很開心，還給了我一個擁抱。

一星期後，她的媽媽聯繫了診所，告訴我，惡夢和恐懼已經消失，女兒完全康復了，她現在很開心！

—— 阿瓦利諾，美國佛羅里達州

導引你的意念

大約在三千年前，中醫發現，回復體內能量流動的平衡，可以改善患者的健康狀況。他們繪製了充滿活力的「河流」，稱為「經絡」。它們遍及全身，並且相互連接。這些針灸系統經絡圖，基本上就是今日中醫針灸使用的圖。

能量流過經絡，以維持身體各部位的平衡和功能。其中，有一條經絡對身體密碼系統尤其重要：督脈。

督脈是一個能量庫，是經絡系統中的主脈，是使用身體密碼時引導意念能量

的最佳通道。由於督脈連接其他所有經絡，因此，當我們將意念能量注入督脈，它就會直接流入其他經絡，貫穿整個能量體。督脈從尾椎開始，沿著脊柱往上，越過頭部後，由臉部的中線持續向下，於上唇的內側結束。

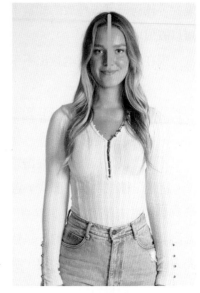

一旦確認了不平衡的能量，並準備好進行修正，就可以沿著督脈以磁鐵輕輕滑過，將意念能量注入體內，輕鬆釋放或修正失衡能量。在督脈的任何一處都可以。例如，如果是對自己施作，可以將磁鐵從額頭中間向上滑過頭頂，再從頸部後方向下滑過，這樣就夠了。對其他人施作，則可以從脖子底部開始，將磁鐵沿背部往下，到達腰部即可。

多數的能量失衡，只需要在督脈上將磁鐵滑過三次，但也有少數情況需要十次，例如繼承的受困情緒。執行這些步驟時，意念能量會流入體內，趕走負能量或修正失衡。

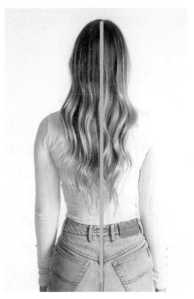

雖然我從未親眼「看見」能量不平衡「離開」身體，但患者感覺到的改善、疼痛的減緩等，都是頻繁出現且無庸置疑的。偶爾也會有人告訴我，在釋放受困情緒和其他能量不平衡時，他們能看見能量「球」離開身體。

當受困情緒等負能量被釋放，失衡就被中和了，轉變為正向或中性的振動頻率。如果很難想像這會如何運作，想想當磁鐵刷過信用卡磁條，會發生什麼事？磁條上的訊息會被消除或更改，使卡片失效，就是類似這樣的過程。

然而，當愛與感恩充滿當事人，不平衡的能量就能更容易地被中和。

在使用自己的意念釋放或修正不平衡時，用磁鐵或自己的手，在督脈上輕滑

幾次，任何準備被釋放的能量不平衡，都能從體內清除。就是這樣，簡單且令人難以置信地快速。

現在，讓我們討論找出不平衡的最簡單方法。

透過肌肉測試得到答案

不需要高科技設備，從潛意識獲取訊息的其中一種簡單方法是「肌肉測試」①。這是一種生物反饋形式，透過與潛意識連接，解碼重要訊息的有力方法。儘管有些人從未聽說，但這其實不是新方法。1940 年代以來，醫師就開始將這項方法運用於各種不同目的，包括評估肌力與肌肉受傷程度。如今，醫師和專門研究人體運動力學的人都知道，肌肉測試的用途比一開始以為的要多更多。

有時人們會對肌肉測試的有效性抱持懷疑，然而，一旦親眼見證，便會大感驚奇，如同下面這位 9 歲男孩。媽媽利用肌肉測試，幫小男孩緩解喉嚨和耳朵的不適。

現在，我真的信了

我的兒子 9 歲，是我見過最極端的懷疑論者！有天晚上，他跟我說喉嚨和耳朵痛。一想到他可能又感染了，我就很緊張。每年他都會莫名大病一場，得吃上好幾個星期的抗生素。我還將之稱為一年一度的急診之旅，因為每年都會在差不多的時間發生。

那天，兒子坐在床上跟我說他耳朵和喉嚨都好痛，於是我問他，是否願意試試身體密碼，他回答：「當然可以，媽媽，但我知道這沒用的。」他一向對我的能量療法很懷疑，因此，我說：「好吧，但如果有幫助，你就必須承認它真的有效。」他說：「好啊！妳有二十四小時的時間，必須讓我感覺好了 90%。」我笑著說：「好，成交！」

我們努力清除一個又一個的情緒。老實說，我不確定這是否有結

---

① 譯注：也稱為「動覺測試」（kinesthetic testing）、「肌動學」或「人體動力學」（kinesiology）。

束的一天……我還以為是我肌肉測試做得不正確。結束時，他說他感覺好多了，但沒有好到 90%。我說他該睡了，到早上再看看如何。他照做了。隔天早上，他沒事似地下樓，彷彿一切都很正常，完全沒提到前一天的不舒服，完全忘了前一天晚上生病的事。當我說他看起來好多了，問他相信了沒，他停住腳步，對自己如此有精神感到有些震驚。他說：「哇，媽媽！這真的有用！」現在，每次生病他都會要我幫他清除受困情緒，如果他在學校不舒服，甚至會從學校的健康中心打電話給我，要我透過電話為他進行療程。現在，他終於相信了！

——梅莉莎・K，美國喬治亞州

肌肉測試可以告訴我們身體的整體健康和平衡狀況，提供直接詢問身體問題的方法，告訴我們體內是否存在不平衡，並在釋放失衡的那一刻讓我們知道。透過肌肉測試，我們可以在情況演變成疾病之前，先行辨識身體的脆弱區域，找出各種身體、情緒和精神狀況的根源，並在針對問題癥結調整時，告訴我們是否已被矯正。

我們可以將潛意識比作一部二進位制的電腦，透過提出「是」或「否」的問題，從身體反應獲得答案。我們不僅可以得到有關身體問題的每個答案，而且我相信，每個人的潛意識中都有一份清單，內含所有能使身體完全恢復，或接近完全恢復需要做的事情。

肌肉測試能幫助我們從潛意識取得答案，因為身體會對我們說出的實話或謊言做出反應。說謊時，身體的肌肉抗力會立即變弱；說實話時，則能維持強而有力。有多種肌肉測試的方法可以學習，在《情緒密碼》中，我解釋了比下列方法更多的其他方式，但以下列出的這些方法，應該已經足以讓你展開行動。

自我測試法

這裡提出的各種自我測試法，可以對自己施作，由自己的身體得到答案，也可以讓自己作為替代者或代理人，得知他人需要的答案。

最簡單的自我測試法為「搖擺測試」。抱持著眞實、正向或一致的想法時，身體會以前傾作為回應；抱持的是虛假、負面或不一致的想法時，身體會向後傾。之所以有這樣的反應，是因為人體和其他所有生物體都是有機體，所有生物，無論多原始，都會對正面和負面的刺激做出反應。例如，植物的向光性會使它們遠離黑暗，水族箱裡的魚會跟著乾淨的水游動，遠離汙染源。

◆ 搖擺測試

執行搖擺測試時，只須以非常輕鬆的方式站立，但最好關掉任何音樂或電視，以防干擾測試。將手臂完全放鬆，自然垂放在身體兩側。站立時會注意到的第一件事，是發現身體一直在輕微地晃動，可能會微向前傾，或向後、向左、向右傾。這些細微的動作，是肌肉在保持直立姿勢時持續運作的自然現象。

讓我們看看，當你抱持特定想法時，是否會注意到自己正向前或向後搖擺。

讓我們從非常負面的東西開始。

首先，想想「戰爭」這個詞。以非常放鬆的方式站立，心裡想著戰爭。想想所有因戰爭而死去的人、所有支離破碎的家庭、所有的悲劇、所有因此癱瘓或造成身體殘缺的犧牲者，以及被損毀的各種資產和生命體。想想自戰爭開始，地球上發生的所有悲傷和痛苦。持續想著這些事，在十秒鐘或更短的時間內，應該會注意到身體開始向後搖擺，試圖讓你擺脫「戰爭」這個極端負面的想法。

現在試試另一種想法。想想無條件的愛，想像自己是一種無條件的愛的存在，你內心的愛是如此強大，以至於都快無法容納。這種對所有人和所有創造物的愛的感覺，從你的內心散發，並充滿了整個宇宙。接著，想想被別人無條件愛著和接受是什麼感覺。維持這種對無條件的愛的感覺，在十秒鐘或更短的時間內，你會發現身體開始前傾，使你向著未來可能的正向和美好前進。

搖擺測試可用於詢問身體任何問題。這種測試方法幾乎適用於所有人，而且很簡單，不需要太多練習，就像大多數的事一樣，熟能生巧。

有其他的自我測試法比搖擺測試更快速和方便使用，但確實需要一些練習才能掌握訣竅。

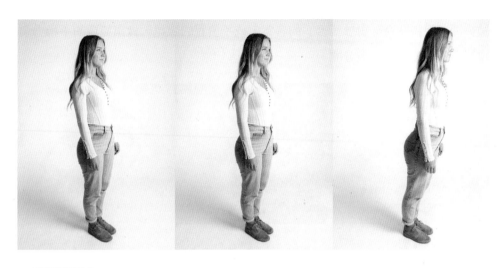

◆ 單環測試

　　執行單環測試，只須以拇指和食指做出一個環，就像比 OK 的手勢，再將另一隻手的拇指、食指和中指放入剛剛做好的環裡。接著進行肌肉測試，讓環裡面的三隻手指向外推，試著分開另一隻手做出的環。

　　對於「是」或一致的陳述，環應該會無法被推開，保持閉合狀態；對於「否」或者不一致的說法，肌肉會暫時變弱，因此環會無力抵抗而被打開。如果想嘗試，也可以用其他手指來做測試。

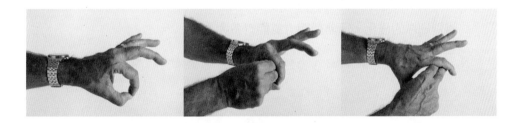

◆ 雙環測試

　　雙環測試是以一隻手的拇指和食指做出第一個環（或像照片一樣，用拇指和中指也可以），再用另一隻手的拇指和食指做出第二個環，讓兩個環相扣。

　　測試時請說出陳述句或提出問題，接著試著讓這兩個環互相拉開。對於「是」的答案，或對真實、一致或正確的陳述，一個環（或兩個環）應該會無法

被分開，保持閉合；對於「否」的答案，或不真實的陳述，做出雙環的手指力道會變弱，因此能輕易被分開。

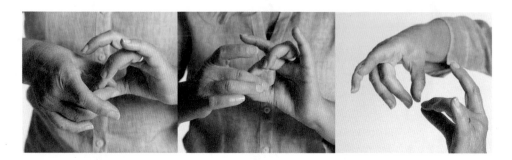

◆ 手肘測試

　　進行手肘測試時，請將任一隻手的手肘放在身體一側，抬起前臂與地面平行，再以另一隻手的兩隻手指，放在前一隻手的手腕上輕輕下壓。如果答案為「是」，前臂將維持與地面平行；答案為「否」，前臂肌力則會變弱並下垂。

　　關於這種方法，應該注意以下幾點：

・另一種變化方式是以更大的角度彎曲前臂，大約 45 度左右。
・使用的阻力大小只須維持讓前臂與地面平行的肌力即可，不用出力太多。所有測試方法中，使用的抗阻力道應該是極小的，因為我們的目的只是要辨別細微的變化，而非證明力氣能有多大。

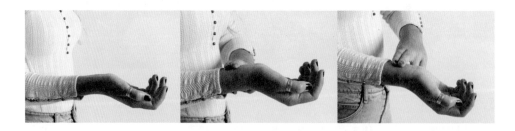

◆ 擺錘

擺錘是非常有用的工具，尤其是對懷疑自己肌肉測試能力的人來說。擺錘和其他的測試工具，都是為了放大現存最敏感的檢測儀器——人體——中的肌肉和神經系統的變化。如果決定使用擺錘，建議選擇手感好的擺錘，接著手指朝下，握住繩子或鏈條。任何小物或鏈條上的吊墜都可以當成擺錘，但如果想更好地學習這項技能，建議購買一個真正的擺錘。使用擺錘時，意念是關鍵，擺錘本身並非訊息的來源，答案來自於潛意識。擺錘只是一項工具，在提出問題時代為表達我們的身體反應。

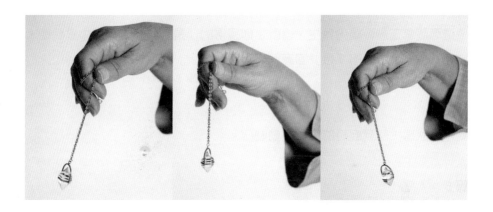

步驟 1

確認身體狀態舒適且放鬆。

步驟 2

握住鏈子，使鏈子和吊墜不受干擾。以拇指和食指抓住鏈條或繩子。指尖和擺錘間的理想間距，是一個手掌的寬度。

步驟 3

讓上臂緊靠身體，但不要繃緊手掌。不可能完全靜止不動，但沒關係。

步驟 4

在身體前方以斜角輕輕前後擺動擺錘，以產生一點動能。此時仍處於中立狀態，既非「是」也非「否」。

步驟 5

對多數人來說，當擺錘以順時針或前後方向擺動，即表示「是」，與點頭同義；「否」則通常會以逆時針或左右方向呈現，與搖頭同義。

步驟 6

輕輕以斜角擺動中立狀態的擺錘，接著集中注意力說「是」，觀察擺錘的擺動變化，這應該會在幾秒鐘內發生，這就是你獲得的「是」回應。返回中立狀態，多嘗試幾次，直到這樣的「是」回應很明確。

步驟 7

回到中立狀態，回到輕輕的斜角擺動動作。

步驟 8

「否」的回應應該與「是」的回應相反。因此，如果獲得的「是」是順時針方向的運動，「否」將是逆時針方向。說「不」，看看擺錘運動的樣子，期待它與先前得到的「是」回應相反。得到答案後恢復中立狀態，多重複幾次，直到每次的回應都很清楚。

步驟 9

現在，可以開始以正確和錯誤的陳述來測試「是」和「否」的回應了。一旦有了明確一致的答案，就可以開始使用擺錘從潛意識中獲取答案。

測試前，請先徵求許可

在為他人進行肌肉測試之前，獲得當事人的許可非常重要。在未經當事人允許、不知情，或違背當事人意願的情況下進行測試，是侵犯隱私且完全錯誤的行為。測試之前，請務必清楚解釋接下來要發生的事，如果要按壓他人的手臂進行測試，請事先說明步驟，並徵得對方的同意。

技術上來說，在他人不知情的情況下為對方進行自我測試、代理人或替代者測試，雖然行得通，卻是不道德的行為。不僅如此，沒有獲得當事人的許可，可能較難與對方建立良好的連結，得到的答案也很可能是錯的。因此，即使是出於好奇，也千萬不要這麼做，有人問為什麼，就說這麼做違反你的原則或道德。

永遠都要徵得當事人的許可，並尊重對方的意願。未經父母或監護人的許可，請勿對未成年人進行測試。對於成年子女，即使是自己的孩子，也必須獲得許可。如果情況需要，要對昏迷或失去知覺的人進行測試，則必須徵得當事人近親的許可。寵物則必須獲得主人的許可。

我曾多次被問到，從一個人的潛意識中獲得許可，是否已經足夠？答案是「不」。在對當事人、當事人的孩子或寵物進行測試之前，請務必取得對方**口頭或書面的許可**，只徵詢潛意識的許可是不道德的，不應該這樣做，除非是伴隨有意識的許可。

阻力 VS. 壓力

大腦會控制肌力的強弱或抵抗力的大小。試看看用多一點或少一點的抵抗力，來實驗任何一種測試方法。多數人常犯的其中一種錯誤，就是使用過大的力道操作或抵抗，尤其是在進行自我測試時。

維持輕壓的力道，只在必要的時候進行抵抗。記得，越是用力抵抗，就越需要用力下壓才能阻止抵抗，因此，實際上我們是在對抗自己，用力過度遲早會覺得不舒服。我發現，其實只要使用大約 1% 或更少的力氣，就能發現提問時肌肉力量發生的細微變化。經常以極輕的力道練習，就能明白肌肉測試不是在比

力氣。特別是自我測試，確實需要多練習，但絕對值得。記得，每次進行自我測試，或幫他人測試前，都要以「是」或「否」的方式，確認受試者在當下是可接受測試的狀態。

如果無論使用哪種類型的肌肉測試都會造成疼痛，表示使用的力道過度。肌肉測試的目的不是讓自己或對方筋疲力盡或疼痛，而是找到最適合的施力和抗力大小，讓過程輕鬆可行。

不要把注意力放在手指上！

進行自我測試時，常犯的一項錯誤是過度關注手指。任何能在一分鐘內打出四十個字或更多的人，都非常清楚不能花心力去想自己的手指在做什麼，否則只會減慢速度且打錯更多字，所以打字老師都會教導學員不要關注自己的手。

在試圖獲取答案時，不將注意力放在手指上效果會最好。應該專注的對象是提出的問題及受試者，讓肌肉測試這件事稍微脫離眼前的注意力，就像打字員看著稿件，讓手指自動做它們已經知道的事一樣。

練習、練習、練習！

並非所有方法都適合每個人。找出一、兩種特別喜歡的方法，試到熟練為止。建議每天練習最喜歡的方法一百次，持續兩個星期，以便掌握訣竅。簡而言之，就是每天說一百遍的「是」或「否」，在兩個星期內每天測試肌肉反應。正如娜塔莉亞在接下來的故事中所發現的，只需每天幾分鐘的練習，非常值得。

自己的問題自己解決

在看醫生、拿藥和保健食品上花費數千美元之後，我知道，我需要採取不同的做法。在接受一位身體密碼執行師的療程後，我意識到，對自己和家人採用這種方法可以省下不少錢。我找到 Discover Healing 的線上肌肉測試方法，並立即開始練習自我測試。我花了幾天

時間，才習慣讀懂自己身體的訊息，並訓練我的手指（我主要是採用雙環測試）。它不僅很有效，而且總是很有效！！！

—— 娜塔莉亞・B，俄羅斯

對他人進行肌肉測試

了解他人身體狀況的其中一種方法，是直接使用對方的肌力對他進行肌肉測試。但在使用這種測試方法之前，請務必先詢問受試者，是否有單側肩膀疼痛的問題，如果有，不要使用疼痛的那隻手臂進行測試，可能會加重病情。如果受試者的兩邊肩膀都有狀況，或是因為年紀太小、身體虛弱或重病無法接受測試，應該嘗試不同的測試方式，例如替代者或代理人測試。若是對方無法接受測試，可以自己充當替代者或代理人，這部分將在稍後說明。

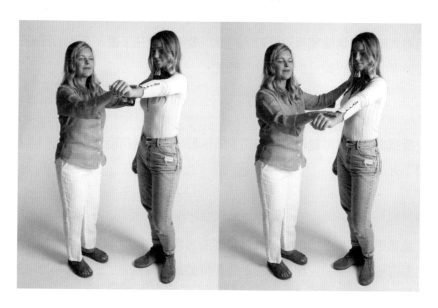

步驟 1

讓受試者站著，抬起一隻手臂往前方伸直，與地面平行。讓手保持放鬆，不要握緊拳頭。

步驟 2

施測者將食指與中指輕輕放在受試者的手腕上方。（請見照片。）

步驟 3

施測者將另一隻手放在受試者另一側的肩膀上，幫助受試者保持平衡。

步驟 4

告訴受試者：「我會請你說出一個陳述句，接著輕壓你的手臂。請你試著將手臂維持在原處，抵抗我下壓的力道。」

步驟 5

請受試者說出自己的名字。如果受試者的名字是金，就說：「我的名字是金。」

步驟 6

進行肌肉測試時，請穩定施加壓力，將受試者的手臂往下壓。在大約三秒鐘內，將力道從零增加到輕柔但相當結實的程度。

步驟 7

此時，受試者的手臂應會維持「鎖住」的狀態，成功抵抗施測者下壓的力道，不會被壓下去。

步驟 8

現在，重複這個測試，但讓受試者以錯誤的名字說出明顯不符合事實的陳述，再次進行肌肉測試。這時，應該會注意到手臂的抵抗力道變弱了，因為剛才的陳述明顯錯誤，我們將此稱為「基準測試」。這麼做是為了確認受試者當時是否適合接受測試。**每次打算對受試者進行肌肉測試、展開身體密碼療程之前，請務必先進行這樣的基準測試。**

進行肌肉測試時，手指放置的位置非常重要。每個人的手腕上，都有一塊凸起的骨頭，那是尺骨的一部分。注意照片中施測者的兩根手指，是位於手腕（往手肘）上面一點，而不是手腕正上方。如圖所示，壓力是作用在手臂的長骨上。如果手指直接放在手腕骨，就很難進行正確的肌肉測試，因為施加在手腕骨的壓力會自動削弱手臂肌肉，使測試難以準確進行。大腦不希望腕骨受傷，如果對腕骨施加過大的壓力就會發生這種情況，這是為了避免受傷而內建的保護機制。為了發揮最大的槓桿作用，盡可能將壓力施加在前臂的長骨上，但不要超過腕骨的凸起。

直接測試他人的祕訣

直接對他人進行肌肉測試時，需要記住一些重要事項。

· 從完全不施力開始，平穩增加向下的壓力，在大約三秒鐘內，增加到有力的壓力。

· 不要急躁，以平穩、輕柔的力道讓肌肉有時間適應施加的壓力，而不是讓肌肉感到困惑。

· 一旦獲得答案，且已經清楚能使受試者的手臂鎖住及鬆軟的力道，就應該停止測試，不要累壞受試者。

· 如果受試者較施測者強壯很多，可以請對方坐在椅子上，施測者自己站著，這樣會較能輕鬆施力。

· 請受試者「輕輕地抵抗」。

· 僅使用所需要的最小力道，使用技巧而非蠻力。

· 肌肉測試是在「感知」答案。

· 保持開放的心態。永遠不要先預設答案，以免使結果出現誤差。

· 若任何肌肉測試方法造成疼痛，請停下來，嘗試其他的方法。

· 將手指保持在正確的位置，不要越過手腕骨的凸起。

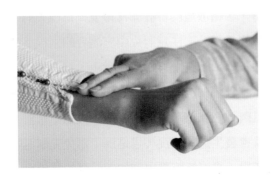

· 嘗試各種手臂姿勢，看看哪種姿勢能讓施測者和受試者配合得最好。其他
選擇包括請受試者將手臂放到側邊，而非往前伸，或者讓手臂下垂，手肘
上彎 90 度，使前臂與地面平行（與手肘測試的姿勢相同）。

在我執業的這些年，偶爾會有孕婦因為想知道孩子的性別前來。我發現，懷
孕的前三個月不僅很難知道答案，答案也很模糊，在第二孕期（懷孕的四至六個
月）和第三孕期（懷孕的七至九個月），則很容易得到準確的答案。事實上，透
過肌肉測試，我的預測準確率約為 98%，至少和超音波一樣準確。這既有趣又好
玩，而且我沒有為這項服務收費。然而，最終我了解到，為了避免得到錯誤的答
案，消除任何偏見有多重要。

◆ 有偏見的肌肉測試

在我執業的某個時間點，我們的雙胞胎男孩出生了，孩子的數量一下子翻
倍。到了他們 3 歲時，我的妻子琴恩感到筋疲力盡，決定不再要更多的孩子了。
有天，當她正想著這些事的時候，腦海裡突然出現一個乖巧的小女孩，說道：
「什麼！妳的意思是妳不要我了？」琴恩的心瞬間融化，家裡又要多一個孩子
了。

當琴恩再次懷孕，我們都很高興，我們的小女孩就快出生了。我們十分期待
她的到來，會為她騰出空間，一切都會很順利的。

在孕期的前三個月結束後，我定期對琴恩進行測試，看看這個孩子是不是女
孩。每次透過肌肉測試得到的答案都是肯定的。接近分娩的時候，我們決定讓助

產士來家裡接生，結果孩子竟是男孩！我不禁想：「怎麼會這樣？」

當我想到這裡時，我意識到問題出在哪了。

潛意識有點像狗狗。狗狗想取悅主人，潛意識也可能如此。琴恩和我都十分期待那位我們相信會來到家裡的小女孩，除了還沒把房間漆成粉紅色以外，我們什麼都做了。正是因為這樣的心願，我們兩個的潛意識，都干擾了獲得真正答案的過程。最終我們的小女孩還是來了，卻是在我們又有了兩個男孩之後才出現。

希望你記住這個故事。與這個世界上的任何其他事物一樣，**肌肉測試也並非 100% 準確。當施測者或受試者期望得到特定的答案，測試結果就可能出現誤差**。因此，請在測試時注意這一點，保持開放的心態，不要帶有偏見。

替代者測試

就像暗室裡的燈，近看很亮，越遠就越黯淡。人或動物的生物磁場，在近處很強大，離得越遠就越微弱。我發現，我們能量場可往四面八方延伸至六英尺（約一八○公分）。當潛意識中有訊息浮現，就會讓我們的能量場發生可直接讀取的變化，能透過肌肉測試來測量和呈現。但是，如果有些人基於某些原因無法進行肌肉測試，該怎麼辦呢？這時，就是「替代者測試」可以發揮作用的時候了。替代者是另一個介入的人，允許自己作為當事人的延伸，代為接受肌肉測試。不論任何原因，當在場的人或動物無法進行測試，替代者測試都可作為一項解決方案。

暫時無法對自己的身體進行肌肉測試的原因，可能包括：

· 年齡：要嬰兒、兒童或老年人用自己的肌肉進行測試，可能會十分困難或根本無法進行。
· 身體限制：如受傷、疾病、疼痛、虛弱、脫水或頸椎錯位。
· 失去意識，例如處於睡眠或昏迷狀態。
· 由於智力障礙而無法進行推理思考。
· 當事人為動物。

進行替代者測試時，當事人必須位於替代者周圍六英尺的範圍內。因任何原因使當事人無法進行測試，仍然可以透過替代者從當事人的潛意識中獲取答案。可採用以下兩種方法中的任何一種：

・由施測者進行自我測試，作為當事人的替代者。
・讓第三人作為替代者。

在上述任一種情況，替代者都不必直接接觸當事人。我發現，想要從當事人那裡得到答案的意念很明確時，距離當事人六英尺內，就足以接收到強烈的能量變化。

若是想為嬰兒進行測試，任何可測試的人都可作為替代者。如果是孩子，替代者可以是孩子的母親或父親，或任何與孩子相處融洽的人。

只要是當下處於可測試狀態的人，都可以為任何人擔任替代者。這些年來，我已經把替代者測試視為肌肉測試不可或缺的輔助工具。如果施測時從當事人身上得到不一致或不明確的肌肉測試反應，我會建議加入第三人作為替代者代為測試，或是進行自我測試，對自己提問並獲得答案。無論如何，答案都會相同。問題仍將指向當事人的潛意識，雖然實際是在對替代者（你自己或第三人）進行測試。事實上，你往往會發現，替代者測試會讓答案更容易辨別。

◆ 如何進行替代者測試？

以下是使用替代者測試的兩種方式：一是自我測試，讓自己充當替代者；另一種則是讓第三人作為替代者。

同時是施測者和替代者時，請按照下列步驟進行自我測試：

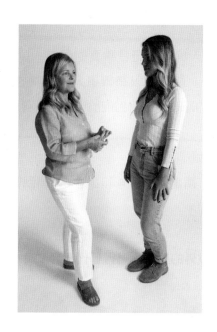

步驟 1

感覺對當事人的愛,感恩這次的施測能幫助對方,並默默向神祈求幫助。

步驟 2

以基準測試確認自己當下是可接受測試的狀態。以先前提過的方式進行測試,確認對每個「是」或「否」的問題皆得到清晰、正確的答案。

步驟 3

確認與當事人的距離在六英尺以內。身體接觸並非必要,但如果需要也無妨。

步驟 4

為確認能讀出當事人的能量,請他說出自己的名字:「我的名字是_____。」如果對方無法說話,也可以自己說:「你(當事人)的名字是_____。」說完後再進行自我肌肉測試,肌肉應該會呈現有力的反應。

步驟 5

為了再次確認,請當事人說出不符合事實的陳述,以任何錯誤的名字說出:
「我的名字是 _____ 。」你也可以為當事人進行陳述,例如:「你的名字是
_____ 。」說出不真實的陳述時,得到的肌肉反應應該是虛弱或不一致的。

步驟 6

如果獲得的答案不明確,請重複步驟 4 和步驟 5,直到答案清楚為止。此時,可
以繼續進行身體密碼療程。

以施測者和當事人以外的第三人進行替代者測試時,請按照以下步驟:

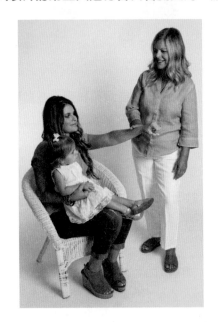

步驟 1

感覺對當事人的愛,感恩這次的施測能幫助對方,並默默向神祈求幫助。

步驟 2

以基準測試確認替代者當下是可接受測試的狀態。以先前提過的方式進行測試,
確認對每個「是」或「否」的問題皆得到清晰、正確的答案。

步驟 3

替代者只需要在當事人六英尺的範圍內。如果需要，替代者與當事人可以牽手，但並非必須。

步驟 4

為確認替代者能察覺到當事人的能量變化，請當事人說出自己的名字：「我的名字是_____。」如果當事人無法說話，施測者也可以自己說：「你（當事人）的名字是_____。」說完後再對替代者進行肌肉測試，肌肉應該會呈現有力的反應。

步驟 5

接著，讓當事人使用任何假名，做出不真實的陳述：「我的名字是_____。」施測者也可以用任何不正確的名字，為當事人進行陳述，例如：「你的名字是_____。」此時，替代者的肌肉測試反應應十分軟弱無力。

步驟 6

如果獲得的答案不明確，請重複步驟 4 和步驟 5，直到答案清楚為止。此時，可以繼續進行身體密碼療程。

請記得，過程中皆是向當事人提問，或讓當事人做出陳述，但肌肉測試是在替代者身上進行。

為兒童進行替代者測試

幼兒通常無法進行可靠的肌肉測試，此時，替代者測試就是簡單、有效的替代方案，能獲得幫助他們所需的答案。

身體密碼對兒童的作用與成人相同，替代者測試同樣可用來幫助兒童。任何一個孩子——無論他得到多少愛或家庭環境好壞——都有可能產生受困情緒或其

他的失衡問題。

爲動物進行替代者測試

在對動物進行測試時，我總會把動物當作人一般與牠們對話。雖然動物聽不懂我們的語言，卻能理解我們傳達的意念。動物和我們一樣有潛意識，能隱約理解我們試圖要對牠們做的事。在對動物進行測試時，請直接向動物提問，但在替代者（你自己或其他人）身上進行測試，以獲得牠們的回答。

替代者測試適用於貓、狗、馬，以及各種動物。有太多關於在動物身上使用身體密碼的精采故事，你可以在第二十七章詳細閱讀這個主題。

爲失去意識的人進行替代者測試

替代者測試還能用在熟睡、失去意識，或昏迷的人身上。

一個人即使反應遲緩或無法進行言語交流，潛意識都仍在工作；潛意識從不休息。陷入昏迷的人，身體機能仍在運作，還在呼吸，心臟也持續跳動，潛意識仍對環境保持警覺，並努力讓一切維持在正軌上。當我們向潛意識提問，它仍會知道答案，只是如果這個人失去意識，便無法主動參與測試。此時，替代者測試便是完美的解決方案。

然而，請勿在緊急情況下使用肌肉測試，此時進行心肺復甦術可能會更合適。

幾年前，父親因爲大腦動脈瘤陷入昏迷，我非常著急，渴望能盡我所能地幫上忙。當我和琴恩去醫院看父親，他的身體插滿管子，還有其他管線纏繞在身上，情況根本不允許我們接近到可以爲他進行肌肉測試的距離。因此，我請琴恩作爲父親的替代者，讓我們儘管在父親處於昏迷狀態下，還是得以立即進入他的潛意識。我們想確認，除了醫護人員能做的處置以外，還能做些什麼盡可能地幫助他。後來，父親眞的醒了，在他最終去世前，我們又一起度過了珍貴的一年。能在父親昏迷的狀態下幫助到他，是非常難忘的經歷，讓我眞的很感恩替代者測

試這項恩典。

請記得，在替代者測試中，問題總是對當事人提出，但測試是在替代者身上進行，透過替代者找出不平衡，但對當事人進行修正。不過，視情況而定，如果當下對替代者進行修正是較好的選擇，也可以這麼做。

透過替代者進行測試的一大優點是，獲得的答案通常會經由替代者而更明確。來自當事人的訊息，經由替代者而被放大，因此得到的答案通常會更爲清晰。下面的故事，是溫蒂利用替代者測試，改善兒子過敏的眞實分享。

成功消除了兒子的過敏

我第一次使用情緒密碼是在我 11 歲的兒子身上。寒假期間，我們去科羅拉多度假，住在一間有貓的 Airbnb 裡。下訂前我完全忘了他對貓過敏這件事。我帶了《情緒密碼》這本書在旅途中閱讀，看完書中所有的精采故事後，正巧兒子當時已經因對貓過敏了三天而痛苦不堪，因此我決定嘗試一下。我真的不知道自己在做什麼，但我很擅長擺錘。按照流程，我發現了 6 種有關對貓過敏的受困情緒。用磁鐵釋放它們後，幾分鐘內，兒子就停止了搔臉和打噴嚏的動作。太神奇了！二十分鐘後，我問他感覺如何，他深深地吐了口氣，像一個乖巧的叛逆期前孩子一樣，往天邊瞄了一眼，接著說：「媽媽，我想，妳的項鍊（吊墜）真的很有用。」太有趣了，回家後，我開始練習肌肉測試，並在我的朋友身上練習。他們都看到了不同程度的效果。我喜歡它。

——溫蒂・H，美國猶他州

直接與當事人身體接觸並非必要，這一點相當重要。若替代者在距離當事人六英尺的範圍內，應該就能準確測試。身體會偵測到當事人身體在回答「是」或「否」時發生的能量變化，這些變化將在代爲進行的肌肉測試中，透過替代者的肌肉反應呈現。

如果施測者是單獨爲當時無法測試的當事人施作，附近沒有人可以作爲替

代者，施測者可以自己充當替代者，並進行自我測試。任何一項自我測試法都適用，只要對當事人發問，然後釋放或修正當事人身體上的任何問題；若情況需要，則改爲在自己身體上進行釋放或修正。

代理人測試

　　獲得授權、可以代表他人的人，稱作代理人。代理就是代替他人行動的意思。執行代理人測試時，代理人必須暫時「成爲」問題的當事人。透過自願代理當事人，使施作在代理人身上的所有測試，就像直接施作在當事人身上一樣。

　　當要進行測試的當事人或動物，與施測者的距離超過六英尺時，便可以使用代理人測試。想爲遠在好幾個州以外，或位於地球彼端的朋友進行測試，都可以使用代理人測試。無論相距多遠，都能與對方完美地建立能量連結。我發現，代理能力是絕對不可或缺的，這項能力能使其他人代表當事人進行測試，並釋放或修正當事人的任何不平衡，無論代理人與當事人距離多遠。

　　這類似替代者測試，差別在於**當事人並不在場**。代替當事人的人被稱爲「代理人」，爲了幫助當事人，會將自己本身的需求暫時擱置一邊。一旦建立起連結，代理人實際上就成爲了當事人。

　　下面這張圖，說明了由三個人進行代理人測試的場景。請注意，施測者和代理人在同個地方一起工作，當事人則是在其他地方。

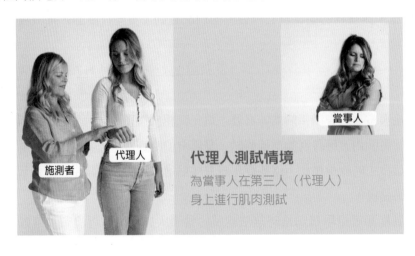

代理人測試情境
為當事人在第三人（代理人）
身上進行肌肉測試

（圖中標示：施測者、代理人、當事人）

照片右半部爲當事人（她恰好是我女兒莎拉），左半部則是代理人和施測者，代理人是我的女兒麗茲，施測者則是我的妻子琴恩。假設莎拉在巴黎，而麗茲和琴恩在美國，莎拉打電話給麗茲和琴恩，請兩人幫忙治療她的頭痛。

接著，麗茲和琴恩與莎拉開始建立連結，幫她治療頭痛。

◆ 建立連結

要建立與當事人的連結時，請代理人重複以下短句：「我的名字是＿＿＿＿（當事人的名字）。」由於麗茲身爲莎拉的代理人，所以在這個情況下，她會說：「我的名字是莎拉。」一開始，這個陳述可能會讓肌肉測試結果呈現軟弱無力的反應，因爲麗茲當然不是莎拉；但當麗茲繼續重複這句話，一旦建立起能量連結，肌肉力道就會逐漸變強。也就是說，一旦麗茲與莎拉建立起連結，麗茲說「我的名字是莎拉」，肌肉測試的回應就會很強而有力；如果說「我的名字是麗莎」，肌肉測試的結果反而會很軟弱無力。

爲什麼？

因爲此時麗茲的身體已經把自己的需求放在一邊，爲莎拉進行代理，好讓琴恩能弄清楚莎拉的情況，幫助她緩解頭痛。這時，琴恩經由測試，在身爲代理人的麗茲身上發現的一切，全都是爲了莎拉。琴恩透過麗茲的身體爲莎拉施作，任何在麗茲身上進行的修正或釋放，最終都將在莎拉的身上實現。這是量子糾纏原理的完美範例，讓我們可以在代理人身上進行對當事人的任何修正。

◆ 斷開連結

每一次完成肌肉測試後，都要記得斷開連結。方法是請代理人反覆說出自己的名字：「我的名字是＿＿＿＿。」直到獲得有力的肌肉測試結果。在剛剛的例子中，麗茲會簡單地說：「我的名字是麗茲。」持續重複這句話，直到肌肉的反應開始有力。測試完成後的一開始，麗茲說這句話時，肌肉反應可能仍是軟弱無力，因爲她仍在代理人的角色當中；但如果持續重複「我的名字是麗茲」，連結就會被打斷，麗茲的身體對這句陳述的測試結果，就會變得有力。

在代理人測試中，雖然肌肉測試、釋放或修正不平衡是在代理人身上進行，

實際的受益者卻是當事人，正如同以下艾莉森所發現的，這真的很神奇。

遠距治療過敏

父親來拜訪我們，他患有嚴重的鼻竇問題和疼痛，因此無心享受行程和陪孫女玩。我和父母親分享了我所知道的身體密碼，想要提供幫助。透過代理人的方式，我得以從他身上清除創傷、憤怒和過敏。第二天早上，當他醒來時，比我一直以來看到的都更快樂和有活力，而且他居然想出門看看這座城市。

我還能用代理人測試，幫我女兒辨識食物中是否有會讓她過敏的堅果和雞蛋，這很有效。再後來，我還能幫助她清除讓她過敏的能量，現在她不再對任何事物過敏了。我也正在為自己做同樣的努力，目前已經成功清除了我自 10 歲起就有的杏仁過敏。

——艾莉森・S，加拿大卑詩省

單獨進行代理人測試

和進行替代者測試一樣，在沒有第三人的情況下，施測者可以自己充當代理人，使用自我測試，讓自己「代理」另一個人。沒有任何限制，無論兩人距離多遠都行。施測者所測試、修正或釋放的任何東西，都將在自己的身體完成，但實際上卻是為了當事人的利益所做。可能並不總是有第三人可以充當代理人，因此，如果能使用任何一種自我測試法在自己身上得到答案，就不需要其他人了。同時擔任施測者和代理人是可以的。

以下是在得到當事人的允許後，由我單獨進行測試、建立起代理人連結的方法。我既是施測者，也是代理人。

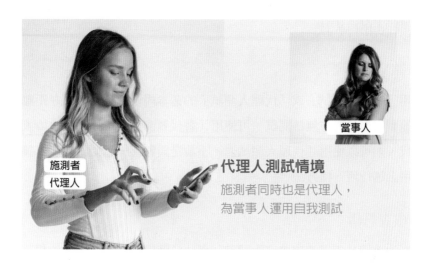

施測者
代理人

當事人

代理人測試情境

施測者同時也是代理人，
為當事人運用自我測試

步驟 1

首先，默念祈禱文，祈求神的幫助。

步驟 2

為了與當事人建立聯繫，我重複說「我的名字是（當事人的名字）」，直到這句話測試起來「有力」，表示已經建立了能量連結。例如，如果我試圖與一個名叫金的人連結，我會重複「我的名字是金」，直到我得到有力的肌肉回應。

步驟 3

一旦建立連結，我會使用身體密碼來發現不平衡並修正。多數時候，修正不平衡包括簡單地用磁鐵或手，從前額經由頭頂上方，滑動到脖子後部，如指示的那樣輕滑幾次。

步驟 4

完成後，我會重複「我的名字是布萊利」（當然，在這裡要換成你自己的名字）來斷開連結，直到這句陳述的測試結果顯示為有力，表明能量連結已經斷開。

肌肉測試的祕訣

◆ 替代者 vs. 代理人

　　使用「替代者測試」或「代理人測試」的基本規則如下：如果在距離當事人六英尺範圍內而且對方無法測試，可使用「替代者測試」；如果與當事人距離超過六英尺，則可以使用「代理人測試」。不論是與夥伴一起測試，或單獨進行，均可使用上述任何一種方法。

◆ 隨時檢查思緒

　　清晰的思緒是獲得準確答案的關鍵。專注於陳述或問題，將其他想法排除在外，並提醒正在測試的人也保持專注。

　　內心的想法很可能影響肌肉測試的結果，因此，不要抱持可能影響答案的期望是很重要的，請盡可能地保持專注。

　　分心或負面的想法，可能會壓過正在尋找的答案。對正在測試的對象抱有負面想法——即使那個人就是自己——身體也可能因此以軟弱的肌肉反應作為回應，即使問題的答案是肯定的。請對自己或正在進行測試的人充滿愛，並對可能收到的任何答案保持開放態度。請記住，「萬事環環相扣！」

◆ 感知答案

　　感官在未受過度刺激時能發揮最好的效能。用手指輕柔撫過毛衣最能感受纖維的細膩，如果是快速、粗暴地搓揉，就無法好好感受它的細緻與柔軟了。

　　同樣地，肌肉測試最好是輕柔地進行。這完全不是單純的出力，最終目標是學會感受測試時肌肉力量的輕微變化，即肌肉「鎖緊」和「鬆軟」之間的區別。學習如何感受這種變化，是培養肌肉測試技巧的一部分，適用於自我測試或為他人測試。

◆ 建立測試基準

　　每次使用肌肉測試時，建立測試基準非常重要。不論是在自己或他人身上測

試，都須確認受試者當下是可測試的狀態，這將幫助你確認正確的阻力和壓力設定，了解在測試時肌肉對「是」或「否」的反應會是如何。

◆ 造成測試不穩定的原因

有時可能會發生暫時無法測試的情況，無論當事人做出什麼樣的陳述、眞或假，手臂都能維持力道。

暫時無法測試的原因，可能有以下幾種，例如脫水。如果當事人脫水，請暫停測試，讓他喝杯純淨的水後幾分鐘再試。施測者脫水也會很難進行測試，因此如果發生這種情況，施測者最好去喝點水。

如果是爲頸部錯位的人施測，也會使測試變得困難。受試者可能需要尋求脊骨神經醫師的幫助，但也可以嘗試用磁鐵沿著脊椎滑過，以調整錯位的頸部骨骼。在後面的章節，我將詳細解釋如何找到並消除結構錯位的潛在原因，這項簡單的方法，通常可以讓不可測試的人變得可以測試，至少暫時可以。

受困情緒也可能使一個人暫時無法測試。在對他人進行測試時，突然湧出需要釋放的受困情緒，就可能暫時無法得到清晰的肌肉測試結果。這也是學習各種自我測試法的原因之一，因爲你總是可以透過替代者或代理人測試，來幫助無法測試的人。

◆ 關於磁鐵的注意事項

請勿將磁鐵直接作用於孕婦、裝有舊式心律調節器或醫療器材、對磁鐵敏感，或因重病接受醫師治療的任何人。符合這些描述的人，仍然可以使用身體密碼，但應該使用人體手部自有的磁能，而不是磁鐵。或者，可以用磁鐵在替代者或代理人身上施作，而非直接接觸當事人。順帶一提，磁鐵不會吸附他們釋放的能量，所以不需要被「清理」，或進行其他類似的處理。

◆ 這是一份恩典！

肌肉測試是來自神的恩典，讓我們能自助和助人。但這不是用來測試樂透中獎號碼的，也不應該用來詢問你應該嫁給誰。事實上，根據我的經驗，**詢問任何**

與健康無關的事，很大機率是無效的。如果是想詢問當前和過去的不平衡原因，肌肉測試非常有效，但未來的變化太多，因此無法透過肌肉測試獲得答案。

◆ 請不要使用肌肉測試做重大決定！

這一點你必須相信我。肌肉測試是神賜予的工具，可以用來爲「受傷的人」服務，以恢復光明和眞理（療癒）。但它不能用於預測未來、猜樂透號碼，或評估重大決定。這裡的關鍵詞是**服務**。請僅將這項方法用於服務他人，幫助更多人恢復健康。爲什麼？我們都在成長和進步的旅程中，更高的力量託付我們，以特定的方式使用這份恩賜。爲了私人目的濫用這個工具，就是在辜負神的信任，錯過在光和愛中成長的大好機會。從經驗來看，我很清楚肌肉測試是一項有特定目的的恩賜，但它的用途是**有限**的。你大可以用肌肉測試評估你做出的每一項決定，但在我看來，這只會因此變得神經質罷了。

使用肌肉測試來發現身體的不平衡，幫助自己和他人獲得健康和成功，並保持健康和成功，接著就此止步。

當我們不阻擋自己的路，讓更高的力量透過我們工作，奇蹟就會降臨。

◆ 不要放棄！

雖然有些人似乎很容易掌握這些自我測試的方法，但多數人需要更多的時間，並且須勤於練習。找出適合的自我測試法，如果其中一種測試方法進行得比較順利或比較自然，就每天練習這項方法。就像騎自行車一樣，不久就會成爲你的第二天性。

學習使用身體密碼的自我測試時有很多選擇，但只要掌握任何一種，都能讓事情變得更容易且有效。當我熟練、掌握了自我測試，馬上就看出它帶來的好處：不再需要由他人幫我測試位於遠方，或暫時無法測試的患者，我可以在自己身上測試，更快、更有效地得到答案，確認當事人是否存在任何不平衡，並在我身上修正。自我測試有助於找出身體需要什麼，正如夏儂・H 說的：「我在食物和保健食品上運用自我肌肉測試，超級成功！」

堅持下去就會變得容易，它會爲你打開一個療癒的新世界。

沒有什麼比真的能幫助他人感覺更好的了。雖然這種感覺不是每次幫忙時都會出現，但如果你懷抱著盡可能幫助更多人的心，它肯定會發生。當有人第一次注視著你的眼睛，含淚感謝你為他們所做的一切時，你就會明白我的意思了。

如果需要更多幫助，請務必前往 discoverhealing.com/muscle-testing，以獲取更多有關肌肉測試方法的訓練影片。

運用直覺

任何長期使用身體密碼或情緒密碼的人，最終都會注意到一件有趣的事：在使用肌肉測試或吊墜獲得答案的前一秒，答案會先一步出現在腦海中。原因不明，但就是能知道答案。這是直覺在說話。只要你也熟悉了這套方法，你的直覺也會這樣和你對話。

我認識那些已經培養出內在直覺聲音的人，甚至根本不需要使用肌肉測試，而是完全依靠直覺、依靠自己內心對答案的了解。我認為這是十分強大的力量，也是值得努力的偉大行為。我相信，多注意自己的直覺，那小小的內心聲音，會引導你獲得更多的真相。

如果覺得無法掌握肌肉測試的竅門也請不要放棄，持續練習，用直覺做實驗，問完一個問題後，放鬆一下，仔細聆聽內在的聲音，答案可能會突然出現在腦海中。

體驗直覺有很多不同的方式。不論是感受到、理解到、在腦海中看到、在大腦中聽見微妙的聲音，或是在身體中體會到一種感覺，都可能是直覺在提供你正在尋找的答案。就我而言，第一個出現在腦海中的答案，往往就是來自我潛意識的真正答案。

即使認為自己是世界上直覺最弱的人，你還是擁有直覺的天賦，因為這是我們與生俱來的能力，越頻繁地使用，它就會變得越強大。

在我多年的執業過程中，一直在努力尋找更簡單、快速和有效的方法，來辨識患者的失衡。最終，我得以將我們身體所有的不平衡，歸類為 6 個主要的領域。我會特別用一部分的章節來介紹這些類別，每個類別下都有一段描述和練

習，讓潛意識能引導、指示你了解潛在的不平衡，並教導你如何解碼和解決問題。它甚至可以為完全沒有任何症狀的人提供幫助。當遇到沒有出現任何症狀的患者，我還是能使用身體密碼，測試和修正對方內在的不平衡，以防止它們在未來演變成問題。

這是真正的預防醫學，在不平衡最終導致疾病前，發現並修正它們！

第五章

身體密碼的機制

消除疑慮、相信直覺,便是在為意念的流動騰出空間。

—— 偉恩・戴爾博士

辨識與釋放不平衡

前面章節提及的任何測試方法,都可以用在第三部的身體密碼地圖(請見第129頁)中查找失衡問題。

任何症狀或造成困擾的問題都會有潛在原因,因此在詢問「這個症狀是否有潛在原因」時,答案應該總會呈現「是」。如果測試結果為「否」,請重新集中注意力並祈求幫助後,再試一次。

當答案為「是」,就是潛意識在告訴我們,它確實想到在我們體內有種不平衡。也就是說,在身體密碼的數千種可能性中,潛意識只選擇了現在能解碼或弄清楚的**其中一種**。

由於潛意識已認定了有一種不平衡,在查閱身體密碼地圖時,可以針對6大類不平衡簡單地問:「我的這項不平衡,是在這張圖的左邊嗎?」也就是在詢問

潛意識，不平衡是否位於「能量」區、「回路與系統」區或「毒素」區。如果答案爲「否」，那麼這項不平衡，必定是屬於圖中右側的類別之一，即「病原體」「錯位」或「營養與生活方式」。

這時應該可以確定，第一項不平衡是屬於圖中左邊或右邊的其中一種。當你走到這一步，恭喜！你已經走在尋找第一項不平衡的路上。下一步就是使用相同的詢問步驟找出不平衡是屬於哪個類別。雖然用這種方式向潛意識提問一開始可能很費力，但只要經過練習，很快就會成爲第二天性。重要的是明白潛意識想幫助你找到不平衡的根源，畢竟正是這些不平衡，造成了現在必須修正的任何症狀，找到確切的不平衡處並釋放它們，症狀就會消失。

在每個潛意識指引你找到的不平衡底下，我都會提供相關的處理步驟：

- **說明**：我會針對每項不平衡的實際情況提供一段描述，你可能會發現自己幾乎完全不了解的不平衡，尤其是在各種可能性如此多的情況下。幸運的是，書中會完整解說這項不平衡、可能引起的常見症狀，以及將如何影響身體的其他部位。爲了讓你充分理解這種不平衡，我也會提供自己或他人的見證作爲進一步的範例。

- **解碼**：多數情況下，光是確定不平衡爲何就幾乎完成這一步了，但有時可能仍需要更深入的詢問。有時，潛意識會希望在釋放不平衡之前，將更多相關訊息帶到意識層面，我將這個過程稱爲「解碼」。例如，你可能會被指引去問：「對於找出來的受困情緒或病原體，我還需要知道更多嗎？」如果答案爲「否」，便完成了解碼，可以進入下個步驟；如果答案爲「是」，則須按照指示去了解更多的訊息。

- **關聯**：這個步驟的目的，是進一步確認是否有其他相關聯的失衡存在。完成解碼步驟，找出一項不平衡後，接著便是要確認這個項目背後是否還有相關聯的失衡或引發它的原因存在，有的話就需要先處理。可以由這個問題開始：「是否有其他相關聯的失衡需要處理？」若得到「是」，則要先找出這個相關聯的失衡並進行釋放。重複這個問題，直到得到「否」的答案，表示已經釋放所有相關聯的失衡。此時，才能回去釋放一開始找出的

失衡問題。例如，錯位的骨骼往往會與導致它錯位的不平衡有關，通常是受困情緒。透過這種方式，我們可以找到潛在原因並消除它們，在最短的時間內獲得最好的結果。

· **意念**：一旦一項不平衡被解碼，連帶順利解決了所有相關的不平衡，這項不平衡就算是被釋放或修正了。意念是修正不平衡的最後一個步驟。大多時候這個步驟只需要帶著修正不平衡的意念，簡單用磁鐵或自己的手沿著督脈滑動數次。

◆ 只須按照指示操作

身體密碼的美妙之處，就在於可以安全地按照步驟操作，永遠不會讓你對下一步該做什麼感到茫然。

在使用身體密碼找到需要修正之處時，通常會被指示繼續問道：「是否需要對這項不平衡有更多的了解？」這個問題之所以重要，是因為有時不將更多相關的訊息帶入意識覺察，潛意識不會允許釋放這項不平衡。如果得到的答案為「是」，可能需要進一步確認這項不平衡發生的時間點，也就是說，需要確認當事人發生這項不平衡時的年紀。

如果是為自己施作，並發現需要進一步確認事件發生的年紀，可以先將目前的年齡除以二。如果現在 40 歲，可以試著問：「這是在我 20 歲之前發生的嗎？」如果答案為「是」，可以再進一步問道：「這是在 10 歲之前發生的嗎？」以此類推，直到問出事件發生的確切年齡。多數情況下，需要找出更多資訊時，只要確認到事發年齡就足夠了。

然而，有時即使確定事發年齡仍無法完成釋放，需要進一步找出造成失衡背後的事件，可能是某個傷害、疾病或造成激烈情緒的事件。不過這種情況不多，多數時候詢問：「是否需要了解更多？」會得到否定的答案，不用再深入找出更多原因。

「是否有相關聯的失衡需要處理？」是接下來要問的問題。這個問題十分重要，如果得到的答案為「是」，代表有和當前的失衡有關的**其他失衡**存在——可能僅是互相關聯，或者是其背後的原因。

乍聽之下好像很複雜，但請先讓我解釋一下。

正在高速公路上行駛的你，發現引擎故障燈突然亮起，於是把車開進一家汽車維修廠。十五分鐘後，師傅說：「我們發現問題的原因了，車子完全沒油了。我已經加滿了油，你可以離開了。」

但你可能會想知道為什麼車子會突然沒油，於是開始回想，自己前幾天曾不小心擦撞到人行道的路緣，不知道與這件事是否有關。你把這件事告訴維修師傅，他同意再次檢查，以確保車子沒有其他問題。幾分鐘後，他回來說：「還好我們再次檢查。擦撞讓車子的曲軸箱破了一個洞，沒有補好那個洞的話，油還是會再流出來。」

就像上面的舉例，尋找更多相關的不平衡，就是在更深入地尋找潛在原因，看看是否有其他可以解決的問題。這只是一種確保所有問題都能得到修正的方法。

如果詢問「是否存在需要解碼的相關不平衡」而得到「是」，只須返回第129頁的身體密碼地圖，問問這個不平衡是屬於哪一類。記住，萬事環環相扣，過程中請保持開放的心態。如果得到「否」，就可以繼續進行下一步，釋放不平衡的能量。

我將這整個過程分為 5 個簡單步驟。

釋放不平衡的過程

步驟 1

詢問：「有任何潛在原因造成這個症狀嗎？」

如果沒有任何症狀，可以問：「我（或你）是否有一項可以現在釋放的不平衡？」

步驟 2

運用先前提到的各種肌肉測試方法或擺錘測試取得答案。若答案為「是」，應該會得到有力的肌肉回應，或擺錘或身體向前擺動。

步驟 3

參考第 129 頁的身體密碼地圖，透過肌肉測試詢問潛意識，不平衡是位於圖上的哪個位置。

詢問：「這項不平衡是在這張圖的右邊嗎？」得到「是」的回應代表不平衡是屬於右邊的其中一項，「否」則表示屬於左邊的其中一項。

下一步是準確找出不平衡歸屬的類別。

假設發現的不平衡是屬於左邊的其中一項，就從最上面的類別開始詢問：「這項不平衡是在能量部分嗎？」如果得到「是」的回應，就可以翻到本書對應的章節接著進行；若得到的是無力的肌肉回應或擺錘或身體向後搖擺，則表示答案為「否」，可以繼續問：「這項不平衡是在＿＿＿＿類別嗎？」直到得到「是」為止。這就是身體密碼美妙之處。透過簡單的詢問和簡單的答案，就能在潛意識的引導下不斷深入，直到找到特定的不平衡。無法繼續前進時，就表示已經找到不平衡了。

步驟 4

當發現一項不平衡，且不用再知道更多資訊時，就表示可以釋放了。這時，請抱持著清晰明確的意念，用磁鐵或手沿著督脈的任一段滑動，釋放或平衡干擾的能量。

請記得，督脈是從尾椎開始，沿著脊柱往上，越過頭部後，由臉部的中線持續向下，於上唇的內側結束。不必用磁鐵滑過整條督脈，實際操作上，只要用磁鐵或手，沿督脈滑動任何長度都可以。多數人為自己施作時，會從額頭滑過頭頂，直到頸後結束；如果是為別人施作，可能會從對方的脖子底部向下滑動直到腰部。仔細按照指示，徹底處理被發現的不平衡，有助於確保盡可能找到問題的根源，避免讓它再次發生。

步驟 5

釋放或修正不平衡後，如果願意，可以再次重複相同步驟，找出並釋放另一項不平衡。

練習身體密碼的次數越多，直覺就會越強。療程中最重要的就是直覺，注意直覺，做你覺得需要做的事。對這些步驟更有信心，就會有更多的想法向你湧現。

受試者的準備

確認施測者和受試者皆處於水分充足、自在的狀態，而且對接下來將要發生的事有基本的了解。下方是一段簡單的介紹，可以對著受試者念：

身體密碼是解碼身體不平衡的一種方式，這些不平衡正阻礙你的健康或幸福。讓我們幫助你的身體恢復到更平衡的狀態。我們將尋找阻礙你前進的不平衡並修正它們。身體密碼適用於解決身體和情緒問題，以及你可能懷抱的、想成為最好的自己的任何願望。我會問一些基本的、具體的問題，讓我們一起進行這個過程。

尋求更高力量的幫助

為了確保療程有效，並能改變人生，我們能做的最重要的事，就是向神尋求幫助。向你的信仰體系借力。可以私下進行，也可以邀請受試者一起靜默片刻，以每個人覺得最舒服的方式請求幫助。藉著一起這樣做，可以在目標上融合一致，透過量子物理定律糾纏彼此的能量，讓神的力量流過你們的身體。

我建議，每次施作時都對每位受試者這麼做，即使是連續對不同的人施作，畢竟這需要的時間不多。我總是從尋求神的幫忙開始，想運用能獲得的巨大力量和智慧。我希望天使在療程中與我同在，這樣祂們就可以低聲提醒我可能錯過的線索。

為了讓你更清楚為他人施作身體密碼的過程會怎麼進行，讓我們以替代者測試幫助莎拉為例，進行更詳細的步驟說明。假設，你和朋友莎拉現在一起坐在同

個空間，你想讓自己作爲莎拉的替代者，在自己的身上進行測試，以幫助她解決問題。注意，身體密碼可以在任何距離使用，但在這個例子裡，我先解釋如何在現場親自使用。

先確認彼此的距離在六英尺內。向當事人（莎拉）的潛意識提出的任何問題，答案都會透過自我測試體現在你的身體上。如果是使用自我測試，最簡單的確認方法，是先請莎拉說：「我的名字是莎拉。」接著對自己進行肌肉或擺錘測試，看看是否得到肯定的測試反應。接著，請莎拉說「我的名字是鮑伯」或者任何其他名字，看看是否得到否定的測試反應。

以 1 ～ 10 級量化困擾程度

詢問受試者是否有特定問題需要在療程中解決。受試者提出的問題或是「抱怨」，都是辨識他們正面臨困擾的方式，從身體疼痛、情緒困擾，到無法做出改變，以及實現夢想的障礙。受試者可能有背痛、憂鬱、痛苦回憶、上臺恐懼症或其他困擾，請對方先選擇**一個**最爲困擾的問題，並以 0 ～ 10 的等級評分，10 是最嚴重，0 是完全不用擔心。這種測量方法在研究中被廣泛使用，稱爲「不適類比量表」。

假設莎拉患有偏頭痛。你可能會問莎拉：「0 到 10 分，0 代表完全不痛，10 代表最劇烈的疼痛，妳現在評估疼痛程度是幾分？」假設莎拉回答：「我覺得現在是 8。」以這樣的方式確認嚴重程度非常有用，可以更容易地看出療程對受試者當前症狀的影響。

如果受試者一時之間沒有想到任何困擾也沒關係，因爲潛意識是一個搜索引擎，可以用它來發現不平衡，即使眼前沒有出現任何症狀。

如果受試者目前沒有任何他可以識別的身體、精神或情緒問題，可以簡單地問：「今天我們可以辨識的最重要的不平衡是什麼？」或者：「有沒有我們可以解決的不平衡，能幫助你的身體運作得更好？」這樣的問題能引導我們發現相關的不平衡，雖然它可能尚未引起任何症狀，至少目前還沒。

接下來的故事，說明了詢問正確問題和使用不適類比量表的功用。

從 10 到 0 的五十肩

我有一位罹患嚴重五十肩長達三年的患者。她接受過傳統的治療方式，像是不舒服的藥物注射，也試過許多不同的全人醫療療法，但都沒有明顯成效，或根本沒有緩解。當她聯繫我時，我們進行了身體密碼療程。我問她，10 是最嚴重的疼痛，那麼 0 ～ 10 級中，她目前體驗到的強度是哪個等級，她回答 10+++++。

有趣的是，在療程進行的過程中，導致這些不適的事件，不斷在她的腦海中浮現。她發現，交往七年的男友一直在欺騙她，讓她完全崩潰，並開始發生這些可怕的疼痛，造成五十肩的症狀。在療程中，她很快地感覺到不適開始舒緩，並隨著每次的療癒逐步減少至 0。用 0 ～ 10 級的量表追蹤疼痛程度，有助於量化治療的進展，讓我們在數個星期的時間裡，獲得繼續努力的動力。

如今她的肩膀不再疼痛，附加的好處是持續的偏頭痛也一併消失，儘管我們沒有直接處理這個問題。在進行療癒時，我經常發現加倍的好處，在處理一個問題的同時，另一個問題也會順帶被解決。

現在她能隨心所欲地運動，而且在過去七年間都沒有復發。「太神奇了！」是她向我表達感激時所說的話。身為一名身體密碼執行師，這項技術從未讓我停止驚嘆。我喜歡它！

——卡門·D，加拿大安大略省

身體密碼療程示範

使用身體密碼有點像是與潛意識玩遊戲。它知道不平衡是什麼，而我們的挑戰就是找出來。透過提問，就可以用身體密碼找到不平衡，**一次尋找一個**。

剛開始和他人進行療癒時，通常會先釋放大量的受困情緒，再處理其他類型的不平衡。

我曾經為一位跌落陽臺，導致背部骨折的女性進行身體密碼療程。多年來，許多醫師都無法解決她的疼痛，就連我們的療程持續了數星期，她的症狀還是絲毫沒有任何改善，這讓她非常沮喪。然而，我知道每次療癒我們都更接近成功。在發現她的疼痛和缺乏療效的關鍵是低度感染之前，必須先清除許多受困情緒；一旦解決這個問題，她的痛苦就會消失，但要到達那個階段，確實需要時間和努力。

努力發掘問題的深層原因，有時就像是考古學家，必須不斷提出問題、發現不平衡、逐步解決每個問題，直到找到核心關鍵，或發現已經沒有其他問題可以修正為止。這可能發生在第一次的療程，也可能需要多次。不令人意外的是，相較於成人，療癒孩子們要快得多，畢竟成人通常經歷過更多的痛苦，積累各種不平衡的時間較長。

讓我們假設，莎拉偏頭痛的原因是由於頭骨中的一塊骨頭錯位，而這又是她16歲時經歷車禍導致的「身體創傷」所引起。

就像第四章提到的，有許多不同的測試方法可以找出潛在的不平衡。

你可能會問：「妳的偏頭痛症狀有潛在的原因嗎？」由於症狀總有潛在原因，得到的測試反應應該為「是」。一旦得到肯定的答案，就代表已經和潛意識接通，它想告訴你你正在找的第一項不平衡，而你的工作就是解碼。這時，請翻到第129頁查看身體密碼地圖，先問：「這項不平衡是在身體密碼地圖的左邊嗎？」假設答案為「否」，則表示不平衡一定是在圖的右邊。

身體密碼地圖的右半部分，列出了「病原體」「錯位」和「營養與生活方式」。

記住，萬事環環相扣，你可以問：「是病原體嗎？」不是。「是錯位嗎？」是。

到目前為止，一切都很順利，已經能確認就是錯位導致莎拉的偏頭痛。接著翻到第四區「錯位」，會看到一張包含兩種類別的圖表，左半邊是骨骼錯位，右半邊是軟組織錯位。

你可以問：「這項錯位是在這張圖的左半邊（骨骼錯位）嗎？」來確定在交

叉路口要走哪個方向。如果得到「否」，表示這項不平衡位於圖的右半邊（軟組織錯位）。

假設你透過肌肉測試得到「是」的答案，表示這個錯位屬於圖的左半邊，亦即骨骼錯位。骨骼錯位的圖像下方會標示頁碼，翻到那一頁，你會看到由四個可能的骨骼錯位區域組成的圖。你可以接著問：「這項錯位是在這張圖的左半邊嗎？」在這個例子中，應該會得到「否」的答案，表示錯位是位於右半邊的兩個類別中：顱骨和附肢骨骼。

根據上述情況，繼續問：「是在顱骨嗎？」是。現在，可以翻到「顱骨」那頁了解更多有關顱骨不平衡的訊息了。

請記住，莎拉的潛意識清楚明白為什麼她會出現這些症狀，它會試圖將我們帶到第一個潛在原因。這有點像是在和她的潛意識玩猜謎，看看她的潛意識知道些什麼。

這時還沒結束，請接著問：「是否有相關聯的失衡需要處理？」詢問是否有相關的不平衡非常重要，因為找到並解決相關的不平衡，通常意味著消除了更深層次的潛在原因。

在這個例子中，假設答案為「是」。而要找到相關的不平衡，請再次查看身體密碼地圖。

下一個問題可能是：「這項不平衡在這張圖的左半邊嗎？」是。「是在『能量』這個地方嗎？」是。接著翻到「能量」這一區，你會看到一張圖表，包含了四種可能性：情緒能量、創傷後能量、過敏與想法，以及攻擊性能量。

你可能會問：「這項不平衡是在圖的左半邊嗎？」不是。「是在『創傷後能量』嗎？」是。這時，翻到「創傷後能量」圖像下方頁碼標示的那一頁，看到「身體創傷能量」的選項，詢問：「是身體創傷嗎？」是。

在這裡，你可以閱讀什麼是身體創傷能量，依照指示步驟，找出是否有任何相關的不平衡，並透過意念釋放。

多數情況下，相關聯的失衡正是造成問題的根本原因。例如，骨骼或其他組織的錯位，經常是由受困情緒或某種創傷後能量引起。釋放潛在的不平衡根源，通常就能修正錯位問題。

這種「一項不平衡是由另一項不平衡所引起」的現象，就是我說的「骨牌效應」。

即使找出的相關失衡不是主因，也總與問題密切相關。潛意識總是試圖在告訴我們訊息，告訴我們身體正在發生的事，因此，請對任何的可能性保持開放的態度，問自己：「潛意識正在試圖告訴我什麼？」這很重要。

並非所有的不平衡都有其他連帶的不平衡，但若有，最好釋放它們，以確保獲得最好的療癒效果。而且，有趣的是，釋放任何相關的不平衡，通常就能自動修正最初發現的不平衡。

不斷問：「是否有相關聯的失衡需要處理？」直到所有相關的失衡都得到釋放。

萬事環環相扣，你可能會發現，正努力修正的問題背後有一系列的原因。仔細按照指示，徹底處理發現到的不平衡，有助於確保你盡可能找到問題的根源，防止不平衡再次發生。

以下是 6 大類不平衡所涵蓋面向的簡述：

1. **能量**：「受困情緒」屬於能量這一區，是最常見的不平衡，也是我寫《情緒密碼》的原因。然而，還有過敏與想法、創傷後能量、情緒能量、攻擊性能量等其他常見的能量。

2. **病原體**：包括病毒、細菌、真菌、寄生蟲等傳染性生物的能量和身體感染。

3. **回路與系統**：這一區涵蓋人體的所有系統，包括心血管、神經、內分泌、消化、免疫、生殖系統，以及所有器官、腺體、經絡、能量體、脈輪，和身體與靈之間的不連結等。

4. **錯位**：涵蓋人體的所有硬組織和軟組織。任何組織都可能錯位，並造成功能障礙。

5. **毒素**：這是一項十分廣泛的類別，從汞等填補蛀牙的毒素，到生物毒素、環境汙染、食物毒素、重金屬和電磁輻射等。

6. **營養與生活方式**：這部分將幫助你在一定的時間內進行具體的改變，以維持健康和幸福。可以參考的方向包括礦物質、草藥、食物、各種輔助療法、色彩能量、睡眠等，甚至可以找到對自己身體最有益的特定精油。

使用「身體密碼地圖」時，請先從一個問題開始，讓這個問題帶你進入其中一個類別。提出的每個新問題都將繼續縮小範圍，直到找到特定答案，準確找到你需要了解的內容。

在接下來的各個章節，我們將更深入探討這 6 個類別。 也建議可至 DiscoverHealing.com 先觀看身體密碼療程的課程影片，可以看到我使用身體密碼地圖的示範。

第三部
身體密碼地圖

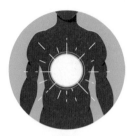

能量
p.131

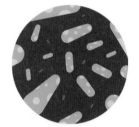

病原體
p.171

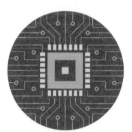

回路與系統
p.191

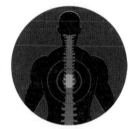

錯位
p.261

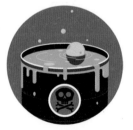

毒素
p.277

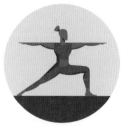

營養與生活方式
p.317

第一區
能量

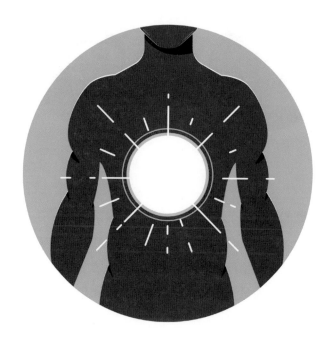

我們稱之為真實的一切，皆是由那些不被視為真實的事物構成。
如果量子力學尚未為你帶來深刻的震撼，
那只表示你還沒真正地理解它。
——尼爾斯・波耳（Niels Bohr），丹麥物理學家

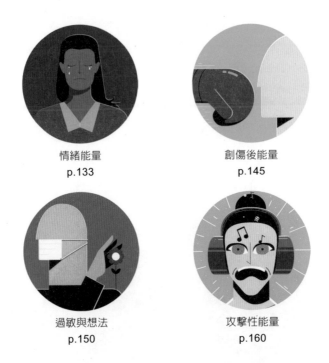

情緒能量
p.133

創傷後能量
p.145

過敏與想法
p.150

攻擊性能量
p.160

　　在身體密碼地圖的 6 大不平衡中，「能量」是最常見的一項。

　　也就是說，在這一類別中發現的不平衡通常會多於其他區域，原因是其中的「受困情緒」通常是健康和精神問題最常見的根本原因。這一區會有許多不同類型的不平衡，包括：情緒能量、創傷後能量、對物質和想法過敏，以及攻擊性能量等。

第六章

情緒能量

情緒就是能量。壓抑的情緒會阻礙我們的能量，使我們筋疲力竭或生病。

任何被壓抑的事物，都終會找到表達自己的方式。

——克莉絲朵·安德魯斯（Crystal Andrus），美國勵志書作家

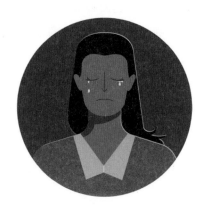

　　能量失衡最常見的子類別是「情緒能量」，其中最常見的是「受困情緒」和「心牆」。本章將說明如何找出並釋放受困情緒，以及開始踏上清除心牆的旅程。

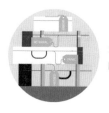
受困情緒
p.134

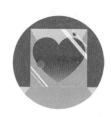
心牆情緒
p.140

受困情緒

◆ 說明

導致身體和情緒痛苦最常見，卻未被認可的潛在原因，就是受困情緒。

受困情緒是一個純粹情緒能量的球體或區域，大小從棒球到小西瓜都有可能。受困情緒可能會滯留在身體的任何地方，最終可能引起情緒、心理或身體上的問題。

受困情緒會扭曲身體的能量場，進而影響身體組織，造成疼痛和功能障礙。在受困情緒能量範圍內運作的每一種生物功能，都會在某種程度上受到影響，包括細胞代謝、化學反應、血液、淋巴和針灸經絡能量的流動，這就是受困情緒為人們帶來如此多疼痛和不適的原因。身體疼痛很可能完全，或至少部分是由受困情緒的能量引起，一旦移除受困情緒，疼痛通常就會立即減輕或完全消失。

我親眼見過太多疼痛瞬間緩解的案例，只須釋放受困情緒就可消除疼痛。史蒂夫就是一個很好的例子。

◆ 史蒂夫的憤怒

史蒂夫受嚴重下背痛之苦已長達數個星期。檢查時，我發現他的腰部很難向任何方向彎曲。他有嚴重的肌肉痙攣，在 0 ～ 10 的疼痛等級中，將自己的疼痛評為 9 級。

我使用肌肉測試詢問史蒂夫的潛意識：「疼痛的潛在原因是什麼？」首先出現的是「憤怒」的受困情緒。透過進一步的肌肉測試，顯示這種情緒大約在二十年前就已經困在他的身體裡。他思考了一會兒，想起那段時間，自己正在經歷一段讓他憤慨不已的工作創傷。

接著，我將一塊磁鐵沿著史蒂夫的督脈向下滑動數次以釋放受困情緒。突然間，難以忍受的疼痛馬上消失了，而且是完全消失！他簡直不敢相信，而我吃驚的程度只比他少了一點。史蒂夫不停上、下、左、右地彎腰和扭動身體，證明先前在檢查中表現出的轉動困難和受限的活動範圍，真的已經成為了過去。

在此之前，我曾療癒過許多身體疼痛的患者，也有很多復原良好的成功經

驗。受困情緒經常是造成痛苦的其中一個層面，但這種瞬間和徹底的改善，連我都覺得十分不可思議，我很高興這是如此有效。

幾天後，故事更有趣了。史蒂夫回來看我，說：「尼爾森醫師，我的背痛竟然沒有復發。我還是不太相信。但我必須告訴你另一件事，是上次我沒有跟你提到的另一個問題。從我有記憶以來，我就是所謂的『憤怒狂』。我總是對妻子和孩子大吼大叫，一點小事就足以讓我抓狂，上過幾次管理憤怒的課程也沒什麼幫助。我的神經通常很緊繃，而且不得不管好自己的路怒症。但自從你釋放了我受困的憤怒情緒後，我不再總是忿忿不平，過去容易讓我失控的事也不怎麼困擾我了。事實上，現在我覺得相當平靜。這對我來說很不尋常，你是怎麼做到的？」

當一個人有受困情緒，身體部位將不斷以該情緒能量的特定頻率振動及共振，因此會更輕易、頻繁地一再陷入相同的情緒。

被困在史蒂夫下背部的憤怒情緒，讓他成為一個更易怒的人，遇到不順心的情況就更容易抓狂，因為他身體的一部分已經在以憤怒的頻率振動。

每種情緒都有自己獨特的振動頻率，憤怒的頻率勢必與悲傷不同，以此類推。情緒能量會讓受困區域內的身體組織以它的頻率振動，因此只要釋放它，就能立即發生改變，減輕組織的負面能量振動，並讓身體部位恢復平衡。這樣通常就能即刻獲得改善或停止疼痛，預防在未來的數年或數十年發生更嚴重的問題。這在之前也許根本不可能發生。

藉由史蒂夫的背痛案例，應該可看出受困情緒會如何干擾生活，包括身體和情緒層面。受困情緒會使人變得反覆無常和刻薄，做出錯誤的假設、得出不恰當的結論，並破壞原本健康的關係。受困情緒也是憂鬱、焦慮、恐慌發作、自我破壞、恐懼症、創傷後壓力症候群、躁鬱症等情緒和精神問題背後的主要原因。

受困情緒是造成身體疼痛最受忽視的根本原因，也是導致纖維肌痛症、自體免疫性疾病、不孕症、慢性疲勞症候群，甚至癌症等疾病的主要原因。

我所見過的每種疾病，受困情緒都是其中一項潛在原因。

受困情緒會破壞身體正常功能，包括擾亂血液、淋巴和能量的流動、讓器官或腺體的功能異常、造成疲勞，並降低免疫系統的抵抗力。但儘管受困情緒會破壞健康，在傳統醫學看來，這仍是一項未被承認的疾病因素，至少目前是如此。

◆ 繼承的受困情緒

　　如同所有的受困情緒，「繼承的情緒」也是一種受困情緒，只不過情緒事件的起源，是在父母或其他直系祖先的人生中發生。與其他遺傳方式類似，繼承的受困情緒會沿著家族代代相傳，但會像是隱性基因，並非所有人都會繼承相同的情緒。

　　常見的情況是，**試圖在情緒密碼表上找出特定的受困情緒，卻一無所獲，最終發現原來是繼承的受困情緒**。潛意識只會將你帶到繼承的受困情緒那一欄就停止，不會繼續深入。因此，如果測試結果時弱時強，或發現不只一種情緒的測試結果很強烈，而無法找到確切的「一種」情緒，要明白，潛意識已經盡力把你帶到它所能到達的最遠方了。這時，可以直接問：「這是一種繼承的受困情緒嗎？」當你得到「是」，便是開啟了尋找繼承情緒的大門。

　　對潛意識來說，確認繼承的受困情緒的家族譜系十分重要。從受試者開始上溯是最簡單的做法，可以問：「你是從母親那裡繼承到這種情緒的嗎？」或者：「你是從父親那裡……？」接著繼續追問，看是否能上溯到更久之前：「你父親是不是從他的母親那裡，繼承了這種情緒？」或者：「……從他的父親那裡？」以這種方式繼續探問，直到確定受困情緒起源的祖先，並在過程中記下每一代家族成員的情況，能找到的所有發現都會很有幫助。接下來，我們來看看安妮爾追蹤到多代相傳的情緒，並將它從所有繼承的人身上釋放的故事。

二十七代的絕望

　　有天早上，一場小雪後，我在鎮上散步。樹上的結冰像遍布的白色羽毛，非常美麗！回到家時，我覺得非常有精神，但也餓了，吃早餐時卻開始覺得胃痛。

　　最近我完成了「身體密碼認證」的部分課程，繼續享用早餐之前，我決定在自己身上進行一些身體密碼療程來緩和胃痛。我發現，最近一些憂慮和緊張的受困情緒，以及 13 歲以來的自卑情緒，讓我的胃變得不和諧。我將它們都釋放了，接著，我發現了一種繼承來的

絕望情緒：由父親傳給女兒，再傳給兒子，再傳給女兒，接著傳給兒子……代代相傳，可上溯二十七代！我將能幫助多少的家族成員啊！我為自己能釋放這種繼承的受困情緒興奮不已。

當我用磁鐵滑過十次來釋放它時，各種情緒突然湧上心頭 —— 感激、解脫、放下，接著是喜悅。淚水開始流下，我感覺自己好像在為所有曾受過這種絕望，現在終於得以擺脫它的人流下一千滴淚水。這是多麼強大的工具！我很感激自己能以這種方式祝福我祖先們的生命。

—— 安妮爾‧D，美國維吉尼亞州

受困情緒是最常見的不平衡原因，將導致許多身體、心理和情緒問題。因此，學會釋放它們，將為你和你所愛的人帶來巨大的改變。

◆ 尋找並釋放受困情緒

接下來，我將使用下頁的情緒密碼表解釋如何辨別和釋放受困情緒。使用最適合自己的測試方法，並對每個問題進行測試。請記得，有力的肌肉回應或向前搖擺代表「是」，無力或向後搖擺的回應則為「否」。

步驟 1

首先問：「我（或你）是否存在一個可以現在釋放的受困情緒？」

‧否 → 可能需要稍後再試，或者可能是有心牆，這部分接下來會討論。

‧是 → 繼續步驟 2。

步驟 2（解碼）

問：「這個受困情緒在 A 欄嗎？」

‧否 → 在 B 欄。

‧確定位於 A 欄或 B 欄，就等於刪去了一半的選項，從 60 種可能中留下 30 種，接著往步驟 3。

DISCOVER HEALING

情緒密碼表 ®

	A 欄	B 欄
1 心臟或小腸	被遺棄 背叛 淒涼 迷失方向 得不到回應的愛	徒勞無功 心痛 不安全感 狂喜 脆弱
2 脾臟或胃	焦慮 絕望 厭惡 緊張 擔憂	失敗感 無助 無望 缺乏控制 低自尊
3 肺臟或大腸	哭泣 灰心喪氣 被拒 悲傷 傷心遺憾	困惑 防衛 哀痛 自虐 倔強
4 肝臟或膽囊	憤怒 憤恨 內疚 憎恨 怨恨	憂鬱 挫折感 猶豫不決 恐慌 付出被視為理所當然
5 腎臟或膀胱	責備 懼怕 恐懼 恐怖 惱怒	衝突 對創造感到不安 驚恐 孤立無援 優柔寡斷
6 腺體或性器官	羞辱 嫉妒 渴望 強烈的欲望 不堪負荷	傲慢 羞恥 震驚 無價值感 無用感

Discover Healing & Dr. Bradley Nelson 版權所有

步驟 3

問：「這個受困情緒是否在奇數列？」

· 否 → 在第 2、4 或 6 列。

· 是 → 在第 1、3 或 5 列。

· 確定位在偶數列或奇數列，就是從 30 種可能中刪減至 15 種，繼續步驟 4。

步驟 4

這時可以逐列詢問進行測試，找出更精確的位置：

· 位於奇數列，可以問：「它在第 1 列嗎？第 3 列？第 5 列？」

· 位於偶數列，可以問：「它在第 2 列嗎？第 4 列？第 6 列？

· 找出正確的欄位，15 種可能中只剩下 5 種，接著往步驟 5。

步驟 5

剩下最後 5 種情緒要測試，從最上面開始，一次對一種情緒進行測試。

· 問：「這個受困情緒是＿＿＿＿＿嗎？」

· 逐項測試欄位裡的每種情緒，直到肌肉或擺錘對其中一種的測試結果呈現有力 或向前運動。

步驟 6

找出受困情緒後，接著問：「需要對這個情緒有更多了解嗎？」①

· 否 → 繼續往步驟 7。

· 是 → 詢問下列問題的一或多個，確定任何一個的答案後，再返回步驟 6。

· 問：「需要知道導致這個情緒發生的確切年齡嗎？」

· 問：「這是從別人身上吸收的情緒嗎？」

· 問：「是否與特定事件或人有關？」

----

① 有時潛意識需要更多訊息，才能將受困情緒帶到陽光下，進而允許它被釋放。

步驟 7（意念）

帶著釋放受困情緒的意念，以磁鐵或手沿督脈的任一段輕滑 3 下；若是繼承而來的情緒，則輕滑 10 下。

步驟 8

問：「我們釋放那個受困情緒了嗎？」

· 是 → 從步驟 1 開始，重複這個過程，尋找並釋放另一種受困情緒。

· 否 → 重新聚焦、祈求幫助，讓心感受愛和感激，會有幫助的。接著帶著意念，再次輕滑 3 下。

　　如果很難找到受困情緒，可以問：「這是繼承來的受困情緒嗎？」

　　如果是，接著問：「是從母親那繼承到這種情緒的嗎？」或者：「是從父親那裡繼承來的嗎？」接著問是否可以追溯到更久以前。「你父親是從他的母親那裡繼承到這種情緒的嗎？」或者：「……是從他的父親那裡？」以這種方式繼續問下去，直到確定受困情緒起源的祖先，並在過程中記下每一代家族成員的情況。一旦確定有多少代的人帶有這種特定的受困情緒，就可以開始用磁鐵或手，沿督脈滑動 10 次來釋放，記得要抱持釋放它的意念。想了解更多，可以到 Discover Healing 的 YouTube 頻道找到更多影片說明。

心牆情緒

◆ 說明

　　情緒密碼中最重要的部分，與心有關。

　　古代社會相信，心是愛、浪漫以及創造力的源頭，是靈魂的所在，以及我們存在的核心。

　　經歷深層的悲傷、傷害或失落時，可能會覺得自己的心真的要碎了，彷彿有大象壓在胸口，簡直無法呼吸。你能想到生命中曾有過這樣的時刻嗎？也許是正經歷分手或離婚，也許是孩提時代被虐待或霸凌，無論是什麼，那些事情帶來的

情緒都再真實不過。

心碎的感受是如此不舒服、如此陌生、如此難以處理，以至於它們往往會形成一堵能量的「牆」，以保護我們的心免於承受這些極負面情緒的影響。受困情緒被潛意識搬動、安排，層層將心圍裹，就像洋蔥。這是一種防止心受傷或破裂的保護機制，事件當下可能是非常適當的防禦機制，但若是長期在心的周圍有堵牆，卻是必須付出代價的。心牆將使人生變得困難。

當心被多層負面情緒能量包圍，會更難感受到正面事物，反倒將輕易感受到負面情緒。心牆會使與他人的連結變得困難，難以付出，也難以接受愛。正如賈科莫在下面的故事中發現的，移除受困情緒圍堵著的心牆，就可以改變人生。

變得更好

心牆被釋放後，我的人生徹底改變了。我對神抱持著更開放的心態，開始做清醒夢。幾個月後，我與一位很棒的夥伴開始了首次的長期交往關係，我非常開心。一開始，我以為自己想從事的是完全不同的職業，但一個月後，我對目前的工作更加堅定，而且表現得比以往任何時候都好。我非常感激自己發現了心牆，並且釋放了它！

——賈科莫‧R，英國倫敦

科學家曾使用一種叫做「心磁圖」的設備測量心臟的磁場，並發現可在距離身體幾英尺遠的地方，測量到心臟的磁場。當我們對他人展現愛或情感時，實際上是在發送能量——從自己的心到對方的心。心牆會阻礙我們愛人和擁有幸福的能力，擺脫它，就能讓一切變得不同，正如拉露卡在下面這個故事中的發現。

除去心牆後，我和先生都成了全新的人

我的故事是一個快樂的故事。我在 2005 年結婚，但多年來婚姻狀況一直很糟糕。2013 年，我找到一位住在布達佩斯的身體密碼執行師，他能從遠方移除我和先生的心牆。後來，我有了一個「新」的先生！我指的是一個溫柔、可愛、開朗的先生，因為他的心牆被移除

了！此外，自從我自己的心牆被移除後，我變得對自己更有信心，內心也更加平靜。

──拉露卡·S，義大利帕多瓦

消除構成心牆的受困情緒，幾乎與之前提到釋放受困情緒的過程完全相同，因為心牆是由多層受困情緒組成。

現在，讓我們談談如何確定一個人是否有心牆，以及如何釋放它。

要找到心牆只須開口詢問。除非詢問當事人的潛意識他是否有心牆，否則心牆不會被發現。

心牆是由受困情緒組成，但潛意識不再將它們歸為「受困情緒」。如今，它們已成為「心牆」的一部分，且必須等到我們詢問是否存在心牆，或者從心牆釋放這些情緒，才能碰觸到它們。無論哪種方式，都必須先讓潛意識承認心牆的存在，才能了解造成它的受困情緒為何。簡單起見，我們就先將這些受困情緒稱為「心牆情緒」。當你一一釋放它們，這座心牆就會倒塌。

◆ 尋找心牆並釋放心牆情緒

這項練習需要再次使用第 138 頁的情緒密碼表，來查找和釋放心牆情緒。

首先，請先確定自己或想要幫助的對象是否存在心牆，可以問：「我（或你）有心牆嗎？」發現心牆存在時，請任意選擇一項喜歡的肌肉測試方法取得答案，並依下列步驟解碼、釋放心牆情緒。多數人能在一次療程中釋放 1 到 10 種心牆情緒，並能在 1 到 3 次療程內完全消除心牆。沒有找到心牆也別緊張，大約有 7% 的人不會有心牆。

步驟 1

問：「我（或你）現在是否可以釋放一個心牆情緒？」

．否 → 可能需要稍候，等施測者及受試者都準備好後，再試一次。

．是 → 繼續步驟 2。

步驟 2（解碼）

問：「這個心牆情緒在 A 欄嗎？」

· 否 → 在 B 欄。

· 確定位於 A 欄或 B 欄，就等於刪去了一半的選項，從 60 種可能中留下 30 種，接著往步驟 3。

步驟 3

問：「這個心牆情緒是否在奇數列？」

· 否 → 在第 2、4 或 6 列。

· 是 → 在第 1、3 或 5 列。

· 確定位在偶數列或奇數列，就是從 30 種可能中刪減至 15 種，繼續步驟 4。

步驟 4

這時可以逐列詢問進行測試，找出更精確的位置：

· 位於奇數列，可以問：「它在第 1 列嗎？第 3 列？第 5 列？」

· 位於偶數列，可以問：「它在第 2 列嗎？第 4 列？第 6 列？

· 找出正確的欄位，15 種可能中只剩下 5 種，接著往步驟 5。

步驟 5

剩下最後 5 種情緒要測試，從最上面開始，一次對一種情緒進行測試。

· 問：「這個情緒是_____嗎？」

· 逐項測試欄位裡的每種情緒，直到肌肉或擺錘對其中一種的測試結果呈現有力或向前運動。

步驟 6

找出心牆情緒後，接著問：「需要對這個情緒有更多了解嗎？」[2]

· 否 → 繼續往步驟 7。

· 是 → 詢問下列問題的一或多個，確定任何一個的答案後，再返回步驟 6。

- 問：「需要知道導致這個情緒發生的確切年齡嗎？」
- 問：「這是從別人身上吸收的情緒嗎？」
- 問：「是否與特定事件或人有關？」

步驟 7（意念）

帶著釋放心牆情緒的意念，以磁鐵或手沿督脈的任一段輕滑 3 下；若是繼承而來的情緒，則輕滑 10 下。

步驟 8

問：「我們釋放這個心牆情緒了嗎？」

- 是 → 接著問：「我們消除心牆了嗎？」

  - 否 →從步驟 1 開始，重複這個過程，尋找並釋放更多心牆情緒，直到得到肯定的答案。

  - 是 → 恭喜你順利消除了心牆！

- 否 → 重新聚焦、祈求幫助，讓心感受愛和感激，會有幫助的。接著帶著意念，再次輕滑 3 下。

◆ 去除心牆的祕訣

　　心牆是由不同層次的受困情緒組成，就像洋蔥。我發現，通常我可以在一次療程中釋放 4 到 10 種受困情緒，有時多一點，有時少一點。一般人似乎有 12 到 24 種受困情緒構成心牆，也可能多一些或少一些，因人而異。

　　我相信，消除自己和所愛之人的心牆，是我們都可以做到的一件非常重要的事，這將就此改變你和你愛的人的人生。

------

② 有時潛意識需要更多訊息，才能將受困情緒帶到陽光下，進而允許它被釋放。

第七章
創傷後能量

每個念頭都會影響能量，能量又會顯化為體驗。

因此，是念頭和能量創造了每個人的現實。

——嘉柏麗‧伯恩斯坦（Gabrielle Bernstein），美國勵志作家與演講人

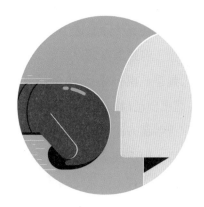

經歷創傷後的能量，是一種會扭曲身體能量場的能量。請注意，在身體密碼系統的應用程式中可以找到許多種創傷後能量的類型，但最常見的一項，是「身體創傷能量」。

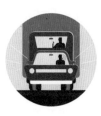

身體創傷能量
p.146

身體創傷能量

◆ 說明

當身體受到打擊或處於高度的物理壓力下，就會產生身體創傷能量。這種能量通常會穿過身體，造成組織的物理創傷，但不會留下痕跡，不過有時確實會滯留在人體內。

我發現身體創傷能量的機緣，是一位年輕人因為頸部疼痛前來求診。他說：「尼爾森醫師，我出了一場車禍，被另一輛車從後面撞上。這件事發生在四年前，從那天起，我的脖子就一直在痛。我看過不同的醫師，接受過不同脊骨神經醫師的調整，也試過物理治療，但頸部疼痛從未消失。事實上，我目前的疼痛程度，與車禍發生後的第二天幾乎一模一樣。」0 表示完全不痛，10 是最嚴重的疼痛，我請他在 0 ～ 10 級中選出自己目前的疼痛強度，他選擇了 9。

我思考了一會兒。他試過各種方法，卻到四年後的現在仍非常嚴重。我執業的這些年治療過很多車禍傷者，但這個案例似乎有點不尋常。按照慣例，我祈求更高力量的幫助並在心裡祈禱：「神，如果這裡頭有什麼不尋常的關鍵需要我注意，可以請祢幫助我了解它嗎？」答案立即湧入我的腦海。我突然明白，是因為四年前事故產生的部分能量還滯留在他的脖子上，因而擾亂了他身體組織的正常功能。

身體一旦受到重擊，產生的動能就會連帶進入體內。在車裡等紅燈時被一輛車從後面撞上，即使速度不快也會產生極大的動能。正是這種動能，使擋泥板變形、對兩輛車都造成損壞。多數情況下，同樣的動能會穿過身體，但偶爾一些就此留在我們體內的能量，隨後就集結成一股「身體創傷能量」。

明白造成年輕人疼痛的真正原因後，我帶著釋放這股創傷能量的意念，用磁鐵沿著他的督脈滑了幾下。之後，我看著他說：「好了，把脖子轉一轉，上、下、左、右看看，告訴我，和先前相比，現在的疼痛程度如何？」

「哇！我會說現在的疼痛程度是 2。這是自事故發生以來，我的脖子感覺最舒服的一次！你剛剛做了什麼？」

像這樣的身體創傷能量，是身體疼痛和功能障礙常見的原因，而且不需要經

歷像車禍這樣的嚴重事故就會產生。我發現，如果條件符合，看似輕微的創傷也可能使能量滯留體內。通常，任何類型的外科手術都會爲身體留下創傷能量。在人行道上一腳踩空或受到突然的意外震動，就可能產生身體創傷能量。下車時撞到頭也可能造成這種情況，可能性很多。

　　下面的例子即是舊傷導致身體創傷能量，以及一旦發現並釋放這種能量的最終結果。這則典型的身體密碼療程故事中，在發現與修正一連串的原因後，當事人終於得以恢復健康。

重獲新生的手臂

　　約翰是一名 74 歲的建築工人，自 1985 年的一次意外後，手臂一直沒辦法高舉過肩膀，而且總感覺上肢無力。那次意外是一塊鷹架從三層高的地方砸中了他的後腦勺，造成兩塊椎骨斷裂。我使用身體密碼為約翰釋放了多種受困情緒、事故造成的身體創傷能量、復原干擾，以及身體和靈的不連結。療程結束後，約翰的手臂全面恢復了。他非常感激這一切。

　　　　　　　　　　　　　　　　　　　　—— 安西亞．P，英國倫敦

　　你能看出找到這些不平衡能量的重要性嗎？很可能有一些過去的身體創傷能量，如同受困情緒一樣是無形的能量，但除非知道它們的存在，否則根本無法找出問題的關鍵。透過身體密碼，就能讓這些能量很容易被找到並消除。

◆ 尋找並釋放身體創傷能量

步驟 1

問：「我（或你）是否存在一個可以現在釋放的身體創傷能量？」

．是 → 繼續步驟 2。

．否 → 可能沒有身體創傷能量，或者現在無法釋放，需要改天再試。

步驟 2（解碼）

確定有身體創傷能量後，接著問：「需要對這個能量有更多了解嗎？」①

・否 → 繼續往步驟 3。

・是 → 詢問下列問題的一或多個，確定任何一個的答案後，再返回步驟 2。

・問：「需要知道導致這個創傷發生的確切年齡嗎？」

・問：「這是從別人身上吸收的能量嗎？」

・問：「這是一項外傷嗎？」

・問：「這是手術後的傷嗎？」

・問：「這是生病得來的嗎？」

・問：「我們需要知道這個能量在身體裡的位置嗎？」

若需要知道能量在身體裡的位置，可以使用排除法。例如，把身體分成兩半，問問這個能量是滯留在下半身還是上半身；或把身體分為左右兩邊，詢問這個能量是滯留在身體的左半邊還是右半邊。繼續以這種方式將身體劃分並詢問，直到確定這股能量在身體中的位置，再回到步驟 2 進行解碼。

步驟 3（關聯）

問：「是否有相關聯的失衡需要處理？」

・否 → 繼續往步驟 4。

・是 → 雖然不太可能，但如果得到的答案為「是」，請重回身體密碼地圖，解碼和解決任何相關的失衡後，再重複步驟 3 的問題。

步驟 4（意念）

當所有相關的不平衡都被釋放，以及所有的問題都得到滿足，請帶著釋放身體創傷的意念，用磁鐵或手沿督脈的任一段滑動 3 下。

・問：「我們順利釋放這個身體創傷能量了嗎？」

・是 → 從步驟 1 開始，重複這個過程，尋找並釋放更多的身體創傷能量。

....

① 有時潛意識需要更多訊息，才能將身體創傷能量帶到陽光下，進而允許它被釋放。

．否 → 重新聚焦、祈求幫助，讓心感受愛和感激，會有幫助的。接著帶著意念，再次輕滑 3 下。

　　釋放身體創傷能量通常能立即改變感受，因此請細心覺察這些改變，並請受試者量化自己釋放前後的不適程度。

第八章

過敏與想法

健康才是真正的財富，而非金銀財寶。

—— 甘地

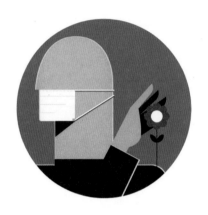

多數人認為，一旦對某種東西過敏就代表永遠都將如此，但這不一定是真的。如同其他所有的症狀，當有其他潛在不平衡存在，過敏通常會反應在我們的身體上；但若是這些原因得到修正，過敏就會消失，而且是完全消失。

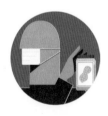

物理性過敏
p.151

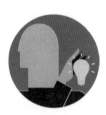

想法過敏
p.154

物理性過敏

◆ 說明

　　你對任何東西過敏嗎？雖然幾乎所有東西都可能使人過敏，但花生、牛奶、小麥和雞蛋等食物，是現存最容易引發過敏的食物。此外，動物皮屑、花粉、黴菌、塵蟎、藥物、昆蟲叮咬、蟑螂、香水和家用化學品，也名列過敏原排行榜的前幾大。據估計，美國多達 40% 的成人和兒童，患有名為「花粉症」的過敏性疾病，這是一種令人特別痛苦的疾病，是由於對春季空氣中瀰漫的花粉過敏而引起。患有這樣的季節性過敏疾病，就會知道那有多痛苦。

　　說到過敏，一個有趣的現象是，多數人的過敏是突然出現的，在此之前完全沒有任何跡象。經常可以聽到有人說：「我大概五年前才開始過敏的。現在，每年春天我都會有幾個月過得很痛苦。」

　　物理性過敏通常是多種不平衡共同導致的免疫系統失調。受困情緒、重金屬，或來自食品添加劑、殺蟲劑和除草劑的其他毒素，通常會導致肝臟失衡。然而，在某些情況下，過敏沒有潛在因素，可以簡單地消除，因為過敏本身就可以被認為是一種能量不平衡。

　　潛意識在長時間或突然的情緒或身體壓力下，與特定物質產生錯誤連結，也會產生物理性過敏。免疫系統會認為該物質是過敏原，在往後遇到這種物質時產生負面反應或作用。例如，在飲食時正好經歷到不安或創傷事件，日後便可能對那項食物或飲料過敏。釋放圍繞該事件的受困情緒，通常就能讓過敏消失。

　　過敏是潛意識為了保護我們免於承受與過敏原相關的壓力產生的保護措施，因此對任何東西過敏都不奇怪。過敏症狀可能包括皮疹、發炎、呼吸道症狀、鼻塞、鼻竇炎、眼睛發癢、關節疼痛等。幸運的是，正如喬拉在下面的故事裡所發現的，多數過敏症狀可以透過使用身體密碼找到受困情緒和潛在原因加以緩解。

終於不再過敏

我一直在為自己努力，試圖解決我的花粉症。在消除了好幾個受困情緒後，現在，我沒有症狀了！

——喬拉·J，瑞士

過敏程度可小至幾乎無法被注意，大至危及生命。如果你患有危及生命的過敏症狀，請務必試試身體密碼這套系統，找到並移除潛在原因。但為了安全起見，千萬不要把你的過敏救命藥和腎上腺素注射器忘在家裡。

你是否知道自己正在過敏？過敏會引起許多症狀，但人們往往不了解這些症狀。例如，是否有某些食物總會讓你失去活力？是否有某些食物，當你在下午或傍晚時食用，會讓你徹夜失眠？這是人們對飲食產生過敏反應較常出現的兩種症狀。

如果發現自己有物理性過敏，需要進一步確認是對哪種物質過敏。但不知道過敏原的話也不用擔心，解碼和釋放任何相關的不平衡，比辨識過敏原本身更為重要，而且有時只須辨識類別就足夠了。最簡單的方法是確定過敏原是屬於食物、有機物質還是化學物質。

◆ 尋找並釋放物理性過敏

步驟 1

問：「我（或你）是否存在一項可以現在釋放的物理性過敏？」

· 是 → 繼續步驟 2。

· 否 → 可能沒有物理性過敏，或者現在無法釋放，需要改天再試。

步驟 2（解碼）

確定有物理性過敏後，接著問：「需要對這種過敏有更多了解嗎？」

· 否 → 繼續往步驟 3。

· 是 → 詢問下列問題的一或多個，確定任何一個的答案後，再返回步驟 2。

・問：「需要找出過敏原是什麼嗎？」

如果需要找出過敏原，有一些常見的過敏原可以測試：

花生	魚	塵蟎
牛奶	芝麻	藥物
小麥	雞蛋	昆蟲叮咬
大豆	動物皮屑	蟑螂
堅果	花粉	香水
貝類	黴菌	家用化學品

・問：「需要知道事件發生的確切年齡嗎？」

・問：「這是從別人身上吸收來的嗎？」

・問：「這是源自於某個特定事件嗎？」

步驟 3（關聯）

物理性過敏幾乎總有相關的不平衡，例如受困情緒，必須清除後才能重置潛意識對過敏原的反應。

・問：「是否有相關聯的失衡需要處理？」

・否 → 繼續往步驟 4。

・是 → 通常你會得到這個答案，此時，請重回身體密碼地圖，解碼和解決任何相關的失衡後，再重複步驟 3 的問題。

步驟 4（意念）

抱持釋放過敏的意念，用磁鐵或手沿督脈的任一段輕滑 3 下。

步驟 5

問：「我們順利釋放這項物理性過敏了嗎？」

・是 → 從步驟 1 開始，重複這個過程，尋找並釋放另一種過敏。

・否 → 重新聚焦、祈求幫助，讓心感受愛和感激，會有幫助的。接著帶著意念，再次輕滑 3 下。

◆ 釋放過敏的祕訣

　　如果能知道具體的過敏原並處理潛在原因，那個受試者最好在二十四小時內避免與該特定物質接觸，才能讓身體完全處理過敏的釋放。

想法過敏

◆ 說明

　　我發現，人眞的有可能對「想法」過敏！請讓我慢慢解釋。

　　如果一個人對草莓過敏，他的潛意識和免疫系統，就會對使草莓之所以爲草莓的獨特頻率和振動產生不適。就像前面說過的，能量是萬物的基礎，草莓是能量，想法也是能量，所以想法當然具有特定的頻率和振動，對某個特定想法產生過敏反應也就不足爲奇了。

　　對「康復」的想法過敏會如何？另一半對「承諾」的想法過敏會如何？對「金錢」的想法過敏又會如何？類似這樣的想法過敏，將嚴重破壞一個人創造自己人生的能力。

　　在下面的故事裡，可以看到「想法過敏」將造成多大的影響。

對「成功」的想法過敏

　　開始使用身體密碼之前，我已經當了多年的自雇者。確實有了一些成功基礎，卻也不斷遇到似乎永遠無法突破的障礙。

　　我決定使用身體密碼，看看它是否能幫助我有所突破。「如果賺了很多錢，我就會毀掉自己的婚姻！」經過一連串的測試，我終於發現是這種潛意識信念導致了我的「想法過敏」。我用 3 次快速滑動清除了它。

　　我不知道多快能看到消除障礙的結果，但不到一個月的時間，我的收入翻了一倍多，終於得以實現並超越我一直追求、但從未成真的月收目標。更重要的是，在之後的六年間，我的月收入沒有一次低於

我追求的目標。

　　與此同時，我剛慶祝了二十五週年結婚紀念日，和丈夫重申了我們的誓言。使用身體密碼消除通往富足的障礙，為我的人生帶來了非凡的變化！

──安・H，美國羅德島

　　當潛意識與特定的想法（任何思想、情緒、概念、事件、行動、人、地點或事物）建立錯誤或負面的連結，通常就會產生想法過敏。這可能發生在長時間或突然的情緒和／或身體壓力下。這時，這樣的想法就會被潛意識認為是「問題」，產生負面的反應或作為。正如德蕾莎在下面的故事中發現的，想法過敏甚至會導致身體疼痛。

孤獨的想法

　　朋友寫信給我，說她整個臀部突然劇烈疼痛。她認為這可能與先前的症狀有關，於是想盡一切辦法想讓自己舒適些，甚至四處尋找更舒適的床墊，最後先買了一個新的舒眠墊。

　　我提議為她檢查身體是否存在受困情緒和不平衡。令人驚訝的是，她的身體顯示她有一種與臀部疼痛有關的想法過敏。5歲時，她開始對「孤獨」產生過敏。我釋放了那項不平衡，並告訴她我會在之後再詢問她情況如何。

　　不到十二小時，她寫信告訴我：「祝福妳、祝福妳、再次祝福妳！今天早上我的臀部疼痛非常輕微，幾乎完全消失了！連帶的好處是，我不用再四處尋找床墊了！這真的是極大的解脫，疼痛總是來得突然而且非常劇烈，但現在它正以同樣快的速度離開我的身體。現在我舒服多了！」我們兩個都非常感謝身體密碼，它是解決痛苦快速有效的工具。這是何等的祝福！

──德蕾莎・R，加拿大卡加利

潛意識可能會將想法過敏當成保護措施,保護你免於承受與該想法有關的壓力,以避免充滿壓力的過去重演。

當然,想法過敏的症狀與身體過敏的症狀表現不同,前者通常包括自我破壞、情緒反應、逃避,甚至恐懼症,但有時想法過敏也可能導致身體症狀,如同剛才德蕾莎提到的故事。潛意識能自由決定要產生何種類型的症狀,以試圖避免接近特定的想法,因此,請保持開放的心態。記住,萬事環環相扣。

想法過敏幾乎總有相關的不平衡,例如受困情緒,必須清除後才能重置潛意識對這種想法的過敏反應。

附帶一提,如果有想法過敏,對任何相關的物質產生物理性過敏是十分常見的情況。例如,如果對自己的婚姻想法過敏,對另一半使用的香水產生物理性過敏是很有可能的。想法過敏會經由對特定想法的負面感受,來影響情緒反應。

◆ 尋找並釋放想法過敏

步驟 1

問:「我(或你)是否存在一項可以現在釋放的想法過敏?」

· 是 → 繼續步驟 2。

· 否 → 可能沒有想法過敏,或者現在無法釋放,需要改天再試。

步驟 2(解碼)

確認有想法過敏後,接著問:「需要對這種過敏有更多了解嗎?」

· 否 → 繼續往步驟 3。

· 是 → 詢問下列問題的一或多個,確定任何一個的答案後,再返回步驟 2。

· 問:「需要找出過敏原是什麼嗎?」

如果需要找出想法過敏原,請使用下頁的「過敏想法表」進行確認。如同之前尋找受困情緒的過程,使用自己喜歡的測試方法,找出在哪一欄、哪一列,並將範圍縮小到確切的過敏想法。請注意,雖然表中無法列出世上所有的可能性,但多數情況下已足夠大眾使用。

一旦找到特定的想法過敏原,即可返回步驟 2 進行解碼,並詢問是否需要了解更

過敏想法表		
A 欄	B 欄	C 欄
1 背負重擔 不知所措 被傷害 受到創傷 缺乏控制力 無法由自己控制的壞事	成為受害者 身為倖存者 負責（＿＿＿） 控制 改變 獨立	受重視／重要 被需要或想要 被尊重 值得、應得 擁有支持系統 忠誠
2 自己認為的缺陷 醜陋／感覺醜陋 背叛自己 感覺不對勁 感覺不安全 感覺受困	自己的想法 自己的行為 自己的個性 你自己 成長 生命	愛 付出愛 接受愛 連結 放手 順其自然
3 生病 疲勞 感覺筋疲力盡 疼痛或不適 被懷疑／不信任 被指責	有元氣 老化 死亡 需要某人 戲劇性的事件 錯了	還好 自立 自我照顧 做出積極的改變 被激勵 保持健康
4 被欺騙 被欺瞞 被操弄 被出賣 缺乏忠誠 被辜負	人們認為你是＿＿＿ 被注意 人們想要你的東西 脆弱 一般的關係 錯誤（或正確）的人	有能量 青春洋溢 有吸引力 覺得做自己很安全 感覺平靜 有創意
5 被壓制 他人的痛苦 他人的負面情緒 被拒絕 被評判 被批評	設置／維護邊界 擁有／建立一個家庭 分娩 婚姻 改變不健康的動態關係 與自己的父母相似	運用／發現天分 喜悅或幸福 信心 完成 進步 熱情
6 失去連結 孤獨 往事重演 爭吵 離婚 分手	離開家人 繼續前進 泛指金錢 花錢 某個特定的人 某個特定地點	好奇心 滿意 感激 激動 成功 財富
7 被無視 失敗 失去金錢 窮困 難以實現 情緒（使用情緒密碼表）	特定角色 某段關係中的動態／角色 被看見 目標 工作 平等的能量交換	賺錢 存錢 收款 收取費用 領到獎勵 收到禮物等

多訊息。如果不需要，請接著往步驟 3，否則可能會需要詢問以下問題：

- 問：「需要知道導致這種想法發生的確切年齡嗎？」
- 問：「這個想法從別人身上吸收來的嗎？」
- 問：「這是源自於某個特定事件嗎？」

步驟 3（關聯）

想法過敏幾乎總有相關的不平衡，例如受困情緒，必須清除後才能重置潛意識對
這種想法的過敏反應。

- 問：「是否有相關聯的失衡需要處理？」
- 否 → 繼續往步驟 4。
- 是 → 很可能會得到這個答案，此時，請重回身體密碼地圖，解碼和解決任何
  相關的失衡後，再重複步驟 3 的問題。

步驟 4（意念）

抱持釋放過敏的意念，用磁鐵或手沿督脈的任一段輕滑 3 下。

步驟 5

問：「我們順利釋放這項想法過敏了嗎？」

- 是 → 從步驟 1 開始，重複這個過程，尋找並釋放另一種想法過敏。
- 否 → 重新聚焦、祈求幫助，讓心感受愛和感激，會有幫助的。接著帶著意
  念，再次輕滑 3 下。

◆ 你關注的，會成爲你的現實

我發現下面這段話很切合我們對「想法過敏」的討論：

潛意識……不會區分建設性和破壞性的思想衝動。它會透過我們的思想衝
動，運用我們提供給它的材料工作。

潛意識會將受恐懼驅動的想法轉爲現實，如同它也能輕易將受勇氣或信念驅

動的想法轉為現實。

——拿破崙·希爾（Napoleon Hill）

請記得，你關注的事將決定你的現實，不論是在意識還是潛意識層面！

第九章
攻擊性能量

我不會讓任何人用他們的髒腳走過我的腦海。

—— 甘地

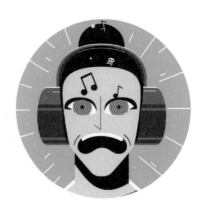

　　世上有數種攻擊性能量會讓我們的能量場扭曲、破壞我們的人生，可能由他人的潛意識或惡意的靈體創造，有時甚至是我們自己創造出來的。這類不平衡包括「破壞能量」和「惡意靈體」。

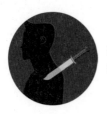
破壞能量
p.161

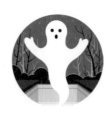
惡意靈體
p.163

破壞能量

◆ 說明

　　破壞能量是一種強烈的負能量，意圖傷害和／或破壞接收者，通常是來自他人或惡意靈體。我們可以將破壞能量比作肉眼無法看見卻具破壞性的武器、傷口或控制機制。

　　多數的破壞能量是由潛意識所創造，為表達對接收者的負面感受，但也有部分是自己創造的，通常是在持續或強烈的自虐情況下產生。破壞能量可能導致身體不適，並干擾身體的恢復過程。

　　下面的例子說明了在無技可施的情況下，黛博拉是如何透過尋找和移除破壞能量來解決當事人的問題。

腰上的「能量刀」

　　我永遠記得 81 歲的瑪麗亞痊癒那美好的一天。

　　瑪麗亞在第八次接受治療慢性坐骨神經痛的身體密碼療程時，幾乎是拖著腳走進診間。她臉上和身體上的痛苦令我非常心疼，很明顯地，她邁出的每一步都會帶來難以忍受、被刀刺傷般的疼痛。大約十分鐘後，她大聲喊道：「哦，天哪，它不見了！」我說：「怎麼了？」她說：「我的痛！」那是我聽過最悅耳的樂音！我倆同時又笑又哭。

　　原來瑪麗亞的體內有一個破壞能量，是十年前一個與她很親近的人，在她的腰上放的一把「能量刀」，一被移除後，瑪麗亞就綻出了笑容，開心得想跳舞。從那以後，她再也沒有那種疼痛了。不得不說，她是我最愛的當事人，因為她就是我的母親。我可是親眼目睹這樣的療癒歷程啊！實在令人難以置信！我喜歡成為人們療癒的工具。

　　　　　　　　　　　　　　　　　　　——黛博拉・B，美國亞利桑那州

　　通常不需要解碼太多訊息，便能找到和釋放破壞能量，但「武器」的類型和在身體中的位置，可能具有字面以外的抽象意義，「背上的一把刀」可能意味著

背叛。這有時很有趣，也有助於腦力激盪。

◆ 尋找並釋放破壞能量

步驟 1

問：「我（或你）是否存在一個可以現在找到並消除的破壞能量？」

· 是 → 繼續步驟 2。

· 否 → 沒有破壞能量，或者可能需要稍後再試。

步驟 2（解碼）

確認有破壞能量後，接著問：「需要對這個破壞能量有更多了解嗎？」

· 否 → 繼續往步驟 3。

· 是 → 詢問下列問題的一或多個，確定任何一個的答案後，再返回步驟 2。

· 問：「需要知道這種能量在體內的位置嗎？」

· 問：「這是一種武器嗎？」

· 問：「這是一個傷口嗎？」

· 問：「這是一種控制機制嗎？」

· 問：「需要知道事件發生的確切年齡嗎」

· 問：「這是某個惡意靈體或誰造成的嗎？」

步驟 3（關聯）

問：「是否有相關聯的失衡需要處理？」

· 否 → 繼續往步驟 4。

· 是 → 重回身體密碼地圖，解碼和處理任何相關的失衡後，再重複步驟 3 的問題。

步驟 4（意念）

抱持釋放破壞能量的意念，用磁鐵或手沿督脈的任一段輕滑 3 下。

步驟 5

問：「我們順利釋放這個破壞能量了嗎？」

· 是 → 從步驟 1 開始，重複這個過程，尋找並釋放其他的破壞能量。

· 否 → 重新聚焦、祈求幫助，讓心感受愛和感激，會有幫助的。接著帶著意念，再次輕滑 3 下。

惡意靈體

◆ 說明

　　我們周圍有一個看不見的世界，一個通常不會意識到的領域，但對我們的生活有著強大的影響。

　　靈魂、鬼魂和其他惡意靈體，真的存在嗎？

　　惡意靈體或黑暗力量一直是敏感話題，我在談論時有些猶豫。雖然任何偉大時代的每一種治療方法，都確實承認惡意靈體的重要性及其對身心健康的影響，但現代西方醫學——治療領域的相對新手——完全不承認惡意靈體的存在。

　　在耶穌傳道的三年間，祂似乎一直忙著驅趕惡意靈體。在祂的三十七個醫治神蹟中，有七個是驅趕邪靈，以緩解人們的精神或身體疾病。

　　雖然以藥物為基礎的現代西方醫學，否認看不見的靈可能產生的影響，因而傾向使用處方藥來抑制症狀，但古人確實是有意識地覺察惡意靈體的存在。

　　有時人們會害怕談論這個話題，害怕鬼魂或惡靈，其實不必害怕，因為多數情況下，身體密碼可以有效地處理它們。但如果這一節的主題讓你十分困擾，或者你對惡意靈體的存在仍抱持高度懷疑，也可以直接略過這一節——雖然我希望你能抱持開放的態度，了解宇宙中確實有很多我們尚未完全理解的事物。

　　如果你願意，那我們就繼續討論。這些惡意靈體是什麼樣的存在？通常會在什麼情況下遇到它們？

◆ 惡意靈體的類型

　　我相信世界上有兩種惡意靈體：「脫離身體的靈」和「無形體的靈」。

脫離身體的靈，或稱鬼魂，是那些死去但沒有朝向光前進，繼續留在人間的靈，徘徊在塵世通常是因爲仍執著於在世時的「癮」。

例如，酒精成癮的靈可能會停駐在喝酒的場所，試圖透過人體繼續體驗喝酒的感覺；色情成癮的靈可能會將思想灌輸給易感的人，讓他接觸情色資訊，並試圖進入對方的身體再次感受性，即使是以非常不引人注目的方式。注意，脫離身體的靈通常也被稱爲「不潔的靈」。

另一類惡意靈體，通常被稱爲無形體的靈或邪靈。這類型的靈從未在凡人身體中體驗過生命，卻致力於誤導人們並散播混亂。

如果不加以辨別、清除和驅趕惡意靈體，它們很可能因此更邪惡。惡意靈體喜歡製造不快樂，並會試圖掌控和剝奪人類的自由，也會讓人們產生情緒問題，例如憂鬱和憤怒，甚至更嚴重地製造出疾病和疼痛，或干擾療癒和阻礙成功。一旦涉及到惡意靈體，潛在的失衡問題將更難被辨識出來。

這兩種類型的惡意靈體，都會被振動頻率較低的事物吸引，包括暴力、色情、沉重的音樂等。各種形式的暴力，包括被描繪成娛樂形式的暴力，都可能因此將它們招來，色情也是（我認爲所有色情事物都是靈性暴力的一種）。過於激烈或黑暗的音樂，也很容易吸引惡意靈體，因此請注意音樂所產生的能量。惡意靈體會被各種形式的黑暗力量吸引，因此，如果你正接觸任何帶有黑暗能量的事物，請多加注意。

此外，在即將進行重大突破，或爲世界帶來更多光明的階段，也可能招來惡意靈體，因爲它們會想阻止這一切的發生。有時，它們也會無來由地出現，正如貝絲在下面的故事中所發現的。

固執的惡意靈體

上個星期，我和姊姊正在討論屬靈的話題時，下背突然沒有任何前兆地產生一股劇痛。如果沒有其他人的幫助，根本無法起身或支撐自己的體重。當我終於在大家的幫忙下站起來，突然一陣冷風掠過我的背後。我們開始使用情緒密碼尋找不平衡，發現並消除了一些受困情緒，但因為實在太痛，不得不縮短療程，因此沒有提供太多的幫

助。

　　到了第二天，我越來越痛，嚴重到幾乎無法行走。沒有任何東西可以緩解我的疼痛，處方藥也沒用。因此，我向另一位已有身體密碼認證的家人尋求幫助。他發現了破壞能量和惡意靈體，並試圖驅趕它們。然而，情況並沒有好轉，接下來的幾天，由於實在難以忍受，無計可施的情況下，我拜訪了專業的按摩師和靈氣師，但沒有得到太多改善。

　　我想起以前遇到過一個頑固的惡意靈體，它拒絕不戰而退，因此我決定嘗試第二次身體密碼療程，檢查它們是否真的已經消失，結果它們竟然還在！由於我是基督徒，因此我們以耶穌基督之名，命令這些惡意靈體帶著它們的武器離開。之後，我們感覺到房裡的能量開始發生變化，我的背部立即得到了明顯的舒緩。哇！那天晚上我向主禱告表示感謝，度過數月以來最安穩的一覺。我非常感謝身體密碼，它是辨別負面能量的神奇工具。透過呼求基督的力量，讓我們有能力戰勝這些黑暗能量！

——貝絲・B，美國德州

　　為他人進行身體密碼療程，就是在幫助他們以光與愛驅散生命中的黑暗。黑暗能量不希望任何人恢復健康或重拾快樂，如果可能，惡意靈體會讓人感受到懷疑、絕望或任何消極的想法或感覺，企圖阻止有人為此努力。意識到它們、擺脫它們是件好事，如此一來才能找到答案。從我和他人的親身經歷，以及古往今來的各種研究，我認為這些惡意靈體並不可怕。它們想在人們心中製造恐懼是事實，但這只是徒勞。它們的控制力是有限的，除非是我們選擇讓它們擁有控制我們的權力。

　　以下是一位身體密碼執行師的分享，她幫助患有數種不同類型失衡的當事人恢復完整狀態，是一個美好的療癒故事。

如釋重負

　　一位新的當事人來找我，她曾因童年時期遭受的性虐待而患有創傷後壓力症候群。在釋放瘴氣、惡意靈體和負面情緒的過程中，她哭了很久，之後，她終於開始放鬆並深呼吸。療程結束時，她放聲大笑，徹底感到如釋重負。以下是她第二天寄來的電子郵件：

　　「我感到非常放鬆和舒適，正試圖找到最恰當的字來描述情緒淨化的過程。離開診間後，我立刻感到如釋重負，就像少了背在身上的五十公斤一樣。我的大腦得以用一種新的方式沉澱，沒有內在糾結、惡夢或顫抖，恐慌和恐懼也一併消失了。那是一種強烈回歸自我的感覺，全然地放鬆，並被聖光所環繞。

　　「我覺得自己過去就像是恐怖故事中的角色，而現在終於得以被解救，並且走上一條新的道路，覺得無比感激。現在的我，對人生充滿希望，也有十足的安全感。過去很長一段時間，我對自己完全沒有安全感，不知道自己是誰，也無法接受自己。如今，我正在與最純真的自己重逢，就像我在診間告訴過你的。我以清醒的大腦和開放的心祈禱，真的很興奮地想知道，光會將我引向何方。我所能做的最好的描述是，就像第一次看見彩色的世界，就像《綠野仙蹤》裡扣掉阻礙的部分。我被困在黑暗中很久很久了。」

──珍妮特・G，美國緬因州

根據經驗，我發現惡意靈體會造成以下症狀：

· 疲勞

· 身體不適

· 負面的情緒問題

· 成癮

· 不知怎地覺得卡住了

- ・感覺無法動彈或不知所措
- ・自我破壞
- ・對自己或他人感到憤怒
- ・自我懷疑
- ・沮喪
- ・精神疾病
- ・惡夢

但只要找到並釋放惡意靈體，就有助於緩解很多症狀。

◆ 尋找並釋放惡意靈體

步驟 1

問：「我（或你）是否有影響我（或你）的一或多個惡意靈體？」

- ・是 → 繼續步驟 2。
- ・否 → 沒有被惡意靈體影響，或者可能需要稍後再試。

步驟 2（關聯）

確認有惡意靈體後，接著問：「是否有相關聯的失衡需要處理？」

- ・否 → 繼續往步驟 3。
- ・是 → 重回身體密碼地圖，解碼和處理任何相關的不平衡後，再重複步驟 2 的問題。

步驟 3（意念）

- ・處理惡意靈體時，禱告特別有用。
- ・移除惡意靈體有 3 種選擇：
  1. 抱持釋放惡意靈體的意念，用磁鐵或手沿督脈的任一段輕滑 3 下。
  2. 承認惡意靈體的存在，將慈悲和愛的振動集中在惡意靈體上，帶著將它們送往光之所在的意念，用磁鐵或手沿督脈輕滑 3 下以進行釋放。

3. 用磁鐵或手沿督脈的任一段滑動 3 下，同時說：「惡意靈體，我以造物主（或更高的力量等）之名，命令你離開這個人，永遠不要再打擾他。」

步驟 4

問：「我們順利釋放這個（或這些）惡意靈體了嗎？」

· 是 → 從步驟 1 開始，重複這個過程，尋找並釋放任何可能存在的惡意靈體。

· 否 → 重新聚焦、祈求幫助，讓心感受愛和感激，會有幫助的。接著帶著意念，再次輕滑 3 下。

◆ 處理惡意靈體的祕訣

「禱告」在處理惡意靈體時特別有幫助。釋放惡意靈體後，最好再檢查一次，確認破壞能量是否真的已經消失。極少數情況下，需要禁食和禱告才能讓惡意靈體離開。為了減少未來惡意靈體依附的可能，需要做一些特別的身體密碼療程，目的是提高振動頻率，在能量體、能量場或氣場中創造完整和平衡。此外，建議避免接觸任何可能干擾你個人力量和身體、能量體健康的人事物。

◆ 天使和惡意靈體的隱形世界

世上有黑暗的靈魂，也有光明的天使。

在你存在於地球之前，你活著嗎？

關於前世今生，人人都有不同看法。有些人相信輪迴，我也是，但稍有不同。

如果你讀過一些人在手術臺或事故中的瀕死經驗，會發現他們經常描述突然看到天使。多數情況下，這些天使與自己有某種家族關係，通常是祖先，有時也可能是尚未出生的後代。

多年前，當我思考這個問題並祈求指引時，我開始對人生中發生的各種事有了更深刻的見解。

我們都曾到過地球。我指的是，我相信地球上的每個人，都曾在出生之前就到過地球——也許還很多次——以「守護天使」的身分，來幫助正在經歷塵世生活的人。我相信這些任務是學習的一部分，為我們自己的塵世生活做準備，也是

邁向永恆的一部分。

天使也會有強烈的情緒嗎？我相信會。

想像一下，當天使被指派幫助某人度過人類生活，卻眼睜睜地看著這個人被虐待、奴役或謀殺，我不認為必須擁有「身體」才能感受到這些情緒、創傷或其他失衡能量。因此，我相信天使也會產生情緒包袱，並在準備好體驗人間，以肉身的形式出生時一併將之帶入。

我相信作為天使時帶來的受困情緒，與之後在凡人生活中產生的受困情緒，同樣真實且強大。我相信我們都絕對有過「其他世」，有過作為守護天使的生命經歷。我也相信這些天使通常是家族成員，不是逝去的祖先，就是尚未出世的後輩。畢竟，誰會比自己的親人更關心我們呢？

下面是依子的故事，在需要幫忙療癒家人時，她從已故的祖母那裡得到指示。

天使之聲

溫暖的午後，一道溫暖、有著玫瑰般甜美氣息的金光突然向我灑來，將我和兩個孩子摟在懷裡，令人非常歡喜。焦慮和數不清的慢性疼痛，讓我平時一直無法安心休息，但這道神祕的金光，讓我得以安心地小睡片刻，兩個好動的孩子也是。我們共度了一個美好的午後，真是奇蹟——但真正神奇的，是午睡醒來後的事。我在幾個小時後醒來，令我驚訝的是，多年來我一直在對抗的背部和頸部慢性疼痛大部分都消失了，尤其是頸部。

突然，一道聲音從上方傳來，或者更像是從我的心裡傳來，說道：「妳需要去拿妳的 iPad，打開電子郵件……」我不知道是怎麼回事，但我知道這個聲音是來自天堂，我需要跟隨它。我從床上起來，打開電子郵件信箱，裡面有一封信是來自我敬愛的靜心老師，我和他認識很久很久了。那道聲音說：「妳需要打開這封郵件。」信裡頭有個連結，是布萊利·尼爾森醫師在蓋亞頻道（Gaia TV）的電視專訪。那道聲音繼續告訴我：「看看這段影片。」

那些日子裡我患有慢性疲勞，總是非常疲倦，除了日常家務和照

顧孩子，什麼事也做不了。因為那道金光的愛和溫暖，我才能有多餘的能量觀看那段專訪。當時我的眼睛也總是很痛，很難看清楚螢幕，但在看那段影片時卻不再如此。看完專訪後，那道聲音說：「我要妳向這個人學習。」這時，我終於知道，那道聲音是從住院中的外婆那傳來的。結果，第二天我就得到外婆過世的消息。

那就是她的聲音，她對我說：「我想請妳向這個人學習：布萊利·尼爾森醫師。我在有生之年無法療癒我和女兒們的關係（我的母親和阿姨），沒有能力和智慧來療癒與女兒們的隔閡，我心愛的女兒們正在受苦，我需要妳幫助我，而這個人可以幫忙妳完成這件事。」

我決定開始進行情緒密碼的療癒。從那時起，濕疹、花粉症、食物不耐和劇烈的眼睛疼痛，我遇到的所有問題都消失了。在丈夫和我一起進行後，我們的財務狀況也解決了。

之後，我收到一封電子郵件，說尼爾森醫師要前往德國舉辦身體密碼工作坊。我告訴丈夫：「啊，他來了，我們可以去見他嗎？」丈夫回答：「去訂車票吧。」這就是我從英國來到這裡參加這場工作坊的原因。這是一個奇蹟。謝謝你。

—— 依子·D，英國斯陶爾布里奇

琴恩和我在德國的一次活動中認識了依子，並記錄了她美麗的故事。

有時，神會透過天使提醒我們。一位朋友告訴我，他曾在大霧中的雙向道上緩慢行駛時，突然聽到一個聲音向他喊道：「現在馬上離開道路！」他毫不猶豫地把車子開到路肩後，隨即有一輛車從他身邊高速衝過，而且正是在他原本的車道上。他告訴我，如果沒有聽從那個聲音的指示，他肯定已經死了。

如果突然聽到警告的聲音，那是誰？禱告後收到的低聲回應，或是靈光一閃湧現的解決方法，都是從哪裡來的？

我相信，天使會在我們的耳邊低語，有時甚至會對我們大聲說話。我相信，當我們發現並消除身體的不平衡、惡意靈體和負面能量，就可以更清楚地聽見天使的提醒和訊息，更全面地感受到祂們的愛。

第二區

病原體

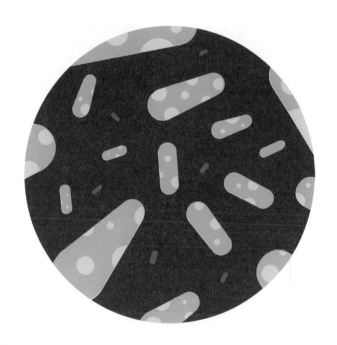

能量治療是基於這樣的假設：
疾病是由身體能量和能量場的紊亂所引起，
因此得以透過對能量和能量場的干預解決。
——傑德・戴蒙德（Jed Diamond）[1]

<hr />

[1] 譯注：國際知名男性健康、性別、老化、演化心理學等領域之教育家、訓練家與權威，也是催眠師。

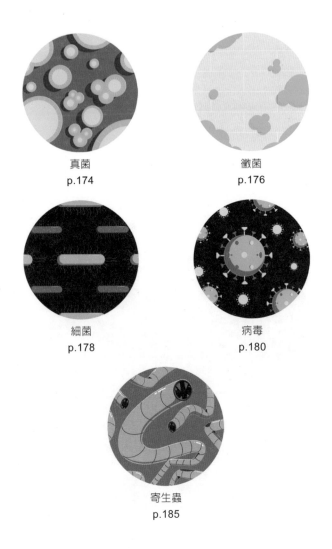

真菌
p.174

黴菌
p.176

細菌
p.178

病毒
p.180

寄生蟲
p.185

　　「病原體」這一區是要幫助你了解包括病毒、細菌、真菌、黴菌和寄生蟲等不同種類的病原體感染，以及如何辨識及修正。

第十章
病原體

身體具有天然的自癒力，

醫學領域的任何人，都無法假裝對它們有最終的理解。

—— 偉恩・戴爾博士

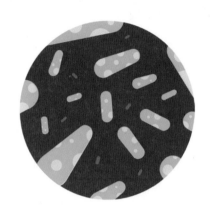

　　病原體是在體內引起傳染性或人體疾病的傳染性微生物、細菌或生物媒介。由病原體引起的疾病，嚴重程度各不相同，有些相當輕微，有些卻足以致命。例如，普通感冒和伊波拉病毒之間便無法相提並論。

　　病原體的繁殖和生存只需要一個宿主。病原體一旦感染宿主，便會設法避開身體的免疫反應，並利用體內資源自我複製，直到離開或傳播給下一個宿主。

真菌

　　傳染病是全球性的殺手。每年有超過一千七百萬人死於感染，是人類致死的主要原因之一。請記住，任何類型的感染都有潛在風險，因此建議，可以的話**請尋求醫療協助**。但如果想先靠自己，或者更喜歡先嘗試自然方法，書中也會有相關參考。

由歷史上看來，人們對感染知之甚少。例如，中世紀的老鼠身上帶有被細菌感染的跳蚤。由於衛生條件惡劣、生活環境骯髒，大量跳蚤透過叮咬將這種病菌傳給人類，結果就是誕生了「黑死病」，導致數百萬人深受病痛與死亡之苦，是非常可怕的時代。當時，人們的病症讓醫師百思不得其解，導致這種疾病被普遍認為是神對人類罪行的報復，但也有一些不同的說法，例如是因為空氣、水質，甚至是當時人們的觀念導致。

隨著顯微鏡的出現，以及微生物學之父安東尼・范・雷文霍克對顯微鏡的突破性使用，病原體的無形世界突然變得容易親近了。終於，透過實驗顯示，食物變質或麵包發霉，其實是因為小生物在發揮作用。

隨著人類對公衛領域的重視，包括使用更好的衛生設施、改進下水道系統、宣傳洗手的重要性等，感染導致的死亡人數急劇下降。

多數傳染性生物都具有「伺機性感染」的特質，意思是，只要有機會，這些生物就會抓緊機會傳播出去。例如，免疫力降低就更有可能受到感染並傳播病菌。多數時候這種致命的生物體其實一直活在人體內，只是大部分時間都受到免疫系統的控制，讓我們得以保持健康。

真菌感染

◆ 說明

我在執業時，最常見到的真菌感染類型就是念珠菌。

念珠菌被稱為「偉大的模仿者」，它會引起各式各樣的問題，因此經常被誤診為其他疾病。一般來說，真菌是伺機性感染的菌種，這表示它們無處不在，只要找到機會就會生長。各種真菌和產生的孢子存在空氣及人體內，通常會受到免疫系統的控制，但如果免疫系統失衡，它們就可能開始生長、繁殖。

◆ 常見的真菌感染症狀

真菌感染經常會引起焦慮、恐慌、脹氣，以及腦霧，也容易引發患者對糖和澱粉類食物的渴望，因為真菌是以甜食、麵粉、麵包、烘焙食品，甚至酒精中的單

醣維生。事實上，這可能正是酗酒背後的其中一項潛在原因。酒精在體內會分解成糖，滋養真菌或黴菌感染，讓它們的生長更加繁盛，除非進行干預，否則很可能會產生惡性循環。理想情況下，應該停止喝酒，並採取措施消滅真菌（或黴菌）。

真菌感染的其他症狀包括：便祕、腹瀉、憂鬱、濕疹、皮膚感染或皮膚問題、過度疲勞、頭暈、頭痛、偏頭痛、消化不良、易怒、學習困難、情緒不穩、記憶力衰退、肛門搔癢症、對香水和／或化學物質過敏、鵝口瘡（真菌在舌頭上可見）或陰道炎（因為黴菌和真菌感染喜歡生活在身體黑暗、潮濕的區域）。

◆ 真菌感染的常見原因

念珠菌和黴菌等真菌感染，在荷爾蒙治療後相當常見。

例如，服用避孕藥通常會破壞荷爾蒙平衡，並創造出讓這些伺機性菌種得以繁殖的環境。懷孕也會破壞平衡，肇因於這段時間所產生的荷爾蒙波動。使用抗生素也會造成失衡，使真菌和黴菌滋生。一般來說，人體腸道中有高達 1.6 公斤的健康菌叢，構成了免疫系統的大部分，可以防止真菌和其他病原體的感染。抗生素，尤其是廣效性抗生素，不僅會殺死腸道壞菌，也會殺死好菌，從而削弱免疫系統，之後當真菌或黴菌進入人體，就會在缺乏阻擋之下大量繁殖。高糖飲食也容易為真菌和黴菌創造出易於繁殖的環境，因為它們擁有的燃料越多，就能更強壯。糖尿病也是一項原因，高血糖為真菌和黴菌的繁殖創造了非常適合的環境。

◆ 黴菌 VS. 真菌

黴菌是一種真菌，但由於某種原因，它們在體內的表現有所不同。正因如此，即使黴菌和真菌之間有很大的關聯，但在身體密碼系統中，它們是屬於不同的感染類型。

根據經驗，治療真菌和黴菌感染的最佳自然療法，是印棟葉膠囊和椰子油。印度苦楝樹（Neem）是一種來自印度的樹，它的葉子對身體具有相當溫和的清理作用，但對真菌感染有很強的抵抗力，在網路或保健食品的實體店面都很容易找到。冷壓初榨的純椰子油，則可以修正和預防真菌感染，以及保持皮膚、器官

和其他組織的健康。記得，潛意識知道你需要什麼，可以運用肌肉或擺錘測試，找出身體需要的藥劑種類及劑量（多少瓶、幾顆膠囊、幾滴滴劑、幾茶匙的量等）來清除感染。

請注意，真菌或黴菌的死亡可能引發類似流感的症狀，包括噁心和嘔吐。人們經常會預設以高劑量的印楝葉膠囊進行測試，但更理想的情況，其實是長時間攝取低劑量——例如，每天十或二十顆印楝葉膠囊，持續兩到三星期，甚至更長，取決於感染的嚴重程度。

椰子油可以用湯匙內服、塗抹在皮膚上，或用於烹飪。可以簡單詢問哪種方法最適合你的體質及感染的類型和位置。例如，由黴菌引起的皮疹可以透過在患部塗抹椰子油、內服或兩者兼用。

黴菌

◆ 說明

黴菌感染在現今似乎越來越普遍。如同任何真菌，黴菌也是伺機性感染的菌種。無論在哪裡，黴菌都無所不在，能在任何適當的地方生根發芽。黴菌感染會產生各式各樣的症狀和問題，關節和肌肉疼痛、疲勞、鼻竇和呼吸系統問題、眼睛感染、皮膚炎、發燒、頭痛和腦霧，以及對單醣的渴望。

黴菌感染會引起與真菌感染相同的所有症狀。黴菌對身體非常危險，但通常很難以正規的醫學檢測診斷出來。不知為何，黴菌感染似乎在增加。最嚴重的黴菌感染，通常是由於持續、反覆地暴露於黴菌源中，例如由於漏水而致使黴菌在房屋中生長，或是黴菌孢子經由通風系統被反覆吸入。

在接下來的故事中，康妮在小孫子身上使用了身體密碼，找到了導致他生病的真正原因。

黴菌威脅新生兒的生命

幾個星期前我覺得不太舒服。當時，我和兒子、兒媳一起住，擔任照顧新生兒的助手，因此更不能造成麻煩。我先是祈禱，尋求神的

指引，接著打開身體密碼應用程式，查找自己極度疲勞的原因。

在應用程式中，我被帶到病原體，接著是黴菌。經過測試，我對黴菌的肌肉回應很強，確定就是這個原因了。奇怪，這是一個乾淨、可愛的地方，牆壁或管道區域的任何地方都沒有明顯的黴菌，但的確，走出公寓感覺就好多了，回到屋裡卻開始打噴嚏，覺得很累。向其他身體密碼執行師確認，他們也表示這個發現是正確的，建議我們盡快離開那裡！但我們不可能立即打包就走。

不幸的是，一星期後，五週大的新生兒在當地一家醫院病危。因為脫水，醫護人員無法為孩子進行靜脈注射，又因為孩子太累，也無法餵奶。使用身體密碼進行的肌肉測試顯示，他也感染了黴菌。

孩子被轉移到兒科醫院，終於在那順利進行靜脈注射。我們告訴醫護人員，懷疑問題出在黴菌感染，希望能進行測試，醫院卻回覆他們沒有相關的檢測可做，非常令人沮喪。取而代之地，醫師進行了脊椎穿刺，結果顯示沒有腦膜炎病毒。

我們繼續按照醫師開出的處方進行治療，但也用了身體密碼提供的建議，採用印楝樹和薰衣草精油，過沒幾個小時，孩子就醒了。兒媳也同時使用了這些保健品，以便它們也出現在餵食嬰兒的母乳中。兒子則向零售商購買了黴菌測試套組，擺在公寓廚房的流理臺上幾天。黴菌孢子因暴露在空氣中而在培養皿中生長，這是黴菌侵擾的明確指標。

出院後，在兒科診所進行了檢測，證實孩子體內的黴菌含量異常地高，是全身性的感染。

在確定下一個居住空間之前，我們搬進了旅館。孩子很好，正在好轉當中。檢查員在舊公寓的通風系統中發現了黴菌來源，說這是他們處理黴菌問題多年，遇過最嚴重的一次。

我是否感謝身體密碼？沒有身體密碼，我們早就失去家中的最新成員了；沒有身體密碼，我的小孫子可能會莫名地被歸類為「發育不良」。我們很高興能及時解決問題。神會回應我們的禱告嗎？我敢打

賭祂會，因為祂的確為我們提供了幫助自己的工具。

── 康妮・B，美國猶他州

為了有效預防和消除感染，必須讓免疫系統正常運作。任何使身體失衡的事，都會干擾免疫系統，阻礙它識別和消除感染的自癒力。例如，受困情緒和其他能量失衡，確實會透過扭曲能量場使其失衡，進而導致身體組織感染或感染擴散和增生。找到並解決潛在原因，就能消除感染，讓健康的組織生長，就像凱西在下面的故事中所做的。

生病的嬰兒

一天早上，有一位母親打電話給我，她很擔心她五個月大的女兒。她的尿布很臭、腹瀉，屁股上有開放性潰瘍，非常痛。

我發現嬰兒感染了真菌，還發現一個相關的不平衡是大腸錯位，另一個相關的不平衡是吸收水分困難。這是寶寶從別人那裡吸取了受困情緒造成的，因此我釋放了那個受困情緒。我問大腸現在是否復位，得到的回答是肯定的。接著我釋放了真菌感染的能量，並抱持免疫系統消除真菌的意念。

第二天這位母親打電話給我說，瘡幾乎完全消失了，只剩下最深的，但已經明顯好轉了。在檢查嬰兒的水分吸收能力後，測試顯示她不再有這個問題。幾天後，她屁股上的瘡完全消失了。

── 凱西・H，美國猶他州

細菌

◆ 說明

細菌是較大的單細胞微生物，例如鏈球菌、葡萄球菌、沙門氏菌、大腸桿菌和幽門螺旋桿菌。細菌感染可能致命，也可能導致結核病、肺炎、霍亂、梅毒、

炭疽病、痲瘋病、胃潰瘍和腺鼠疫等。根據經驗，低度感染是現今最常見的感染程度。如同低度的病毒感染，低度的細菌感染通常是輕微的，不會危及生命，卻會導致很多身體問題，常見的有慢性疲勞症候群的精力不足、纖維肌痛症的肌肉疼痛、胃潰瘍或胃酸逆流，以及皮疹等其他令人困擾的問題。

另一方面，低度感染通常是癌症等嚴重問題的隱藏因素。傳統的感染治療基本是使用抗生素、抗病毒藥、抗真菌藥和抗寄生蟲藥，問題是，抗生素的廣泛使用將導致超級細菌的誕生，它們對每一種已知的抗生素都產生了抗藥性。抗生素的另一個問題，是它們引起的副作用以及對身體的傷害。替代醫療保健界的一句俗語是，身體需要七年才能從服用抗生素造成的損害中恢復，然而，最新的證據卻顯示，這可能永遠無法完全恢復。

研究顯示，多種疾病都與服用抗生素有關 —— 尤其是在年輕人中 —— 包括肥胖、憂鬱症、氣喘、第一型和第二型糖尿病，以及發炎性關節炎。廣效性抗生素會消滅健康的腸道菌群，將導致終生的消化問題。西方醫學之父希波克拉底曾說：「所有疾病皆始於腸道。」他早已知曉其中深意。

正如人人皆具有身體和靈兩個面向，能僅作為靈，或者身體與靈的結合體，病原體也不例外。因此，發現僅以「靈」或能量形式存在的病原體並不罕見。常發生的情況是，當身體感染已被免疫系統消除，病原體的「靈性能量」卻仍存在。如果曾感染黴菌但已經清除，卻仍可能帶有黴菌的能量，正如蘇在下面的故事中發現的。

痘痘消失了！

我幫助過一位因患有嚴重囊腫型青春痘而非常自卑的 14 歲女孩。她服用藥物已經一年，現在正透過避孕藥治療青春痘。經過一次身體密碼療程，痘痘幾天後就消失了。三天後，她說自己 90% 的痘痘都消失了！許多感染，例如黴菌、過去的病原體能量及受困情緒，這些皮膚科醫師以傳統醫學方法無法發現的潛在原因，都被釋放了。

—— 蘇・C，美國佛羅里達州

病毒

◆ 說明

在拉丁文中，「病毒」的意思是指毒素或毒藥。考量到病毒對身體的破壞力，這樣的解釋是非常適合的。病毒非常微小，僅占普通細菌細胞的大約 1%，以普通顯微鏡是看不到的。

病毒包括流感病毒（如 H1N1 或豬流感）、普通感冒病毒、冠狀病毒、疱疹病毒、引起肝炎的各種病毒，以及 HIV 病毒（即導致愛滋病的病毒）。病毒會入侵細胞，在當中誘導細胞製造更多病毒，並同時進行細胞破壞。病毒很容易隨著時間發生變異，因此，當研發的藥物和疫苗上市時，往往已經失效。也有一些人認為，新病毒是實驗室無意或刻意製造出來的。

即使病原體不存在，這種能量仍可能導致不平衡，產生與實際受病原體感染相同的症狀。

我會知道這件事，是因為一位多年未見的老患者突然造訪。她解釋道：「我一直覺得不舒服。進行了一些測試，顯示我感染了 EB 病毒（又稱第四型人類疱疹病毒）。」我立即開始為她考慮所有可能的自然療法，包括野生牛至①、橄欖葉萃取物等。

我對她說：「我希望有更好的方法來處理這些問題。」然後在心裡默默祈禱：「神，如果有更好的方式能解決這個問題，請祢幫助我知道是什麼方法好嗎？」突然，靈光湧入了我的腦海。

雖然從傳統西方生物學的角度來思考病毒是對的 —— 病毒是一種微小的有機體 —— 但還有另一種同樣正確的觀點可以解釋。

什麼是病毒？病毒是由分子組成，分子由原子組成，原子是由純粹的能量組成。因此，得證病毒是由能量組成。

突然，我了解了，以這種方式看待病毒感染，也同樣是有效、真實的。我意識到，從某種意義上說，病毒感染與可以釋放的受困情緒能量沒什麼不同。病毒

---

① 又稱奧勒岡或野馬鬱蘭。

感染──以及任何其他感染──都可以被視爲一團能量雲。我了解到，如果我能正視這個想法，就能將病毒感染以「能量」的形式解決。

首先，我對她進行肌肉測試，在建立基準測試後問道：「妳體內有 EB 病毒嗎？」獲得了肯定的答案。我帶著從她體內釋放病毒能量的意念，同時盡最大的努力忘記自己從生物學所學到的一切，用磁鐵沿她的督脈向下滑動了幾次。接著，重新進行肌肉測試，看看是否有什麼改變。確實有，我再也無法讓她的肌肉對病毒產生有力的回應。我想：「這麼簡單就解決了嗎？」

這可能是一項極具挑戰的心理練習。多數人，尤其是受過傳統生物學訓練的人，都習慣將病毒視爲微小的生物體，它們透過劫持細胞的繁殖過程，產生更多病毒而導致疾病。這個過程當然需要時間，但是，我的一次經歷教會了我另外一件事。

◆ 慢性咳嗽

有天，一位患者因爲慢性咳嗽來找我，這樣的症狀已經持續了好幾個星期，每深吸一口氣，她就會不由自主地咳起來。

使用身體密碼和肌肉測試後，我發現她感染了病毒，又問了幾個問題，確定了是普通的感冒病毒。

之後，我用盡最大的努力，將感染想像成一團能量雲，帶著將病毒從她體內釋放的意念，用磁鐵沿著她的脊椎向下滑動數次後，說道：「好吧，妳現在深呼吸一下，看看怎麼樣了。」深吸幾口氣後，她驚訝地轉向我說：「消失了！這是怎麼做到的？你做了什麼？這怎麼可能？」我簡單解釋了一下。那時她的治療已經結束，因此我和她一起走到櫃臺，和工作人員在那裡跟她聊了幾分鐘，她就滿臉笑容地離開了。

然而，當我沿著走廊進入剛才的診間，突然感覺有什麼東西進入了我的胸部。深吸一口氣後，我竟然不由自主地咳了起來！不知爲何，我吸收了剛剛從她身上釋放的能量。對自己進行測試後，我發現我感染了同樣的病毒，對，就是幾分鐘前我從患者身上釋放的普通感冒病毒。當我從她身上釋放病毒後，病毒的能量顯然懸在空中，而我就這樣直接走進裡頭了。

我帶著釋放病毒能量的意念，從前額到頸後，用磁鐵沿著自己的督脈滑過數次，然後深吸一口氣——咳嗽不見了！

這次的經驗讓我明白，病原體其實就是純粹的能量，雖然西醫不承認也不理解這樣的概念。依照傳統微生物學的理論，病毒感染有潛伏期，需要實際的孵化和繁殖才會產生症狀，不可能立即引起咳嗽等嚴重問題。但是，如果將病毒以及任何的感染或侵擾視為純粹的能量，就說得通了。

當然，這不僅適用於病毒，也適用於所有類型的病原體，就像正在學習身體密碼課程的喬瑟琳所發現的。

疲憊消失

我參加身體密碼認證課程時，有個志願者非常疲憊，好像身體的所有元氣都被抽走了。在第一次療程中，我確認且解決了病毒、細菌和寄生蟲病原體的能量。後來，這位當事人和我分享：「自第一次療程以來，我感覺自己的能量真的不同了！現在我不會總是覺得累了，之前我真的覺得自己每天都像是被身體拖著走似的。太感謝妳了！」

——喬瑟琳·P，加拿大艾伯塔省

我發現，有時只須以這種方式處理感染，就足以削弱病原體，讓免疫系統自然克服。然而，有時確實需要其他的物理支持，例如草藥或營養補充劑。

有一件事很重要：以這種方式處理病原體，很仰賴**信念**。我們相信的事物，會影響我們的現實。帶著祈禱和信仰，全然相信身體密碼，且受你幫助的人也同樣如此，我相信無論病原體是什麼，所有的療癒都是可能的。這對傳統生物學來說或許沒有道理，但就量子物理學而言是可能的。有時我們只是受限於自己的信念，這些信念將產生龐大的限制。

有趣的是，根據我的觀察，光是「病原體的靈」的存在，就足以導致類似實際感染的症狀。

知道病原體是能量，將有助於你使用後面的練習來釋放它們。

以下為開始練習前的簡短說明。要消除病原體，有兩件事可以做：

· 釋放病原體的能量。

· 辨識並找到消除病原體的方法。

要釋放病原體或寄生蟲感染的能量，只須將病原體視爲體內的能量雲。如果想要，可以去確認這個病原體能量的位置，但不是必須的。接著，只須以磁鐵或手沿督脈輕滑 3 下，即可完成釋放。

◆ 處理病原體的祕訣

需要注意的是，在處理任何類型的感染時，都有必要清除任何相關的失衡。我遇到的很多情況是，低度感染一直沒有消失，直到受困情緒或其他阻礙釋放的能量被妥善處理。

有時確實需要物理支持才能完全消除病原體，建議可以尋求醫療保健人士、營養師或草藥專家的協助。請注意，任何感染都有潛在風險，**有任何疑問請務必就醫**。

◆ 野生牛至

我發現，對付病毒最好的自然療法是野生牛至，它具有抗眞菌（因此也能抗黴菌）和抗寄生蟲的作用。

野生牛至與在商店香料區購買的奧勒岡略有不同。在市場上可以找到多種不同的野生牛至產品──透過肌肉或擺錘測試即可找出自己需要的是哪一種。如果你有一個藥草園，也可以考慮加種幾株野生牛至，但在網路上和多數保健食品商店中應該都很容易找到。

◆ 橄欖葉萃取物

橄欖葉萃取物即由壓碎的橄欖葉製成，是另一種強大的抗病毒和抗菌藥物，在商店或網路上也很容易找到，但如果你的院子裡有一棵橄欖樹，當然也可以自己製作。

◆ 膠性銀

膠性銀（colloidal silver）是另一種非常強大的抗病毒、抗菌、抗眞菌化合物。膠性銀其實是液狀的銀離子，因此肉眼看來與水沒有太大區別。嬰兒出生時，如果母親患有性病或其他感染，會將硝酸銀溶液滴入嬰兒的眼睛，以防新生兒失明或罹患其他併發症。如果眼睛感染了，可以滴一或兩滴膠性銀在眼睛裡，間隔幾小時滴一滴，持續一天左右，通常就能解決問題。膠性銀是我使用多年的藥物，口服或外用都很可靠。它有多種用途，而且可存放的時間很長，可以放一些在保健急救箱裡備用。在家裡製作膠性銀有很多種方法，但在商店裡也很容易找到。使用膠性銀時請務必注意，攝取過多可能會使皮膚變成藍色，所以務必透過肌肉或擺錘測試出需要的劑量，根據不同的產品，也請不要攝取超過瓶身標籤上的建議劑量。任何天然藥物或草藥的攝取劑量都可以透過肌肉測試得知，潛意識會知道多少粒的野生牛至或橄欖葉膠囊，或多少滴的膠性銀是身體現在需要的。

◆ 確定劑量

以下介紹如何確定治療病原體感染或能量侵擾所需的藥物劑量。

可以問：「＿＿＿＿＿有助於身體消除這種感染嗎？」透過測試找出解方後，須進一步確認需要多少劑量。因此，可以問：「我（或你）每天需要兩顆膠囊嗎？」或：「我（或你）每天需要兩滴這種滴劑嗎？」如果測試獲得肯定的回應，表示身體至少需要這個劑量，因此可以繼續問問更高的數字，直到找出最大劑量，例如：「我每天需要三顆膠囊嗎？」如果答案仍爲肯定，再試試：「我需要四顆膠囊嗎？五顆膠囊？六顆膠囊？」持續測試，直到超過某個劑量後得到無力的肌肉回應，這便是最終所需的劑量。如果每天需要五顆膠囊，問道：「我每天需要五顆膠囊嗎？」應該會得到有力的肌肉回應，繼續問：「我每天需要六顆膠囊嗎？」則會得到無力的肌肉回應。

確定每日劑量後，接著可以確認需要服用多少天或多少星期，請記得定期重新測試，以防劑量發生變化。也十分建議諮詢醫療保健人士、營養師或草藥專

家，以獲取更多訊息。再次提醒，任何感染都有潛在危險，**有任何疑問請務必就醫！**

寄生蟲

◆ 說明

據估計，美國 80% 的人口患有寄生蟲感染。

寄生蟲感染很難用傳統方法辨識出來。事實上，多數感染人體的寄生蟲，根本不會出現在一般的醫療檢驗中。水、食物、蚊蟲叮咬、與動物接觸，甚至赤腳踩在草地，都可能因此感染寄生蟲。

寄生蟲很難被發現和清除。牠們如此難以捉摸的原因之一是，其外觀和運作方式會隨著生命週期改變，此外，還天生具有欺騙及逃避人體防禦力的能力。

有時，即使我懷疑患者有寄生蟲，肌肉測試卻會得到否定的答案，但如果測試是否需要特定的驅蟲輔助品或草藥，卻能得到肯定的回答。起初我認為這十分不合邏輯，但進一步思索後，想到寄生蟲的生存方式即為與環境融合，也就是說，寄生蟲成為人體的一部分並不少見。因此，雖然聽起來很奇怪，但我確實會在無法測出患者體內有寄生蟲的情況下，卻測出他們的身體需要驅蟲輔助品。而當患者開始服用輔助品後，幾天之內，就能測得他們身上的確有寄生蟲。

了解寄生蟲是一種會新陳代謝的生物相當重要。寄生蟲會代謝牠們的食物，即你的身體或你攝取的食物，並於代謝後產生廢物。因此，或許聽起來很糟糕，但寄生蟲確實會在你的身體中排泄。

在治療有寄生蟲問題的患者時，我注意到一些特定的模式，包括短暫的身體疼痛及疼痛轉移。寄生蟲會進入身體的某個區域，等到食物耗盡後便前往另一處，如同蝗蟲吃光一區的作物後轉移到另一區。

許多寄生蟲會產生尿酸，這是蛋白質代謝的副產品，會提高體內的尿酸濃度，導致痛風。痛風在中世紀曾被稱為「帝王病」，因為只有非富即貴的人才吃喝得起紅肉和紅酒這些導致尿酸的來源。我發現，有時給患者服用驅蟲草藥，就能解決痛風問題，我相信這是因為隨著不受歡迎的寄生蟲死後，尿酸濃度也隨之

降低的結果。使用身體密碼查找寄生蟲是非常準確的，就像安琪拉在下面的故事中發現的。

確認寄生蟲

我在法國的一位當事人，到醫院探望她的 3 歲孫女。一個星期以來，這個還在學走路的孩子一直維持著高燒四十度，但沒人能弄清楚到底出了什麼問題。我問她是否介意讓我看看。幾個小時後，我獲得了同意。

我用身體密碼應用程式，發現是負責控制溫度調節的下視丘產生失衡、肝臟發炎，還有脾臟和肝臟中因寄生蟲引起的代謝廢物。我很好奇，到底是什麼樣的寄生蟲能引起這樣的高燒？因此找了一張列有多種寄生蟲的清單，詢問這種寄生蟲是否在清單裡，結果得到肯定的答案，是「弓形蟲」。一星期後，她收到了醫師的診斷，還真的是弓形蟲感染！

——安琪拉‧H，加拿大魁北克

寄生蟲種類繁多，從微生物到大型生物皆有。可能為人類帶來困擾的寄生蟲，主要有三類：

‧原生動物：寄生在宿主體內的單細胞微生物。
‧蠕蟲：寄生在宿主體內的寄生蟲，例如蛔蟲、鉤蟲、蟯蟲、條蟲、吸蟲等。
‧體外寄生蟲：寄生在宿主身體表面而非體內的寄生蟲，例如蝨子、跳蚤、臭蟲等。

寄生蟲可能不會引起任何症狀，也可能引起各種症狀。一些常見問題包括便祕、腹脹或腹瀉等腸道問題，以及肌肉疼痛、虛弱、疲勞、焦慮和頻繁的皮疹。慢性病原體和長期寄生蟲感染可能導致嚴重和危險的疾病，例如潰瘍性結腸炎和

克隆氏症。

　　茱莉是我見過最嚴重的寄生蟲感染個案，也是我成功使用身體密碼解決的一個神奇案例。

◆ 驅離寄生蟲，找回一個年輕女孩的人生

　　22 歲時，茱莉的父母帶她來求診。

　　茱莉每天都承受癲癇發作和極度疲勞折磨，並且在慢性疼痛的折磨中忍受著人生。彷彿這樣的折磨還不夠似的，茱莉在記憶方面也出了問題，除了遺失大部分的長期記憶，使她很難憶起過往及身邊的朋友，短期記憶的狀況也很不好，這讓她基本上只能待在家中，幾乎成為一位殘疾人士。

　　四年前，茱莉 18 歲，剛從高中畢業，身體健康。因為想對社會有所貢獻、讓世界更美好，有人邀請她前往菲律賓擔任傳教士，她欣然接受了。菲律賓的生活條件比她想像中要簡陋許多，最後，她在一間衛生條件很差的孤兒院裡長時間工作。

　　幾個月後，茱莉得了重病，不得不回到美國。

　　她的症狀令人費解。看過一個又一個醫生，沒人能找出病因。她就快要撐不住了，正在失去生命，輸掉與未知的攻擊者的戰爭。醫師初步的判定是她還能活四個月，但以她身體惡化的速度，連醫師也無法想像她還能活超過那個時間。雖然，她來找我時已經繼續存活了四年，成功堅持了下來，但基本上可說是毫無生活品質可言。反覆遭受折磨的她，根本無法踏出家門一步。父母放棄帶她去看更多的專科醫師，而是以我的診所作為最後的希望，期待我能做點什麼來幫助她。

　　對茱莉進行肌肉測試後，我發現她身上有寄生蟲。透過更多的測試，我發現她體內不僅有寄生蟲，而且共有「9 種」不同的寄生蟲，比我以往接觸過的任何案例都還要多。

　　從我診所內有的各種驅蟲輔助品中，我測試了她需要的種類以及劑量，告訴他們，茱莉需要非常規律地定期服用輔助品。她母親向我保證絕對會的，茱莉則抬起頭來微微一笑，說自己會盡力。

　　茱莉的例子之所以如此神祕，不是因為她花了整整一年的時間才康復，而是

那一年我們是如何度過的。一年間，她進出我的診間大約 18 次，一次兩小時。每次我們都會進行測試，看看她對寄生蟲的反應如何。我們一個接一個消滅不同的寄生蟲，從一種驅蟲輔助品換成另外一種，因為一種類型滅絕後，另一種還是會孵化。

僅靠潛意識的引導，經過大約十二個月的照護後，茱莉康復了。

我永遠記得，那年年底，茱莉終於又恢復那個年紀的年輕女孩該有的樣子，再次充滿活力和幸福，也重回大學，拿到進階手語學位。她對重拾健康充滿感激，告訴我自己正努力回到過去的生活，逛街、去餐廳和散步。她告訴我，不只一次，她在遇到老朋友時聽到他們驚呼，以為她已經死了！

我不怪先前的醫師沒能診斷出茱莉的問題，在菲律賓或許還有可能，但在美國，醫師確實不熟悉治療寄生蟲感染的患者。事實上，我的經驗是，即使人們確實受寄生蟲感染，在美國進行的多數測試，卻會得出陰性結果。我在執業時，是直接放棄讓患者去進行一般的寄生蟲檢驗，而是完全依賴肌肉測試，以獲得更準確的答案。

在下面的故事中，史考特使用身體密碼系統，找到並修正導致一位女士失明的不平衡，還得到了很好的效果。

寄生蟲能量造成嚴重破壞

這位女士在短短幾星期內失明了。醫生告訴她，她的眼睛是被寄生蟲破壞的，但他們找不到方法可以治療，因為這種情況非常罕見，因此被轉介到我這裡尋求幫助。

我們使用身體密碼發現了許多錯位，這些錯位為寄生蟲的繁殖創造了「沃土」。牠們確定是變形蟲，並正在吞噬她的角膜和水晶體。最嚴重的是，我發現她全身的 pH 值是 6.5，對一般人而言是非常酸性的數值。

我們採取了三管齊下的方法：一種清除變形蟲的全效補充劑、飲食，以及能量平衡方案。這樣做成功提高身體的 pH 值到 7.3 ～ 7.5 的正常範圍。我們共進行了 8 次身體密碼療程，在過程中清除了錯位、

失衡和受困情緒。

在沒有任何一般藥物治療的情況下，三個月後，變形蟲不見了。接著，為了重建視力，她進行角膜和水晶體手術。在完全失去視力的一年後，現在，她擁有完整的視力，過著正常、豐富的人生。

——史考特‧S，美國新罕布夏州

◆ 處理寄生蟲的祕訣

注意，寄生蟲可能非常危險，因此，有任何疑問請務必就醫。

根據我的經驗，寄生蟲最好使用一般在健康食品店販售的草藥來驅滅。測試時，只須拿著或心裡想著一種草藥輔助品，潛意識就會給出準確的答案。

然而，正在孕期或可能懷孕的情況下，就不適合服用任何草藥輔助品。有任何疑問，請務必諮詢草藥專家或醫師。

另一件需要注意的事情是，寄生蟲也會對配方中的草藥產生耐受性，因此，**定期重新測試**非常重要。

此外，確保食材完全煮熟、使用驅蟲劑，並維持良好的衛生習慣，都是降低寄生蟲感染的好方法。

◆ 尋找並釋放病原體能量

步驟 1

問：「我（或你）是否存在一種可以現在處理的病原體？」

‧是 →繼續步驟 2。

‧否 →不存在實際的病原體，或目前無法解決，需要稍後再試。

步驟 2（解碼）

確認有病原體後，接著問：「我們需要對這種病原體有更多了解嗎？」

‧否 → 繼續往步驟 3。

‧是 → 詢問下列問題的一或多個，確定任何一個的答案後，再返回步驟 2。

· 有時只須確定病原體的類型即可，常見的病原體類型可以查閱第二區的開頭。

· 一旦確定特定的病原體後，回到步驟 2，並詢問是否還有更多需要了解的事項。如果不需要，請接著往步驟 3，否則可能會需要詢問以下問題：

· 問：「需要知道這種能量在體內的位置嗎？」

若需要找出詳細位置，可以使用排除法。例如，把身體分成兩半，問問這個能量是滯留在下半身還是上半身；或把身體分為左右兩邊，詢問這個能量是滯留在身體的左半邊還是右半邊。繼續以這種方式將身體劃分並詢問，直到確定病原體在體內的寄居位置，再回到步驟 2 進行解碼。

步驟 3（關聯）

問：「是否有相關聯的失衡需要處理？」

· 否 → 繼續往步驟 4。

· 是 → 重回身體密碼地圖，解碼和處理任何相關的失衡後，再重複步驟 3 的問題。

步驟 4（意念）

抱持釋放病原體能量／生命力的意念，用磁鐵或手沿督脈的任一段輕滑 3 下，同時指示免疫系統找出並消滅它們。

步驟 5

問：「我們順利釋放這種病原體的能量了嗎？」

· 是 → 從步驟 1 開始，重複這個過程，尋找並釋放另一種病原體。

· 否 → 重新聚焦、祈求幫助，讓心感受愛和感激，會有幫助的。接著帶著意念，再次輕滑 3 下。

· 注意，有時消除病原體確實需要物理支持，例如草藥或營養補充劑。建議諮詢醫療保健人士、營養師或草藥專家，以獲取更多訊息。

· 再次提醒，任何感染都有潛在風險，**採用任何療方之前，或有任何疑問，請務必就醫**！

第三區

回路與系統

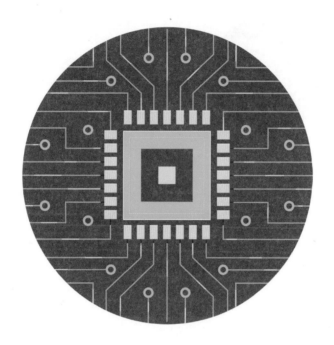

我們是慢速的聲波和光波，是一束行走的頻率，與宇宙同頻。
我們是穿著神聖生化服裝的靈魂，
我們的身體是靈魂演奏的樂器。
—— 給愛因斯坦的獻詞

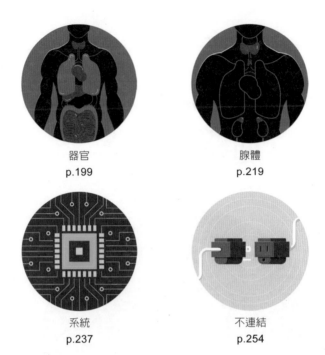

器官
p.199

腺體
p.219

系統
p.237

不連結
p.254

　　這類不平衡與器官、腺體及其相關的系統有關。此外，這一類別還包括器官、腺體和肌肉之間的各種能量連結。

第十一章

回路

我們將問題儲存在身體組織裡。

—— 無名氏

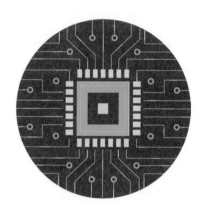

器官、腺體和肌肉之間的連結

在各種器官、腺體與特定肌肉之間,存在著一種獨特且少有人知道的能量連結。簡單來說,就是如果一個器官失衡,某塊肌肉也會隨之失衡。

當我還在學生診所時,有位病患每星期都來看診。他是一名中年男子,長期患有因脊椎錯位引起的慢性肩胛骨疼痛。為了幫助他舒緩疼痛,每星期我都會為他重新調整脊椎錯位。然而,疼痛總是會在幾天後復發,直到下個星期的再次調整。就這樣持續了好幾個月。

我不禁想知道:「這究竟是怎麼回事?作為醫師,我做錯什麼了嗎?他做錯什麼了嗎?為什麼這些骨頭會一直錯位?」

多年後,我才意識到,這名男子可能患有肝臟失衡。因為肝臟與菱形肌在能量上相連,而菱形肌又連結了右肩胛骨的內側與脊椎。

每個器官以及許多腺體，都與肌肉有這樣的關係。接下來，我想分享幾個故事，幫助你更了解這些連結的重要性。

◆ 爵士健美操

有天，一位名叫瓊的患者來找我：「我的膝蓋痛死了。我看過醫生，他說這是過度使用造成的傷害。如同你看到的，我過胖。我一直透過爵士健美操來減重，但醫師告訴我，因為膝蓋的狀況，我必須停止這項運動。但我擔心不繼續課程就無法減重，無法順利減重，我很怕我先生就要離開我了。」

左膝疼痛通常與左側的腎上腺失衡有關，因為它與穿過左膝關節的肌肉有能量上的連接；右膝疼痛則經常與膽囊失衡有關，因為它的肌肉連結穿過右膝關節。我知道可以從哪裡開始了。

我讓瓊伸出一隻手臂與地板平行，開始測試她器官和腺體的平衡程度。當我提到「膽囊」，她的手臂突然一軟，看來她的膽囊有點不對勁。當我問瓊，她的膽囊是否曾發生什麼問題，她回答：「沒有，據我所知沒有。」

我接著問：「是否有一種受困情緒使妳的膽囊不平衡？」當我下壓她的手臂，她的手臂力道足以抵抗我的動作，我得到了「是」的回答。我找到了一些影響她膽囊的受困情緒，並釋放了它們。當我完成釋放，膽囊便在肌肉測試中得到了有力的回應，表示它已經重新取得平衡。

我說：「現在四處走走看，看看妳的右膝現在如何。」

走了幾步後，她看著我說：「我的右膝一點也不痛了。哇！」

目前為止一切都很順利。我繼續檢查她的器官和腺體，並一一進行肌肉測試。當我提到左側腎上腺時，她的手臂再次無力。根據經驗，我了解到，多數的器官和腺體不平衡，是由患者的受困情緒所引起。我接著問：「是否有一種我們可以釋放的受困情緒，正在使這個腺體失衡？」她的手臂肌肉呈現有力，再一次地，我在不平衡的根源上發現了一些受困情緒，並釋放了它們。完成後，我請她再次在診間裡繞繞，測試一下左膝的狀況。

走了幾步後，她轉向我，驚呼：「這怎麼可能？我的兩個膝蓋都不痛了！」

回路

　　要了解回路運作的方式，讓我們將人體與房子進行類比。你是否有過燒斷家裡保險絲的經驗？過多電器插入同個插座，就會導致電流過大，保險絲被熔斷。房間裡所有的燈和電器都將突然關閉，總電源也可能跳掉。如果你房間的燈熄滅了，隔壁房的電視是否也可能跳電？這只有當隔壁房的電視，與剛才過載的電源插座位於同個回路時才可能發生。

　　身體中的任何器官或腺體過度負荷，就等於房子的電路超載，某種意義上來說，就等同於「保險絲」被熔斷。這就是我們的體內發生的類似情況。以肝臟為例，肝臟的工作是排毒，若將有毒物質帶入體內，就可能造成肝臟超載。此外，情緒能量被困在肝臟、接觸殺蟲劑或除草劑、攝取過多酒精，或食用有毒的食品添加劑，都可能會使肝臟超載，熔斷它的「保險絲」，在失衡被修正之前，無法再發揮完整的功能。

　　我們的器官和腺體沒有實體的「保險絲」，但這是解釋和理解器官、腺體與肌肉能量連結的最簡單方法。除了降低器官的功能外，器官過度負荷還可能導致部分相連的肌肉失衡，因為它們都位在同個回路上。每個器官和大部分腺體，都會與一或多塊肌肉相連。

　　器官或腺體的不平衡，經常造成與關節或肌肉連結的區域疼痛，還可能導致肌肉無力，使特定部位變得脆弱、容易受傷。例如，右膝受傷在膽囊不平衡的人當中很常見，因為膽囊與右膝後的特定肌肉位於同個回路上，正如崔西在下面的故事中所發現的。

膽囊裡的鬼

　　我一直在觀看我能找到的每一場情緒密碼和身體密碼的網路研討會。當我看到大家正在討論膽囊失衡是如何導致右膝疼痛，雖然我還沒有身體密碼的認證資格，但我決定直接問問自己的身體，我的膽囊是否失衡。我獲得了肯定的答案，且釋放了 2 種情緒。

　　現在我的膝蓋感覺很好！（醫生說這是關節炎。）這件事之所以

很驚人，是因為早在女兒於 1990 年出生後的兩個星期，我的膽囊就已經切除了。消失二十二年的身體器官，能量（靈）居然還在！

—— 崔西・B，美國威斯康辛州

左膝疼痛可能是因為腎上腺失衡。

右膝疼痛可能是因為膽囊失衡。

肩胛骨老是不舒服可能是因為肝臟失衡。

腰痛可能是因為腎臟失衡。

一旦了解每個器官和大部分的腺體，都與關節的肌肉在能量上相連，就能意識到，發生關節疼痛首先要查看的是**相關的器官或腺體**。

當然，器官和腺體並沒有實際與能量相連的肌肉接觸到，而是它們處在同一個「電路」上。想想你家裡的電線和保險絲熔斷的類比。

常見的「嫌疑犯」	
下背痛（腰痛）	腎—迴盲瓣—子宮—腎上腺
膝蓋痛	腎上腺（左膝）、膽囊（右膝）
上背痛	肝—脾—膽囊
中背痛	腎—膽囊
手腕／手肘痛	膽囊—胃—脾—胰
肩膀痛	甲狀腺—膽囊（右肩）—心臟（左肩）
顳顎關節	腎臟

上表是我依據多年經驗，整理出引起身體不適的最常見器官和腺體失衡。如果你正在嘗試處理特定的問題，相信這對於該檢查哪些器官或腺體會很有幫助。假設朋友腰痛，可以先檢查左右腎臟的平衡，如果測試結果正常，可以檢查迴盲瓣，接著檢查子宮和腎上腺。可以按照任何順序對這些器官和腺體進行測試，但這張表的順序，是按照發生頻率或可能性進行排列的——也就是說，導致下背痛（腰痛）最常見的原因是腎臟失衡，其次是迴盲瓣，接著才是子宮或腎上腺。但

這絕非定律或鐵則，只是我依據自己的治療經驗所得的結論，希望能幫助你更快找出原因。當然，這張表沒辦法列出所有的可能性，但希望它能為你提供一個很好的開始。

◆ 滿足感測試

確定器官和腺體不平衡的一個絕妙方法，我喜歡稱之為「滿足感測試」。

我相信萬物在被創造出形體之前，會先一步有靈體，且萬物都是為喜樂被創造出來的，我們最終存在的目的，是學會喜樂地過生活。詢問器官、腺體或任何的身體部位是否「快樂」或「平衡」，身體就會透過肌肉測試給出答案。出現嚴重問題之前，身體部位通常早已失衡多年，透過「滿足感測試」，可以早一步在「症狀」出現之前，得知早已存在的不平衡現象。

◆ 快樂的器官

古代醫師會將器官和腺體，視為身體「王國」中的獨立「官員」。有些器官和腺體是從屬角色，有些則位於支配地位，有著錯綜複雜的關係。每個器官和腺體，都被視為擁有獨立的**智能**。

在器官、腺體或任何身體部位出現嚴重問題之前，可能通常早已「不快樂」了多年。如果某個器官或腺體顯示「不快樂」，可以翻到第三部的身體密碼地圖，詢問：「是因為身體密碼地圖左邊的某項不平衡嗎？」如果得到的答案為「否」，表示不平衡一定是在圖的右邊。身體部位的不平衡總會有原因。圖表上列出了所有不平衡的類別，繼續以這種方式提問，將引導你找出不平衡的原因，可能是病原體、營養素缺乏、結構性失衡、受困情緒、創傷，或是毒素。

我向你保證，身體部位若是「不快樂」，使用身體密碼地圖，將能在短時間內找出原因，早一步發現並修正在多年後將發展為嚴重症狀的不平衡。

成對的器官和腺體

在身體兩側皆有的器官和腺體，被稱為「成對的器官和腺體」，例如腎、

肺、腎上腺、卵巢、乳房和睪丸。

左側的器官或腺體通常是**主要**部分，**右側**則是**儲備**部分。因此，左側的器官或腺體通常會先發生不平衡，因為它們相較於右側部分承受了更多的負荷。左側器官或腺體，直接與身體左側的部分肌肉相連，因此，當左側器官或腺體超載並燒斷它的「保險絲」時，同側的相關肌肉便會立即失去平衡；同樣地，右側器官或腺體超負荷時，相關的右側肌肉也會因此失衡。

以腎上腺為例。腎上腺是身體的「壓力腺」，長時間承受過度壓力將使腎上腺超載，讓身為主要部分的左側腎上腺率先失去平衡，連帶使能量相連、穿過左膝關節的肌肉失衡，提高受傷的可能性或退化性關節炎，最終導致左膝不適或疼痛。若是壓力持續存在，右腎上腺也可能因此失衡，導致右膝疼痛。藉由這個例子我們可以看出身體的內部運作，更清楚理解為何左膝疼痛是壓力過大的最初跡象之一。

◆ 源自膽囊不平衡的腕隧道症候群

曾經有位由其他診所轉介而來的女性患者，她患有腕隧道症候群整整一年。儘管在先前的脊骨神經治療診所定期接受治療，疼痛仍沒有任何緩解。她甚至還是那間診所的行政主管。

檢測時，我發現的第一件事是膽囊失衡。膽囊與右膝後的肌肉和右肩的三角肌緊密相連。事實證明，肩部肌肉失衡正是她無法擺脫腕隧道症候群的原因。肌肉失衡是由於膽囊的不平衡，因為情緒能量被困在那兒。釋放受困情緒後，膽囊與相關的肌肉便恢復了平衡，很快地，症狀消失了，且再也沒有復發。一次療程便解決了她長達一年的困擾。

接下來的兩章，我將繼續解釋如何發現並修正需要幫助的器官和腺體失衡。

第十二章

器官

人類心臟是如此複雜的器官，既脆弱又結實。
——蘇珊·威格斯（Susan Wiggs），美國歷史與愛情小說家

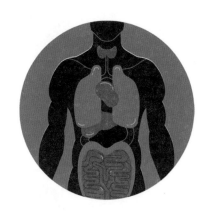

　　在這個章節，我將概述每個器官的功能、與各種肌肉的連結，以及最常見的不平衡症狀。當你透過測試發現一個不平衡的器官，可以在本章查找、閱讀更多訊息，並按照說明修正失衡。

　　有兩種方法可以找到不平衡或不快樂的器官。如果懷疑某個器官需要幫忙，可以直接問：「（器官名稱）是否平衡？」例如：「我的心臟快樂嗎？」或者：「我的肝臟平衡嗎？」

　　詢問：「我的_____快樂（或平衡）嗎？」透過肌肉測試得到「是」或「否」的答案。如果肌肉反應有力，這代表是一致或肯定的答案，意味著這個器官運作良好；如果肌肉反應軟弱無力，則表示「否」，表明該器官正在尋求幫助。如果在測試中已經確定有一個不平衡的器官，請繼續執行下列過程的步驟3。

　　另一種找到不平衡器官的方法，是依照以下步驟使用器官表。①

器官表

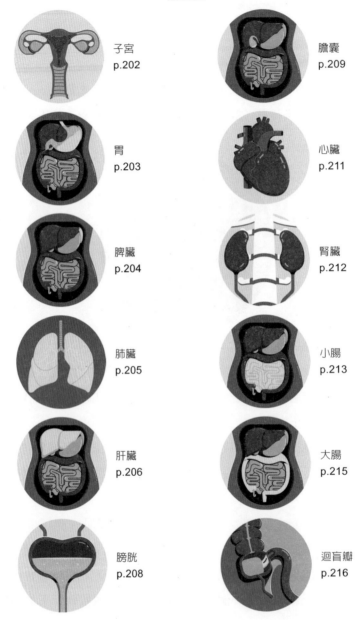

子宮
p.202

膽囊
p.209

胃
p.203

心臟
p.211

脾臟
p.204

腎臟
p.212

肺臟
p.205

小腸
p.213

肝臟
p.206

大腸
p.215

膀胱
p.208

迴盲瓣
p.216

①上面的器官表已針對本書進行修改，不包括大腦及間質組織（interstitium），這兩者可以在身體密碼應用程式中找到詳細資訊。此外，雖然迴盲瓣通常不被歸類為器官，但根據我們的目的，它的重要性使其在此列表中占有一席之地。

步驟 1

問：「我（或你）是否存在一個可以現在處理的不平衡（或不快樂）器官？」

· 是 → 問：「這個器官在器官表的右邊嗎？」

· 是 → 繼續步驟 2。

· 否 → 在器官表的左邊，繼續步驟 2。

步驟 2

確定不平衡的器官在右或左邊後，由最上面的項目開始詢問：「是＿＿＿＿不平衡嗎？」假設在步驟 1 得知，不平衡的器官位於圖表的右側，可以接著問：「是膽囊不平衡嗎？」（膽囊位於右側圖的最上方。）如果得到「否」的回答，便繼續往下一個器官詢問：「是心臟不平衡嗎？」以此類推，直到得到肯定的答案。

步驟 3

找出不平衡的器官後，按指示修正影響該器官的任何不平衡。

步驟 4（關聯）

問：「是否有相關聯的失衡需要處理？」

· 否 → 抱持修正這個器官的意念，用磁鐵或手沿督脈的任一段輕滑 3 下。

· 是 → 重回身體密碼地圖，解碼和處理任何相關的失衡後，再重複步驟 4 的問題。（注意，多數時候器官會因受困情緒或其他能量而失衡。）

步驟 5

問：「這個器官現在平衡（或快樂）了嗎？」如果獲得肯定的答案，表示器官已成功恢復平衡。

子宮

◆ 說明

子宮是位於下腹和骨盆腔中央的肌肉器官,是女性生殖系統的一部分。

◆ 子宮的用途

· 為胎兒提供成長環境。

· 提供分娩所需的肌肉力量。

· 引導血液流向女性系統的其他部分以產生性反應。

◆ 子宮失衡的常見症狀

· 腰部、下腹或臀部左側不適。

· 性行為時或性行為後不適。

· 不孕症。

◆ 子宮情緒

位於情緒密碼表的第六列。

◆ 與子宮相關的肌肉

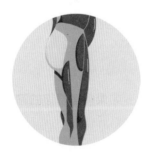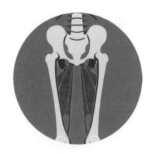

· 臀部肌群。

· 大腿內側內收肌。

胃

◆ 說明

胃是位於腹腔內的中空肌肉器官,是消化系統的一部分。

◆ 胃的用途

・分泌蛋白質消化酶、鹽酸和黏液。
・擾動吞嚥的食物,並開始消化過程。

◆ 胃失衡的常見症狀

・頸、肩、肘與手腕不適。
・食道裂孔疝氣(又稱橫膈膜疝氣)。
・胃酸逆流。
・胃痛。
・潰瘍。
・脹氣。
・腹瀉。
・腹部不適。
・便祕。

食道裂孔疝氣是胃的一部分透過膈膜上的開口向上突出,將導致胃痛、胃酸逆流、打嗝和其他不適症狀。與一般想法相反的是,矯正食道裂孔疝氣很少需要透過手術。胃部失衡導致食道裂孔疝氣很常見,因此通常修正胃部失衡也會修好食道裂孔疝氣。

要找到食道裂孔疝氣,只須詢問:「我(或你)有食道裂孔疝氣嗎?」如果答案是肯定的,找出並修正任何相關聯的不平衡,並帶著意念沿督脈滑動數次,就能從能量上修正食道裂孔疝氣。

◆ 胃部情緒

　　位於情緒密碼表的第二列。

◆ 與胃相關的肌肉

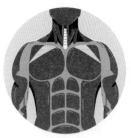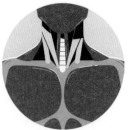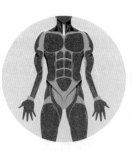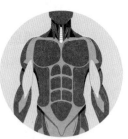

‧胸大肌的鎖骨部。為上部的胸大肌，附著在鎖骨上。

‧頭長肌和頸長肌。為頸屈肌群的兩組小肌肉，位於頸部深處。

‧位於前臂及肘部的肱撓肌。肱撓肌不平衡會影響單側或雙側的肘部和／或手腕，時常引起疼痛和持續性的症狀，例如腕隧道症候群。

‧位於上臂前方的二頭肌。

脾臟

◆ 說明

　　脾臟位於上腹，胃的左側，是免疫系統和淋巴系統的一部分。當脾臟不平衡或被切除時，往往會增加感染和貧血的機率。

◆ 脾臟的用途

‧處理衰老的紅血球。

‧執行重要的免疫功能，例如清除血液中的病原體。

‧儲備血液。

‧回收鐵。

◆ 脾臟失衡的常見症狀

· 中背或左肩不適。

· 免疫力下降。

· 左上腹痛。

· 反覆感染。

· 失血過多。

· 貧血。

· 頭暈。

· 疲勞。

· 頭痛。

◆ 脾臟情緒

位於情緒密碼表的第二列。

◆ 與脾臟相關的肌肉

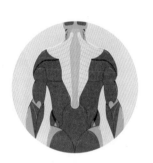

· 斜方肌，特別是中下部的斜方肌。

肺臟

◆ 說明

肺臟是位於胸腔內的大型器官，位於心臟兩側，是構成呼吸系統的主要部分。

◆ 肺臟的用途

· 將氧氣帶入體內，為血液提供氧氣。

· 排出二氧化碳。

◆ 肺臟失衡的常見症狀

　　·雙肩、肋骨或上背不適。

　　·氣喘。

　　·呼吸急促。

　　·運動能力下降。

　　·持續咳嗽。

　　·呼吸時疼痛或不適。

◆ 肺臟情緒

　　位於情緒密碼表的第三列。

◆ 與肺臟相關的肌肉

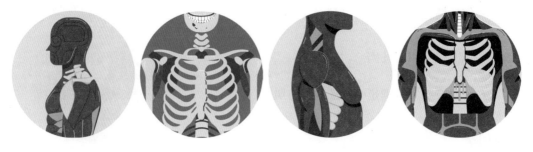

　　·肩部外側的三角肌。

　　·手臂下方的喙肱肌。喙肱肌能將肱骨向前往軀幹方向拉。

　　·胸部及肋骨兩側的前鋸肌。

　　·橫膈膜。位於肺部下方的圓頂狀肌肉，為主要的呼吸肌。

肝臟

◆ 說明

　　肝臟是一個非常大的器官，位於右側肋骨下方、膽囊上方，是消化系統和免

疫系統的一部分。

◆ 肝臟的用途

　　· 支持免疫系統。

　　· 清除血液中的異物並排除毒素。

　　· 分解化學物質和毒素。

◆ 肝臟失衡的常見症狀

　　· 肩胛骨之間或右肩不適。

　　· 頭痛。

　　若發生以下任一症狀，很可能為嚴重的肝功能障礙，請務必盡速就醫：

　　· 黃疸（皮膚和眼睛呈淡黃色）。

　　· 食欲不振導致體重下降。

　　· 右下肋骨腫脹。

◆ 肝臟情緒

　　位於情緒密碼表的第四列。

◆ 與肝臟相關的肌肉

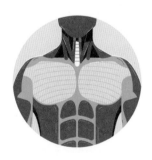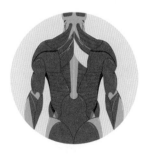

　　· 胸部中央的胸大肌。

　　· 大菱形肌或右側菱形肌。菱形肌起自脊椎中央的胸椎（第二、三、四節胸

椎），以斜角向右行進，與肩胛骨內緣相連。

膀胱

◆ 說明

膀胱是一個肌肉發達、富有彈性的中空器官，位於下腹，是泌尿系統的一部分。

◆ 膀胱的用途

· 儲存腎臟產生的尿液。

· 排出尿液。

◆ 膀胱失衡的常見症狀

· 腰部、膝蓋、腳踝或足部不適。

· 由於頻尿造成夜尿或睡眠中斷。

· 尿急、頻尿。

· 尿床。

· 失禁。

· 泌尿道感染。

· 血尿（血尿是膀胱癌的第一徵兆）。

◆ 膀胱情緒

位於情緒密碼表的第五列。

◆ 與膀胱相關的肌肉

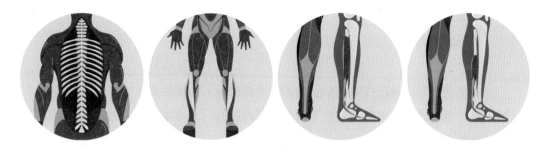

· 椎旁肌。從頭骨底部一路向下到腰椎最底部，分布在脊椎兩側的數塊肌
  肉。
· 脛前肌。為脛前疼痛時的疼痛肌肉。
· 腓骨長肌和腓骨短肌。兩者位於小腿的同一區域，主要控制腳踝的平衡。

膽囊

◆ 說明

　　膽囊位於右側肋骨下的肝臟後方，是消化系統的一部分。

◆ 膽囊的用途

· 分泌膽汁，幫助吸收與消化脂肪。

　　膽汁可視為身體的清潔劑。如果曾將清潔劑滴入裝滿油膩汙水的水槽中，注
意到它是如何立即分解油脂，就會明白這一點。當我們將脂肪攝入體內，膽囊便
會將膽汁注入腸道，幫助分解脂肪，使其被吸收到血液中。

◆ 膽囊失衡的常見症狀

· 右膝、右肩或右側肋骨下方不適。
· 右胸痛。

・噁心。

・嘔吐。

・脹氣。

・腹部不適。

　通常這些症狀會在攝取高脂肪食物後更為嚴重。右側肋骨下方不適、噁心和嘔吐與其他症狀比起來較為罕見，通常是因為結石、發炎或膽囊充血引起，往往代表更嚴重或長期的失衡。

◆ 膽囊情緒

　位於情緒密碼表的第四列。

◆ 與膽囊相關的肌肉

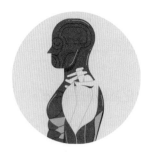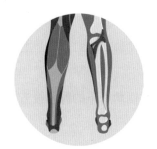

・右肩的前三角肌。

・右膝後側的膕肌。

　膽囊不平衡將使這些肌肉連帶失衡，造成右膝和右肩的不穩定。右膝問題是膽囊失衡最常見的症狀，其次是右肩不適。

心臟

◆ 說明

心臟是位於胸部的肌肉幫浦，大小與握緊的拳頭差不多。心臟是循環系統背後的動力源頭，為身體組織提供充足的血液和重要營養素。心臟不僅是維持正常血液循環的幫浦，許多人也認為它是第二個大腦。古代社會認為，心臟是靈魂的住所，是浪漫和創造力的泉源，也是我們存在的核心。更多資訊請參閱《情緒密碼》第七章「圍著心築起的那道牆」。

◆ 心臟的用途

· 將血液輸送至全身。
· 我們存在的中心——真正的核心！

◆ 心臟失衡的常見症狀

· 精力不足或疲憊。
· 心律不整、心跳加速（心悸）。
· 胸部及肩部不適。
· 難以給予和接受愛（通常表示有心牆）。

只走一小段樓梯就覺得很困難的人，通常有心臟不平衡的問題。

◆ 心臟情緒

位於情緒密碼表的第一列。

◆ 與心臟相關的肌肉

· 肩胛骨下方的肩胛下肌。

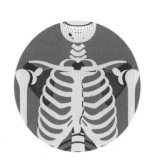

腎臟

◆ 說明

　　每個人有兩個腎臟，左腎和右腎。腎臟位於腹膜後，在腹膜與其他腹部器官的後面，靠近身體的後側，是泌尿系統和內分泌系統的一部分。

◆ 腎臟的用途

- ・淨化和過濾血液（大部分毒素從血液中過濾出來後，最終進入腎臟）。
- ・製造尿液。
- ・調節血壓。
- ・儲存能量（中醫認為腎能儲存精氣）。

◆ 腎臟失衡的常見症狀

- ・腎臟失衡是人們最常見的背痛原因之一。
- ・下背／腰（最常見）、中背、下肋骨區域、下頸部或臀部不適（通常與該側腎臟失衡有關）。
- ・顳顎關節疼痛。
- ・疲勞。

◆ 腎功能不全的較嚴重症狀

- ・腿部疼痛。
- ・腳踝或臉部腫脹。
- ・口腔出現異味或金屬味。
- ・排尿量少（發生此症狀請盡速就醫）。

　　由於與上斜方肌有連結，腎臟失衡也會導致下頸部的不適。此外，由於斜方肌與頸椎和顳顎關節的運作有關，我發現，顳顎關節可能因腎臟的失衡而產生更嚴重的不平衡。

◆ 腎臟情緒

位於情緒密碼表的第五列。

◆ 與腎臟相關的肌肉

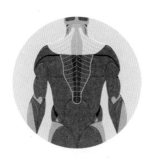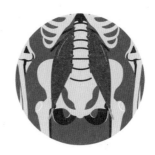

・左右兩側的上斜方肌。向上連接於頭骨底部，往兩側肩胛骨延伸，其中任
何一塊肌肉產生不平衡，都會造成肩膀或頸部問題。
・腰肌位於腰部及骨盆深處。起源於腰椎附近，與骨盆相連，連接至髖關節
下方的大腿骨。

任一腰肌的不平衡，都會對下半身的穩定性產生嚴重影響。椎間盤損傷和椎
間盤問題，更可能發生在腎臟─腰肌連結失衡的情況下。從事脊骨神經治療的這
些年裡，我見過數百名腰痛和椎間盤疼痛的患者，每一位椎間盤突出的患者都有
腎臟失衡問題。除了兩個不得不接受手術治療的嚴重個案，通常只要修正腎臟失
衡便能幫助他們復原。

小腸

◆ 說明

小腸是位於腹部的一個非常細長的器官，是消化系統的一部分。由於小腸內
壁的特殊性，它的表面積約有一個網球場那麼大。

◆ 小腸的用途

· 從食物中吸收營養。食物從胃部進入小腸，在那裡進一步被消化，吸收營
  養物質到血液中。

◆ 小腸失衡的常見症狀

· 腰痛或膝蓋痛。
· 脹氣。
· 腹瀉。
· 腹部不適。
· 噁心。
· 因缺乏營養而引起的皮膚問題。小腸不平衡時，通常無法吸收讓身體組
  織發揮最佳功能所需的營養。皮膚是接受小腸吸收的營養的最後器官，因
  此，皮膚可能會出現皮疹、乾燥、脫皮或龜裂等營養缺乏症狀。

◆ 小腸情緒

  位於情緒密碼表的第一列。

◆ 與小腸相關的肌肉

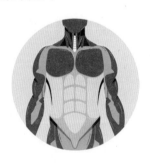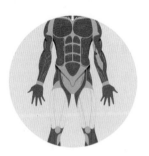

· 腹肌。
· 股四頭肌。大腿前部的大塊肌肉。

這兩種肌肉的不平衡都會導致膝蓋和腰部出現問題。

小腸不平衡時，所有的腹部肌肉都會連帶失衡，因為它們位於同個回路上。任何一位私人教練都會告訴你，有強壯的腹肌才能有穩定的核心。小腸失衡會導致腹部肌肉無力，使核心不穩定而導致腰痛。

大腸

◆ 說明

大腸也稱為結腸，是位於腹部的大型器官，屬於消化系統的一部分。大腸分成幾個部分：升結腸從身體右側的下腹開始，由闌尾上方，往上至肝臟下方；橫結腸從身體的右側橫跨至左側；接著是降結腸，自身體的左側向下延伸，接到乙狀結腸；最後則是直腸，止於肛門，即排出糞便的地方。

◆ 大腸的用途

· 吸收糞便中的水分和電解質，使其脫水，形成我們排出的糞便。

· 排出糞便。

我曾經讀過一個故事，是關於一些人被困在沙漠。他們唯一能找到的水源非常地鹹，以至於無法飲用。然而，透過灌腸裝置將不可飲用的水引入大腸，他們活了下來。這正是因為大腸可以吸收高濃度的鹽水。也許這是一件值得記住的事。

◆ 大腸失衡的常見症狀

· 腰部或臀部不適。

· 腹瀉。

· 便祕。

· 排便習慣或糞便的質量、稠度改變。

· 糞便有黏液。

・排便不完全或糞便直徑變小。

・血便、黑便或直腸出血。

請注意，若出現血便、黑便或直腸出血，絕對表示你該去看醫生了！

長期或嚴重的大腸失衡，往往將導致大腸炎、腸躁症、憩室症（大腸表層凹陷造成如囊狀的結構）和憩室炎（出現的囊狀結構發炎或感染）等常見病症。

◆ 大腸情緒

位於情緒密碼表的第三列。

◆ 與大腸相關的肌肉

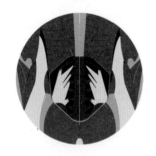 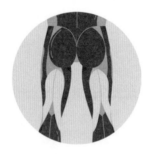 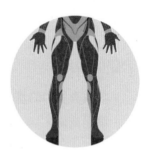

・腰方肌。位於腰椎兩側的下背部，為最深的腹肌。

・膕繩肌。大腿後側的大塊肌肉。

・闊筋膜張肌。從臀部開始，沿著兩條腿的外側向下至膝蓋外側。

迴盲瓣

◆ 說明

迴盲瓣是連接大腸和小腸的括約肌。之所以被稱為迴盲瓣，是因為將盲腸（亦即大腸的開始部分）連接到迴腸，即小腸的最後部分。迴盲瓣可能是最容易失衡的身體「器官」，且通常是情緒受困之處。迴盲瓣通常不被認為是一個獨立的器官，但我將它納入，是因為它很重要，而且經常出現問題。

◆ 迴盲瓣的用途

‧控制和調節糞便從小腸進入大腸。

◆ 迴盲瓣失衡的常見症狀

‧闌尾部位、腰背或右臀部不適。
‧鼻竇問題及鼻涕倒流。
‧腸躁症。
‧腹瀉。
‧便祕。
‧腹部不適。
‧脹氣。

　　闌尾附近的不適通常是由迴盲瓣失衡引起，但如果不知道原因，通常很難發現。事實上，很多人都因為迴盲瓣受到刺激而切除了闌尾。你可能也聽說過這樣的闌尾炎情況，醫師確認後，回來說道：「闌尾看起來沒問題。我們什麼問題也沒找到，但還是把它拿出來了，雖然它似乎沒有被感染。」我相信這種情況下，罪魁禍首通常正是受到刺激的迴盲瓣。

　　迴盲瓣不平衡時，會導致毒素（代謝廢物）排除異常。糞便中的毒素將重新被吸收回血液中，因此身體會嘗試**透過鼻竇排出毒素**，導致鼻涕倒流或鼻竇問題，包括反覆的鼻竇感染。迴盲瓣失衡引起的鼻涕倒流，就是我所說的「假性過敏」。通常，人們有這樣的問題時會去看醫生，被診斷為過敏，得到抗過敏藥。大約20％服用抗過敏藥物的人，實際上根本沒有過敏，只是迴盲瓣失衡。若能修正迴盲瓣的失衡，鼻涕倒流的問題就能解決，而且通常會立即或在數小時內解決。我曾見過，有人在三十秒內鼻竇就乾了，問題解決了！

◆ 迴盲瓣情緒

　　迴盲瓣產生的情緒與小腸一起，位於情緒密碼表的第一列。

◆ 與迴盲瓣相關的肌肉

‧右髂肌

迴盲瓣與右側的髂肌在同一回路上。但是請記住，當迴盲瓣失衡，大腸和／或小腸回路也會不平衡。這意味著迴盲瓣的不平衡可能導致數塊不同的肌肉連帶失衡。

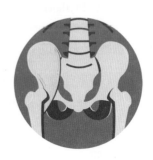

器官部分到此結束。接下來我們將討論腺體。

第十三章

腺體

所有的思考都是由腺體完成的。邏輯是後來加進來，讓它變得有條理。

—— 約翰・麥當勞，美國驚悚小說家

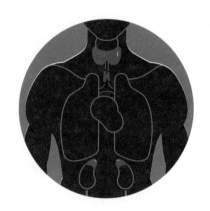

在這一章，我會概述每個腺體，包括功能、與肌肉的連結，以及最常見的不平衡症狀。如果透過肌肉測試發現有腺體失衡，可以在本章查找，閱讀更多相關資訊，並按照指引進行修正。

要找到不平衡或不快樂的腺體有兩種方法。如果懷疑某個腺體需要幫助，可以直接問：「（腺體名稱）是否平衡？」例如：「我的胰腺平衡嗎？」或者：「我的甲狀腺平衡嗎？」

當你問「我的＿＿＿＿平衡嗎？」並進行肌肉測試，會得到「是」或「否」的答案。如果肌肉反應有力，則表示答案為一致或肯定，意味著該腺體可能運作良好；如果肌肉反應無力，表示「否」，意味著該腺體正在尋求幫助。如果在測試中已經確定有一個不平衡的腺體，請繼續執行下列過程的步驟 3。

腺體表

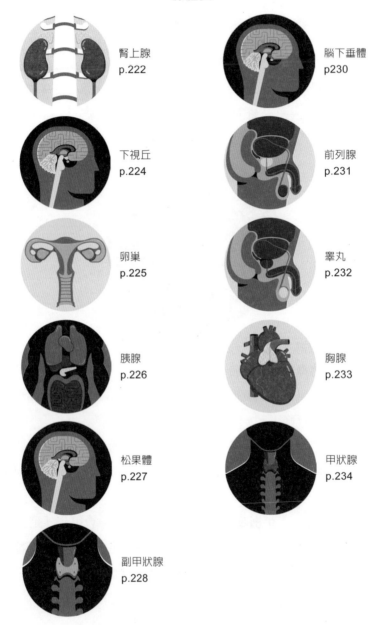

腎上腺
p.222

腦下垂體
p230

下視丘
p.224

前列腺
p.231

卵巢
p.225

睪丸
p.232

胰腺
p.226

胸腺
p.233

松果體
p.227

甲狀腺
p.234

副甲狀腺
p.228

尋找不平衡腺體的另一種方法，則是按照以下步驟使用腺體表。

步驟 1

問：「我（或你）是否存在一個可以現在處理的不平衡（或不快樂）腺體？」

· 是 → 請問：「這個腺體是在腺體表的右邊嗎？」

· 是 → 繼續步驟 2。

· 否 →在腺體表的左邊，繼續步驟 2。

步驟 2

確定不平衡的腺體在右或左邊後，由最上面的項目開始詢問：「是＿＿＿＿不平衡嗎？」假設在步驟 1 得知，不平衡的腺體位於圖表的右側，可以接著問：「是腦下垂體不平衡嗎？」（腦下垂體位於右側圖的最上方。）如果得到「否」的回答，便繼續往下一個腺體詢問：「是前列腺不平衡嗎？」以此類推，直到得到肯定的答案。

步驟 3

找出不平衡的腺體後，按指示修正影響該腺體的任何不平衡。

步驟 4（關聯）

問：「是否有相關聯的失衡需要處理？」

· 否 → 抱持修正這個腺體的意念，用磁鐵或手沿督脈的任一段輕滑 3 下。

· 是 → 重回身體密碼地圖，解碼和處理任何相關的失衡後，再重複步驟 4 的問題。（注意，多數時候腺體會因受困情緒或其他能量而失衡。）

步驟 5

問：「現在這個腺體平衡（或快樂）了嗎？」如果獲得肯定的答案，表示腺體已成功恢復平衡。

腎上腺

◆ 說明

　　腎上腺是身體的「壓力腺」。腎上腺有兩個，分別位於左右腎臟的頂部，是內分泌系統的一部分。

◆ 腎上腺的用途

　　・產生壓力荷爾蒙腎上腺素和皮質醇。

　　當身體處於壓力之下，會透過「戰或逃」做出回應，開始啟動腎上腺的運作，產生這些激素。這種反應在短期內非常合適，尤其是面臨需要逃跑的危機時，但多數時候，我們對日常壓力的反應不須如此劇烈。當身體承受重大壓力的時間過長，腎上腺就會超載。

◆ 腎上腺不平衡的常見症狀

　　・左膝痛。
　　・腰痛。
　　・免疫力下降。
　　・疲勞。
　　・對光敏感。
　　・關節發出喀喀聲。
　　・無法應付壓力。
　　・腦霧。

◆ 腎上腺情緒

　　位於情緒密碼表的第六列。

◆ 與腎上腺相關的肌肉

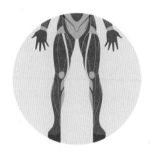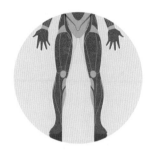

・縫匠肌，左右都有。

・股薄肌，左右都有。

・小腿肚深處的脛後肌。在屈趾長肌和屈足拇長肌之間，是支撐足弓內側的關鍵肌肉。

・比目魚肌。小腿後部的強壯肌肉，從膝蓋以下一直延伸到腳後跟，站立和行走時都會用到它。

・腓腸肌，又稱小腿三頭肌。小腿後方的大塊肌肉，源於股骨（大腿骨）和髕骨（膝蓋骨）的後部，並與比目魚肌（小腿的另一塊肌肉）相連，與腳跟處的跟腱相連。

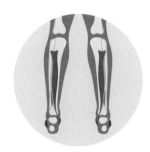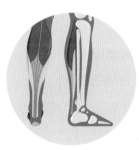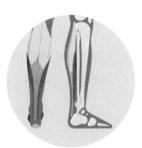

　　這些肌肉保持了兩腿的穩定。縫匠肌和股薄肌穿過膝關節，因此，它們的失衡將導致膝蓋的不穩定，連帶使骨盆也受到影響。

　　在右腎上腺受到影響之前，左腎上腺往往就會先產生不平衡。因此，左側肌肉通常會更頻繁地不平衡，導致左膝疼痛，有時還會因左側骨盆失衡導致腰痛。

當然，如果壓力持續存在，最終右腎上腺也會失衡，最常見的結果是雙膝疼痛。有時右腎上腺也可能先於左腎上腺失衡，尤其是當受困情緒或其他能量滯留在該區域時。因此，可能需要詢問是左邊還是右邊產生失衡。

下視丘

◆ 說明

下視丘是位於大腦中的左右丘腦之間的腺體，是內分泌系統和中樞神經系統的一部分。

◆ 下視丘的用途

分泌荷爾蒙：

·調節體溫。

·調節飢餓機制。

·調節口渴機制。

·調節晝夜節律（身體的睡眠和清醒節奏）。

◆ 下視丘不平衡的常見症狀

·失眠。

·畏寒，或無法保持涼爽或溫暖。

·破壞口渴機制（永遠不會感到口渴）。

◆ 下視丘情緒

沒有已知由下視丘產生的情緒。

◆ 與下視丘相關的肌肉

下視丘與咽部肌肉有能量上的連結。這些是控制吞嚥的肌肉，也對呼吸和發聲有影響。

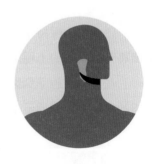

卵巢

◆ 說明

卵巢有兩個，位於下腹部的子宮兩側，輸卵管的上端，是女性生殖系統和內分泌系統的一部分。

◆ 卵巢的用途

· 產生卵子（之後可以由男性的精子受精，並發育成胎兒）。
· 分泌主要女性荷爾蒙雌激素和黃體素。

◆ 卵巢不平衡的常見症狀

· 因荷爾蒙波動產生的月經困難或不規則。
· 下腹痛（肚臍與左右兩側的臀部之間）。
· 卵巢囊腫。
· 不孕症。
· 子宮外孕（急症）。
· 性欲減退。
· 行動力降低。

◆ 卵巢情緒

位於情緒密碼表的第六列。

可以一次詢問一邊的卵巢，也可以同時詢問兩邊的。請記住，受困情緒等失衡必定會大範圍地造成不平衡，從而影響到雙側卵巢，病原體或營養缺乏等其他問題也是如此。

◆ 與卵巢相關的肌肉

沒有已知與卵巢相關的肌肉。

胰腺

◆ 說明

胰腺位於肝臟下方，在肝臟和胃之間，是內分泌系統和消化系統的一部分。

◆ 胰腺的用途

・分泌調節血糖的胰島素。

・分泌消化酵素。

胰島素是身體必需的激素，可以讓糖分吸收到細胞中。胰腺功能障礙可能導致第一型糖尿病，因為胰腺無法產生足夠的胰島素幫助消化和代謝糖分。胰腺還會分泌幫助食物消化的酵素。

◆ 胰腺不平衡的常見症狀

・中背、左肩、腰背、頸部、手腕或拇指不適。

・消化不良。

・脹氣。

・腹部不適。

・胃潰瘍。

・糖尿病（主要的功能障礙）。

◆ 胰腺情緒

位於情緒密碼表的第二列。

◆ 與胰腺相關的肌肉

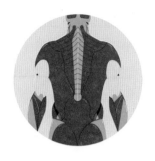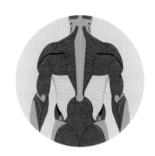

· 三頭肌。位於上臂後部。

· 背闊肌。位於下背部和中背部。

松果體

◆ 說明

    松果體是位於大腦中心附近一個非常小的腺體,是內分泌系統和中樞神經系統的一部分。

◆ 松果體的用途

· 產生褪黑激素(一種有助於穩定晝夜節律,幫助睡眠的激素)。

· 連結眉心輪,有「第三隻眼」的作用。

◆ 松果體不平衡的常見症狀

· 失眠。

· 很難事先規畫。

· 眼睛疼痛。

· 視力問題。

    松果體受陽光照射量的影響很大。生活在極北或極南的高緯度地區人民,有

時會患有季節性情緒障礙，便是由於漫長冬季的陽光不足所造成。照射更多陽光會有幫助，但也可以透過在前額中央使用光療來達到相同的效果。

氟化物和其他金屬會導致松果體的鈣化並降低功能，加重前面列出的症狀。

◆ 松果體情緒

沒有已知由松果體產生的情緒。

◆ 與松果體相關的肌肉

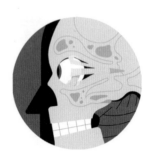

控制眼球運動的小肌肉與松果體在同一回路上，因此松果體失衡也會使這些肌肉失衡。

副甲狀腺

◆ 說明

副甲狀腺由甲狀腺背面的四個小腺體組成。

◆ 副甲狀腺的用途

‧產生副甲狀腺激素（控制血液和骨骼中的鈣含量）。

◆ 副甲狀腺不平衡的常見症狀

副甲狀腺不平衡的症狀各不相同，取決於是分泌過多副甲狀腺激素，還是分泌不足。

副甲狀腺功能低下（分泌不足）的常見症狀：

‧低血鈣。
‧肌肉痙攣，尤其是手腳。
‧手足抽搐。
‧疲勞。

·頭痛。

·失眠。

·嘴巴或四肢周圍刺痛。

副甲狀腺功能亢進（分泌過多）的常見症狀：

·腎結石。

·排尿過多。

·膽結石。

·疲勞。

·噁心。

·骨頭痛。

·腹痛。

·精力不足或虛弱。

·憂鬱症。

·心臟問題。

·短期記憶喪失。

·嘔吐。

·骨質疏鬆症。

·高血鈣。

此外，由於副甲狀腺與提肩胛肌相關聯，副甲狀腺的任何不平衡，都會導致頸部或肩部不適。

◆ 副甲狀腺情緒

位於情緒密碼表的第六列。

◆ 與副甲狀腺相關的肌肉

副甲狀腺與提肩胛肌在能量上相連。聳肩時這塊肌

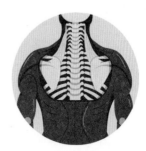

肉會被帶動。

腦下垂體

◆ 說明

腦下垂體位於大腦前半部下方，是內分泌系統和中樞神經系統的一部分。

◆ 腦下垂體的用途

- 分泌調節整體身體平衡的激素。
- 分泌影響其他腺體的激素，以控制：
  - 生長。
  - 血壓。
  - 甲狀腺功能。
  - 代謝。
  - 水和身體補水的調節。
  - 腎臟的水分吸收。
  - 體溫調節。
  - 兩性的性腺功能。
  - 分娩和懷孕的各個方面。
  - 母乳的產生。

如你所見，腦下垂體非常重要，對身體的影響很大。

◆ 腦下垂體不平衡的常見症狀

- 荷爾蒙失調。
- 甲狀腺問題（請參考「甲狀腺」部分）。
- 脫水。
- 疲勞。

・高血壓。

・體重增加（通常是由於甲狀腺失衡）。

◆ 腦下垂體情緒

　　沒有已知由腦下垂體產生的情緒。

◆ 與腦下垂體相關的肌肉

　　沒有已知與腦下垂體相關的肌肉。

前列腺

◆ 說明

　　前列腺是一個小型肌肉腺體，大小如栗子，位於膀胱正下方，是男性生殖系統的一部分。

◆ 前列腺的用途

・產生前列腺液（一種稀薄的含鋅不透明分泌物，有助於滋養精子細胞）。

・透過肌肉收縮，推動精液射出。

◆ 前列腺不平衡的常見症狀

・不孕。

・下背痛。

・臀部左側疼痛。

・尿流量減少。

　　超過 50 歲的男性通常會開始產生良性的前列腺肥大症，這種疾病將減少尿液流量。這就是為何許多老年男性會說自己尿量減少，且每晚會多次夜尿。造成這種情況的原因之一是缺乏「鋅」，因為射精會失去大量前列腺液中所含的鋅。

◆ 前列腺情緒

　　位於情緒密碼表的第六列。

◆ 與前列腺相關的肌肉

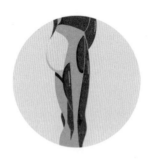 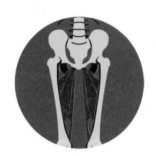

　　‧臀肌。

　　‧大腿內側的內收肌。

睪丸

◆ 說明

　　睪丸是腿間陰囊內的左右兩個腺體，是男性生殖系統和內分泌系統的一部分。睪丸內的溫度會較低，因為精子被儲存在低溫下，功能會較佳。

◆ 睪丸的用途

　　‧生產精子。

　　‧產生雄性激素（尤其是睪固酮，這是雄性激素中最重要的一種）。

◆ 睪丸不平衡的常見症狀

　　‧不孕。

　　‧性欲降低。

　　‧行動力降低（由於睪固酮減少）。

◆ 睪丸情緒

位於情緒密碼表的第六列。

可以一次詢問一邊的睪丸，也可以同時詢問兩邊的。請記住，受困情緒等失衡必定會大範圍地造成不平衡，從而影響到雙側睪丸。

◆ 與睪丸相關的肌肉

沒有已知與睪丸相關的肌肉。

胸腺

◆ 說明

胸腺位於胸部，正好位於心臟上方，是免疫系統的重要構造。新生兒的胸腺相對於心臟特別大，但隨著心臟持續生長，胸腺的大小將維持不變。注意，當心牆存在時，胸腺便會受到心牆能量的影響。這便是心牆導致免疫功能降低的其中一個原因。

◆ 胸腺的用途

· 幫助 T 細胞成熟（T 細胞中的 T 代表胸腺〔thymus〕）。T 細胞能保護身體免受感染，也有助於預防自體免疫疾病。

◆ 胸腺不平衡的常見症狀

· 肩膀不舒服。
· 免疫力下降。
· 自體免疫問題。

◆ 胸腺情緒

位於情緒密碼表的第六列。

◆ 與胸腺相關的肌肉

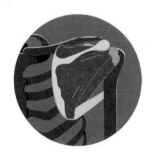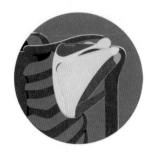

- ·位於肩胛骨下半部的大圓肌。連接肩胛骨至肩部，有助於肩部向外旋轉，使肩部和手臂能同時向後移動。
- ·棘下肌。一塊厚實的三角肌，占據了棘下窩的主要部分，為旋轉肌袖的四塊肌肉之一，主要功能為外旋肱骨和穩定肩關節。

甲狀腺

◆ 說明

甲狀腺位於喉嚨前面的下部，是內分泌系統的一部分。

◆ 甲狀腺的用途

- ·控制新陳代謝、生長和發育。
- ·控制血鈣。
- ·促進消化。
- ·維持心血管健康。
- ·調節許多身體機能。

甲狀腺會分泌一種叫做甲狀腺素的激素。當甲狀腺失衡且不能分泌足夠的甲狀腺素時，便會產生一些症狀，被稱為甲狀腺機能低下症。甲狀腺素的分泌過量被稱為甲狀腺機能亢進症，最常見的原因是一種被稱為葛瑞夫茲氏病（Graves' disease）的自體免疫疾病。

◆ 甲狀腺不平衡的常見症狀

甲狀腺機能低下症（低甲狀腺功能）：

· 體重增加。

· 疲勞。

· 脆弱易斷的指甲。

· 畏寒。

甲狀腺機能亢進症（高甲狀腺功能）：

· 疲勞。

· 頻繁排便或腹瀉。

· 甲狀腺腫大。可能導致頸部腫脹變粗，也可能導致呼吸或吞嚥困難。

· 情緒起伏大。

· 肌肉無力。

· 緊張或煩躁。

· 心悸，快速且不規則的心跳。

· 震顫，通常表現在手部。

· 睡眠困難。

· 容易流汗。

· 體重減輕。

◆ 甲狀腺不平衡的其他輕微症狀

一般甲狀腺失衡（高功能或低功能）的其他徵狀可能有：

· 肩膀不適或無力。

· 手腕不適或無力。

· 手肘不適或無力。

· 肩膀較容易脫臼。

大多數的甲狀腺失衡不會嚴重到出現重大症狀，輕微的症狀較爲常見。

◆ 甲狀腺情緒

位於情緒密碼表的第六列。

◆ 與甲狀腺相關的肌肉

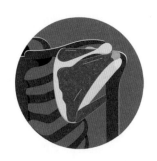

‧左右兩肩的小圓肌。從肩胛骨底部穿過肩關節，
再到肱骨的頂端。

甲狀腺不平衡可能連帶使單側或雙側的小圓肌失
衡，導致單肩或雙肩無力、緊張和／或疼痛。肩傷也很
常見，因爲關節的穩定性也會被影響。

腺體部分到此結束。接下來我們將介紹系統。

第十四章

系統

人體維持平衡的方式屈指可數。

追根究柢，疾病就是在這些基本系統失衡時產生的。

——馬克‧海曼（Mark Hyman），美國醫師與作家

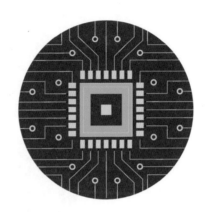

　　這個章節將介紹多數人至少在某種程度上相當熟悉的各種身體系統，像是循環系統和消化系統，以及或許比較陌生的皮膚系統、泌尿系統和內分泌系統。還有由身體所有肌肉構成的肌肉系統、大腦和神經構成的神經系統、肺臟及其相關組織構成的呼吸系統，以及生殖器官形成的生殖系統。

　　身體由多個不同的系統組成，有些部分會在多個系統中發揮作用。例如，若是皮膚出狀況，可能會被潛意識引導到免疫系統，接著到肝臟，因為皮膚是一種排毒器官，若肝臟過載，就可能使皮膚出現痤瘡等症狀。

　　使用身體密碼時，很重要的一點是，了解不只有一種方法可以找到不平衡。

　　假設你正透過身體密碼系統，想為身體不適的母親找出原因並進行療癒。讓我們假設問題的真正原因是肝臟失衡，而這又是因為毒素與受困情緒引起。

　　有幾種方法可以幫助你解決母親的問題。她的潛意識可能會引導你到身體密碼的「毒素」部分，或「受困情緒」，或是直接帶你到「肝臟」。潛意識如

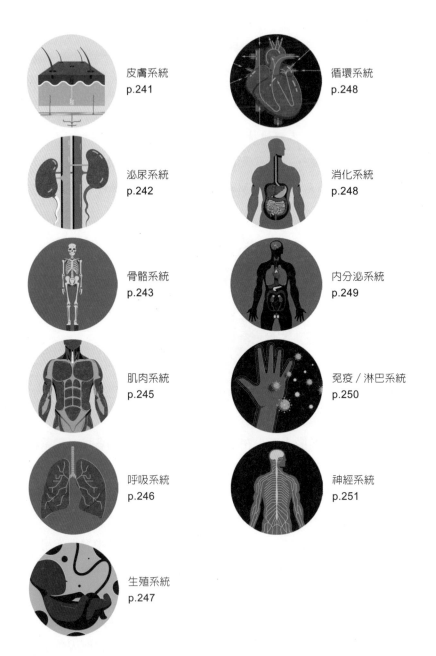

皮膚系統
p.241

循環系統
p.248

泌尿系統
p.242

消化系統
p.248

骨骼系統
p.243

內分泌系統
p.249

肌肉系統
p.245

免疫／淋巴系統
p.250

呼吸系統
p.246

神經系統
p.251

生殖系統
p.247

何引導你到需要去的地方並不重要，重要的是了解，潛意識在回答問題時，就是在試圖和你交流。被帶到身體密碼中的某個位置，可能會讓你摸不著頭緒，好奇潛意識到底在試圖告訴我們什麼。但請不要做出任何假設，敞開心扉，迎

接各種可能性吧。

假設你正在努力幫助一位似乎患有過敏症的朋友。提出的第一個問題可能是：「你的過敏有潛在原因嗎？」在肌肉測試獲得肯定的答案，並查身體密碼地圖後，可能會接著問：「這項不平衡是在這張圖的右邊嗎？」否，表示必定是在左邊。因此，從左邊最上面的項目開始，問道：「是『能量』不平衡嗎？」不是。「是『回路與系統』的不平衡嗎？」是。

翻到第三區「回路與系統」的圖，詢問：「這項不平衡是在這張圖的右側嗎？」不是。「是在『系統』中嗎？」是。翻到本章開頭的系統圖繼續測試，最終潛意識引導你到了「消化系統」。

你可能會想：「等等……我不是應該被帶到『過敏』嗎？爲什麼會是『消化系統』？」但你還是決定跟隨潛意識的引導，繼續進行肌肉測試。接著，你被帶到「迴盲瓣」。翻到迴盲瓣那一節，想知道潛意識到底想說什麼。讀到迴盲瓣失衡將導致鼻竇問題時，你突然驚呼了！

迴盲瓣是小腸末端的一個瓣膜，控制和調節從小腸進入大腸的糞便。迴盲瓣失衡將使糞便中的毒素無法從體內排出，開始回流並被重新吸收到血液中，副作用就是鼻竇引流，因爲血液中的毒素會開始溢出，透過鼻黏膜排出。

當你繼續問道：「是否有相關聯的失衡需要處理？」假設答案是肯定的，且被指示去釋放一些使迴盲瓣不平衡的受困情緒。之後，你重新檢查朋友的迴盲瓣，問道：「你的迴盲瓣現在平衡了嗎？」假設答案是肯定的。此時，請朋友用鼻子深吸一口氣，看看鼻竇引流狀況是否像之前一樣糟糕。如果朋友的問題解決了，請不用感到驚訝，因爲他的症狀可能根本不是過敏，而是身體竭盡全力排除毒素所致。

尋找解決方案時，請務必保持開放的心態。潛在原因可能出現在身體密碼的任何區域。還記得嗎？萬事環環相扣。

不要認爲問題必定是由某種不平衡所引起。你父親的偏頭痛是由腎臟失衡引起，並不表示所有偏頭痛的人也是如此。請對**任何可能性**抱持開放態度。

接下來，我們將使用本章開頭的系統圖，來找出不平衡的系統和構造。

◆ 尋找並修正系統的不平衡

步驟 1

問：「我（或你）是否存在一個可以現在處理的不平衡（或不快樂）系統？」

・是 → 問：「這個系統在系統圖的右邊嗎？」

・是 → 繼續往步驟 2。

・否 → 在系統圖的左邊，繼續往步驟 2。

步驟 2（解碼）

確定不平衡的系統在右或左邊後，由最上面的項目開始詢問：「_____系統是否不平衡？」假設在步驟 1 得知，不平衡的系統位於圖的右側，可以接著問：「是循環系統不平衡嗎？」（循環系統位於右側圖的最上方。）如果得到「否」的回答，便繼續往下一個系統詢問：「是消化系統不平衡嗎？」以此類推，直到得到肯定的答案。

・翻至圖表中註明的頁面，以查看該系統的組成部位。

・找出部位（如果需要）。

・問：「需要確定是系統中的哪一個部位不平衡嗎？」

・否 → 繼續前往步驟 3。

・是 → 在接下來的本章頁面中找到該系統，一一測試系統中的各部位，直到找到不平衡的那一項。按照系統構造表，詢問：「這個不平衡的部位是在這張表的左邊嗎？」逐漸縮小可能性。

一旦確定不平衡的部位，繼續執行步驟 3。

步驟 3（關聯）

問：「是否有相關聯的失衡需要處理？」

・否 → 繼續往步驟 4。

・是 → 重回身體密碼地圖，解碼和處理任何相關的不平衡後，再重複步驟 3 的問題。

步驟 4（意念）

抱持修正並平衡這個系統或已找出的不平衡部位之意念，用磁鐵或手沿督脈的任一段輕滑 3 下。

步驟 5

問：「這個系統（或部位）現在平衡了嗎？」

．是 → 從步驟 1 開始，重複這個過程，尋找另一個不平衡的系統。

．否 → 重新聚焦、祈求幫助，讓心感受愛和感激，會有幫助的。接著帶著意念，再次輕滑 3 下。

◆ **修正系統不平衡的祕訣**

　　另一種修正方法，是在已經知道某個系統不對勁時，直接問：「＿＿＿系統是否平衡？」例如，患有濕疹的你想找出潛在原因，可以直接問：「我的皮膚系統平衡嗎？」或者：「我的皮膚平衡（或快樂）嗎？」

　　直接詢問已知有問題的系統，就可以跳過識別的步驟。

　　接下來會列出各系統的構造以供大家查找、測試，確認問題部位在哪，確認後就可以回到前一頁的「尋找並修正系統的不平衡」練習，繼續執行步驟 3。

皮膚系統

◆ 說明

　　皮膚系統是外部環境和身體之間的保護屏障，包括皮膚、指甲和頭髮。

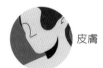
皮膚

指甲

頭髮

◆ 皮膚

皮膚由三個不同的分層組成：表皮層、真皮層，以及皮下組織。皮下組織是最深層的皮膚，將皮膚連接到肌肉和骨骼周圍的底層筋膜組織，且容納了體內的大部分脂肪組織。

真皮層是皮膚的中間層，包含滋養皮膚和帶走老廢物質的結締組織與血管。腺體和毛囊即是從真皮長出來的。

表皮是皮膚的最外層，是我們與外在世界之間的保護屏障，由多層上皮細胞組成，每二至二個半月會更換一次。

◆ 指甲

手和腳的指甲皆由角蛋白構成，與構成角質的材料相同。指甲由三個主要部分組成：甲根、甲片和甲緣。指甲周圍或下方的其他結構，包括甲床、角質層和甲褶。

◆ 頭髮

頭髮是由一種叫做角蛋白的堅韌蛋白質所形成。毛囊將每根頭髮固定在皮膚上，毛球則形成毛囊的底部。在毛球中，活細胞會分裂並生長，形成毛幹。

泌尿系統

◆ 說明

泌尿系統負責以尿液的形式排出體內廢物。每隔幾分鐘，體內的血液就會流經腎臟，腎臟會過濾血液並形成尿液，尿液會流經輸尿管進入膀胱。膀胱脹滿時，尿液就會經由尿道排出體外。

 尿道　　 膀胱　　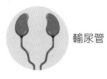 輸尿管　　 腎臟

骨骼系統

◆ 說明

骨骼系統由骨骼和結締組織組成，如韌帶和肌腱。骨骼系統建構了我們的身形且能保護器官，並與肌肉系統合作，讓身體能夠活動。

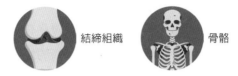

結締組織　　　　　骨骼

可以閱讀下面列出的每個部位，並一一測試；如果不想找出更細部的部位，也可以回到本章開頭的練習，直接執行步驟 3。

◆ 結締組織

如果發現結締組織失衡，請進一步詢問是否需要找出是哪個部分失衡。如果得到「是」，請逐一測試以下項目，直到得到肯定的答案。

肌腱　筋膜　韌帶　椎間盤

肌腱位於每塊肌肉的兩端，負責連接肌肉和骨骼。筋膜包裹並區隔出身體的不同肌肉部位，將一塊肌肉與另一塊肌肉分開，也為不同的骨骼、器官、動脈、靜脈和組織提供了保護層。韌帶位於兩塊骨頭的連結處，負責將遍布全身的骨頭串連起來。

椎間盤是身體的避震器。可以將椎間盤想成由同心軟骨層製成的「果凍甜甜圈」，圍繞著位於中心的彈性膠狀物質「髓核」。髓核就像是每個椎骨之間的滾軸，這個絕妙的設計，讓受力得以用非常有效的方式分散至各個椎骨。

若發生椎間盤突出，會增加周圍脊髓神經的壓力。神經受到壓迫，便會產生疼痛、發麻或刺痛感，這種情況經常發生在手臂或腿部。一般的經驗法則是，神

經承受的壓力越大，發麻或刺痛感越嚴重。如果壓力過大，就會完全麻木，或完全失去知覺。這可不是開玩笑的。如果自己或身邊的人正遇到這個問題，或有這些症狀，而且沒有立即因為身體密碼的療程獲得改善，請盡快就醫，以取得更多醫療協助。

椎間盤突出有很多原因。根據我的經驗，最常見的是器官失衡連帶導致的肌肉失衡。通常罪魁禍首是腎臟，因為它們與支撐腰椎的腰大肌相關。還記得嗎？萬事環環相扣，每件事都可能導致其他事發生！我曾為有椎間盤問題的患者找出感染、創傷能量、受困情緒和其他可能使脊椎不平衡的能量，這些都可能導致椎間盤突出，並引起疼痛、刺痛和發麻。

◆ 骨骼

骨骼有兩個主要部分：附肢骨骼和中軸骨骼。如果被引導至骨骼，請進一步詢問是否需要找出是哪個部分失衡。如果得到「是」，請逐一測試不平衡是在兩者中的哪一項。

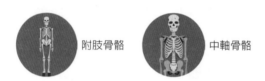

附肢骨骼　　　　中軸骨骼

附肢骨骼

由於人體的骨骼眾多，因此有些我僅以區域來表示。

如果發現附肢骨骼失衡，請進一步詢問是否需要找出是哪個部分失衡。如果得到「是」，請逐一測試以下項目，直到得到肯定的答案。

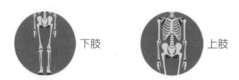

下肢　　　　上肢

附肢骨骼包括上肢的骨骼，有肩胛骨、鎖骨，以及上臂和下臂、腕部和手部的骨骼。此外，附肢骨骼也包括骨盆的骨骼和下肢的骨骼，有股骨、脛骨、腓

骨，以及踝部和足部的骨骼。

　　如果想更細部地找出不平衡的位置在哪，可以逐一測試。

中軸骨骼

　　如果發現中軸骨骼失衡，請進一步詢問是否需要找出是哪個部分失衡。如果得到「是」，請逐一測試以下項目，直到得到肯定的答案。

 脊椎　　 牙齒　　 頭骨　　 胸腔

　　中軸骨骼中的頭骨是一個動態的驚人結構，其運動能力遠遠超過醫學或牙科專家的理解。頭骨每分鐘約會擴張和收縮 6 至 14 次，過程中每塊顱骨都會進行極小幅度的移動，可能會產生輕微錯位，或是影響各顱骨之間的運動。造成這類問題的最大潛在原因是受困情緒。身為顱面骨療法（craniopathy）①的終生研究者，我知道，讓所有頭骨骨骼正常運作，就能帶來巨幅的改善。

　　脊椎的排列特別重要。脊椎內的脊髓就像連接大腦和身體部位的高速公路，椎骨錯位便會阻礙大腦和身體之間的連結。

肌肉系統

◆ 說明

　　肌肉系統包括平滑肌、心肌和骨骼肌。

　　平滑肌是一種不隨意肌，無法透過意識控制，存在於血管壁、淋巴管、膀胱、子宮、男性和女性生殖系統、消化系統、呼吸系統、皮膚（皮膚上的微小肌肉會讓你在起雞皮疙瘩時豎起毛髮），以及眼睛的虹膜。

　　心肌只存在於心臟，也是無法透過意識控制的不隨意肌，但擁有自主收縮的

---

① 一種透過調整顱面骨，改善人體節律機制以及中樞神經系統的治療方法。

能力，會在我們的一生中持續收縮與放鬆的循環。

　　與前兩種類型不同，骨骼肌屬於能受意識支配的隨意肌。骨骼肌透過肌腱被固定在骨骼上，在接受意識的指令時，能帶動骨骼做出跑、跳、走、梳頭等所有動作。

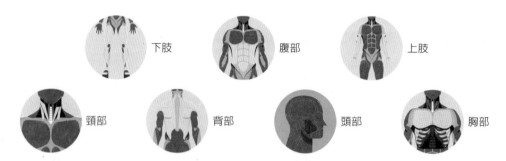

　　請注意，多數肌肉不平衡實際上是器官或腺體失衡的結果。也就是說，當器官或腺體超載或失衡，能量相連的肌肉也會連帶失去平衡。

呼吸系統

◆ 說明

　　呼吸系統藉由呼吸將氧氣帶入體內，並排出二氧化碳。空氣經由鼻子和嘴巴進入身體，順著氣管進入左支氣管或右支氣管，再進入管道逐漸變小的細支氣管。最後，氧氣會進入肺泡，被肺泡膜吸收到血液裡，二氧化碳則被從血液中排出，並隨著呼氣排出體外。

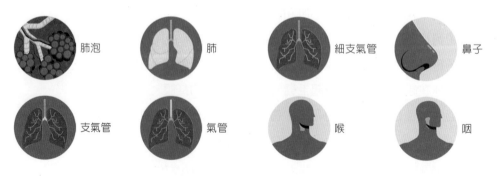

生殖系統

◆ 說明

　　生殖系統確保了我們作為一個物種的生存。來自男性的精子會使輸卵管中的女性卵子受精，形成受精卵。受精卵再由輸卵管進到子宮，在子宮壁上著床，並將在接下來的九個月內發育成新生兒。生殖系統也與其他的器官和系統密切合作。例如，下視丘和腦下垂體有助於調節雌激素和睪固酮等荷爾蒙的分泌與釋放。

男性生殖系統

 睪丸　 前列腺　 陰囊　 陰莖

 精囊　 副睪　 尿道球腺　 輸精管

女性生殖系統

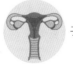 子宮　 卵巢　 輸卵管

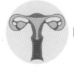 陰道　 乳腺

循環系統

◆ 說明

循環系統負責促進血液、淋巴液和營養物質在全身的流動,有助於為身體組織提供營養、抵抗感染、調節體溫和維持體內平衡。循環系統不只有心臟,還有總長數公里的所有血管,包括將血液輸送往返到各部位的動脈、靜脈和微血管。

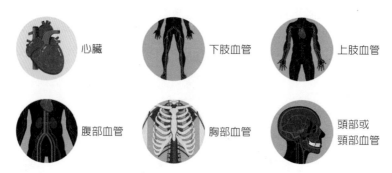

心臟　　　　下肢血管　　　　上肢血管

腹部血管　　　胸部血管　　　頭部或頸部血管

消化系統

◆ 說明

消化系統負責從飲食中分解和吸收營養。消化始於口腔,以牙齒將食物磨碎並與唾液混合後,再由唾液中的唾液澱粉酶,開始分解和消化我們吃進的澱粉。

吞嚥引起的肌肉運動會將食物推入食道,並透過賁門括約肌的放鬆讓食物進入胃裡。透過胃的攪動,以及鹽酸、胃蛋白酶(一種消化蛋白質的酵素)的分泌,使消化過程繼續。

鹽酸會對胃壁造成很大的損害,因此,胃會透過分泌黏液進行防護。一、兩個小時後,胃的內容物(現在稱為「食糜」)會透過幽門括約肌進入小腸,與胰腺分泌的消化酵素混合。大約 95% 的營養吸收發生在小腸,而水和礦物質則會由大腸重新吸收回血液中,剩下的固體廢物會在大腸中形成糞便,並透過直腸和肛門排出。

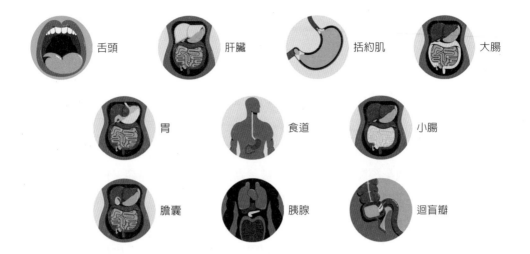

如果想了解更多有關消化器官的說明，可以到第十二章「器官」查閱。

內分泌系統

◆ 說明

內分泌系統是一系列將激素（荷爾蒙）直接分泌到血液中的腺體。激素負責
調節身體的各種功能，包括新陳代謝、生長發育、組織功能、睡眠和情緒。

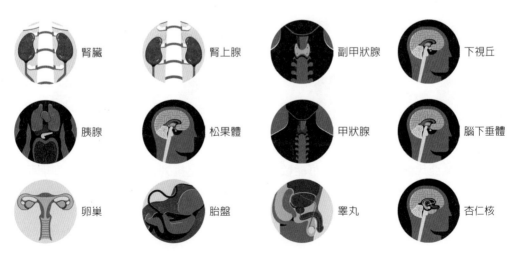

在第十三章「腺體」中，可以詳細了解所有的腺體。

免疫／淋巴系統

◆ 說明

免疫系統的功能是保護身體免受疾病的侵害，特別是細菌、病毒、黴菌、眞菌和寄生蟲等外部入侵者的攻擊。

我一直認爲，確認免疫系統的實際運作情況，是衡量個人健康極爲重要的指標。在多年的執業經驗中，我發現，被診斷出患有纖維肌痛症、慢性疲勞、狼瘡、癌症等重大問題的患者，通常免疫功能都低於 10%。

免疫系統的運作情況很容易經由肌肉測試確認，而透過身體密碼讓免疫系統獲得改善的過程，更是令人著迷。我曾親眼看過僅是釋放一種受困情緒，就得以將免疫功能提高 20%。我想強調的是，任何不平衡都會降低免疫功能，但只要修正它們，就有助於提高免疫功能。

淋巴系統能過濾病菌、產生白血球與抗體，由負責輸送淋巴液的導管和腺體組成。淋巴液是一種透明液體，實際上是由血漿組成。血漿會經由循環系統的過濾進入淋巴系統。淋巴系統在免疫功能中發揮著重要作用，因爲它能產生不同類型的白血球或淋巴細胞，對於清除細胞中的有毒廢物非常重要。

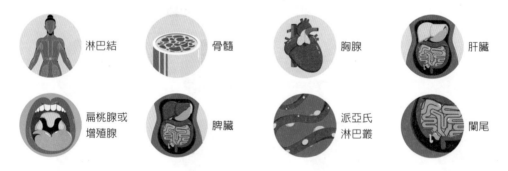

淋巴結　　骨髓　　胸腺　　肝臟

扁桃腺或增殖腺　　脾臟　　派亞氏淋巴叢　　闌尾

「派亞氏淋巴叢」一般人可能較不熟悉，它們是排列在小腸外側的小型卵狀淋巴結，負責幫助免疫系統對腸道中的病原體做出反應。

神經系統

◆ 說明

神經系統是身體的通訊系統，使不同部位間能交流和傳遞訊息，並負責協調身體的所有動作，無論這項動作是否能受意識控制。神經系統是由中樞神經系統（大腦和脊髓）和周邊神經系統（連接中樞神經系統及身體其他部分的神經）組成。

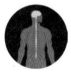 中樞神經系統　　　 周邊神經系統

◆ 中樞神經系統

中樞神經系統分為腦和脊髓。

 腦　　　 脊髓

腦

如果將身體比作一部機器，大腦就是這部機器中的主機。成人的大腦重量約為 1.36 公斤，由超過一千億條神經組成，並透過數萬億個稱為「突觸」的連接點相互通信。大腦是身體和靈的硬體介面，讓我們得以持續生命和移動。大腦調節了身體的所有功能，包括飢餓、體溫、心跳、消化、呼吸、視力、運動技能等，也掌控了記憶、思想、觸覺，負責維持生命所需的所有運作。

脊髓

脊髓是大腦傳訊的高速公路，使大腦能與身體的所有器官、腺體、肌肉和組織交流，讓訊息得以在大腦和身體各部位之間傳遞。脊髓從顱底延伸到腰部，受到脊椎的保護。脊髓上有三十一對脊神經，負責連接大腦與身體的所有組織。

◆ 周邊神經系統

周邊神經系統分為軀體神經系統和自主神經系統。

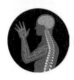 軀體神經系統　 自主神經系統

軀體神經系統

軀體神經系統負責將意志的命令和接收到的外在訊息傳送到中樞神經系統，再由中樞神經系統傳送到各部位的肌肉和其他組織。

自主神經系統

自主神經系統分為交感神經系統、腸神經系統和副交感神經系統三部分。

 交感神經系統　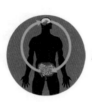 腸神經系統　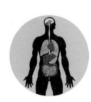 副交感神經系統

交感神經系統

交感神經系統對「戰或逃」反應負有最大責任，也負責幫助我們維持體內平衡，因此總是在某種程度上處於活躍狀態。

腸神經系統

腸神經系統負責分泌和運動，基本上被認為是一個獨立的神經系統，僅屬於消化系統，能獨立發揮作用，但也可能受交感神經或副交感神經系統的影響。

副交感神經系統

副交感神經系統是自主神經系統的一個分支，負責人體在休息放鬆或進食時

的體內活動，包括消化、性反應、排尿、唾液分泌、排便、哭泣等。

　　系統部分到此結束。接下來，我們將討論身體與能量體或靈之間的不連結。

第十五章

不連結

大自然是所有真理的泉源，有自己的邏輯和自己的法則，

有果必有因，沒有需要便沒有發明。

—— 達文西

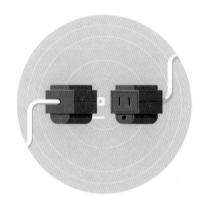

不連結指的是靈與身體之間，或是身體各部位之間的能量中斷。

 與懷孕有關
的不連結
p.255

 靈體／身體
的不連結
p.256

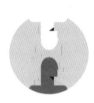 靈魂出竅
p.260

與懷孕有關的不連結

◆ 說明

孕吐影響著全世界數百萬的婦女。孕吐的治療方法或假設的治療方法，即使有效，也無法真正有效。如一般大眾所知，孕吐確實無藥可醫。可以服用一些藥物，但也可能因此對胎兒、母親或雙方造成傷害，因為所有的藥物都含有毒素。

我的妻子琴恩懷上伊莉莎白時，孕吐得很嚴重，因此請我幫忙。我馬上開始想我知道的所有方法，所有以前在她或其他患者身上試過的那些從未真正起作用，但還是可能減輕孕吐的方法，如生薑、腕帶等。

◆ 不連結

就我所知，沒有任何真正可行的方法可以緩解孕吐，因此我決定向更高的力量尋求幫助。

我得到的指引是，孕吐是由於母親的大腦與胎兒之間的不連結造成。母親的大腦有時並未在一開始便與正在成長的新生命聯繫在一起。照理說，母親的大腦必須與胎兒、臍帶、羊水（嬰兒漂浮在其中的液體）和胎盤（將嬰兒與母親連接起來的子宮內膜）有能量上的連結。在與這四個部分聯繫起來之前，都無法避免孕吐，然而，一旦這些部分與大腦建立起連結，孕吐就會消失，而且通常是立即消失。

◆ 針對不連結的測試

要測試母親的大腦與其身體裡跟胎兒有關的部分是否連結，只須詢問以下四個問題。

首先，問問孕婦：「妳的大腦有連結到胎兒嗎？」如果獲得肯定的答案，接著問：「妳的大腦有連結到臍帶嗎？」是，繼續下一個問題：「妳的大腦有連結到羊水嗎？」是，最後問問：「妳的大腦有連結到胎盤嗎？」

如果從這些問題中的任何一項獲得無力的肌肉反應，可以用磁鐵或手，沿督脈的任何一段滑動 3 次，將母親的大腦與那個身體部位重新聯繫起來。完成後，

再次詢問相同的問題，重新測試、修正不平衡，直到所有的肌肉測試回應都有力。如果上述做法無法幫助建立連結，原因通常在於很容易被發現和釋放的受困情緒。

我發現，母親大腦與這些部位的溝通是**雙向**的。也就是說，溝通會由母親大腦向下通往這些部位，也會由這些部位向上通往母親的大腦。因此，即使修正了從大腦通往這些部位的不平衡，還是需要再次詢問相同的問題，只不過是將主詞對調，反過來問：「**胎兒**有連結到妳的大腦嗎？」如果測試結果顯示有力，就接著問下個問題：「臍帶有連結到妳的大腦嗎？」「羊水有連結到妳的大腦嗎？」「胎盤有連結到妳的大腦嗎？」在任何一個問題中測得肌肉無力，都請沿督脈**向上**滑動 3 次，完成後再重新測試。

說得詳細點就是，如果詢問：「胎兒有連結到妳的大腦嗎？」得到的是無力的肌肉測試結果，表示答案為「否」，便需要沿著督脈的任一段**向上**滑動 3 次，以重新建立連結。沿著督脈向上滑動時，可以從腰部開始，用磁鐵或手往頭部方向滑動。如果是自己做這個動作，可以抓從頸後向上經過頭頂到前額這段距離來操作。

知道這些知識以來，我幫助過很多孕婦，從未有任何一位認為這麼做沒有幫助，而且效果通常能立即顯現。

一旦重新建立連結，孕吐就會即刻消失。這些婦女最常說的就是：「我覺得好多了，我要去吃點東西了。」如果你或身邊親友也有孕吐困擾，你會喜歡這個方法的，這在身體密碼以外的任何地方都找不到。

靈體／身體的不連結

◆ 說明

要了解靈體／身體的不連結，必須先了解人類的雙重性。我認為，每個人都是獨立且獨特的智慧體。沒有所謂的起始，我們一直存在，也將永遠存在。我也相信，很久以前神便將我們的智慧組織成靈體，賦予我們選擇權，或者說是選擇的自由。地球的創建是為了讓我們成長，我們的身體就是我們靈體的完美形象；

也就是說，如果能將靈從身體裡分離出來，我相信它會和身體一模一樣，包括最精細的部分。

◆ 不連結可能產生的症狀

我相信，「靈—身體」模板是我們身體成長的模板。我也相信，擁有血肉之軀是我們得以在現今世界和未來世界進步的關鍵。

有些疑問多年來一直困擾著我：這個模板是如何運作的？之間有什麼連結？身體如何與靈體連結？靈體又如何和身體連結？會不會是這個介面本身容易不平衡？雖然我們對這個介面還不太了解，但它確實可能發生狀況。

身體的任何部分都可能與靈體不連結。當然，靈完全與身體脫離的狀態就是死亡，接著人們便會舉辦喪禮。然而，有時確實可能發生這樣的狀況：靈和身體有很大程度的不連結，人卻依然活著。但發生這種情況，可能會感覺不太舒服，因為身體肯定需要靈的智慧才能有效運作。

在我發現修正這種不連結的方法後不久，一位女士來到我的診間。她的疼痛從頭骨底部一直延伸到腰部，在 0 ～ 10 級中將自己的痛苦指數評為 9.5 級。

進行檢查時，我發現她整個身體，從頭部、頸部、胸部，到腹部，都與體內的靈完全脫節。而僅是將靈與身體重新連結，疼痛程度便立即從 9.5 下降到 2 左右。

靈體與身體的不連結，往往顯現為骨骼錯位、免疫力下降、器官和腺體功能失調等狀況。此外，我相信這也可能是導致癌症的其中一項原因。讓我們這樣想：靈是內在智慧，身體實際上只是硬體；如果換個角度想，身體就是一個會走路、會說話的電腦系統，如果與靈失去連結，身體和靈之間不再交流，就很可能造成癌症。

◆ 針對不連結的測試

要測試靈與身體是否連結，可以問：「你的靈與你的身體有完整的交流溝通嗎？」如果答案為否，為了更深入地挖掘答案，可以問：「你的靈是否與你的頭部或頸部順暢溝通？是否與你的胸腔充分溝通？腹部？右臂？左臂？左

腿？右腿？」

這些都是靈和身體用來交流的區域，有頭部、頸部、胸部、腹部、右臂、左臂、右腿和左腿。

◆ 重新建立連結

記得有次一位患者來找我，說右腳很痛。我進行了肌肉測試，查看哪裡出了問題，發現是腳上的骨頭錯位了。也有靈與身體的不連結，且恰好是與那條腿的不連結。從他的背部開始，我沿督脈向下滑動 3 次後，他馬上就能再次走路了，還走得很順。先前他走進診間時還明顯一跛一跛的，幾秒鐘的時間，重新連結了身體和靈後，他馬上就能走了！走了幾步後，他轉身驚呼：「這是怎麼做到的？你做了什麼？」我只是用磁鐵從他的背部往下滑動 3 次，目的是修復連結，結果，靈與腿馬上重新連結起來，腳的錯位也自動修復了！

當靈與身體不連結，就會讓錯位繼續存在，而且無法被修正。如果大腦真的願意，它難道不能重新連接或排列錯位的骨骼嗎？它為什麼不這麼做？我相信它不這麼做的其中一項重要原因，正是因為這種不連結的現象。

◆ 測試溝通是否順暢

要檢查反向的溝通是否順暢，只須將**主詞對調**，反過來問：「你的**身體**是否與你的**靈**充分溝通？」如同剛剛解決孕吐的例子，這也是雙向溝通，靈必須與身體溝通，身體也必須與靈交流。

◆ 重新連結靈與身體

如同解決孕吐的方法，可能需要從雙向修正這種溝通障礙。也就是說，一旦發現靈和身體的不連結，如果是**靈與身體**脫節，可以用磁鐵或手沿督脈**向下**滑動 3 次；如果是**身體與靈**脫節，則沿督脈**向上**滑動來修正。

我們可以將靈視為高頻的振動體。要讓靈與身體連結，就是在讓較高的振動（靈）往較低的振動（身體）移動，因此要順著督脈向下滑動。反過來說，如果是身體部位與靈無法溝通，就要讓向上滑動，讓較低的振動（身體）靠近較高的

振動（靈）。

也就是說，如果問：「你的身體是否與你的靈充分溝通？」獲得否定的答案，可能需要進一步問問：「你的頭部是否與你的靈充分溝通？你的靈是否與你的頭部充分溝通？你的胸部是否與你的靈完全溝通？」等等。當然，你也可以問問左右臂和左右腿。

◆ 尋找特定的不連結

有時，是身體區域內某個較小的組織失去連結。例如，特定的肌肉、器官、腺體、骨骼或其他組織，也可能產生不連結。如果在掃描身體時顯示出不連結，但似乎沒有特定區域出現問題，可以詢問：「是頭部（或頸部、腹部、胸部）內的某個部位不連結嗎？」這將引導你找到不連結的特定組織。

例如，正為有下背部問題的人進行身體密碼療程時，你可能會問：「你的靈與腹部之間，或靈與下背部之間，是否存在不連結？」或者：「身體的_____部位與靈之間是否存在不連結？」如果得到的答案為「是」，取決於是想將身體部位重新向上與靈連結，還是將靈向下與身體部位連結，直接沿督脈向上或向下滑動。

◆ 全面雙向溝通

多數情況下，使用身體密碼地圖時可以發現這樣的不連結。

請記得，所有的連結都是全面的雙向溝通。這是什麼意思呢？例如，無線電對講機不是全面雙向的通訊設備，因為一次只能一個人說話，但電話是，因為通話的兩個人可以同時說話。

也就是說，這通常需要進行雙向檢查。需要檢查靈對身體的溝通，如果這個方向的連結出了狀況，需要沿督脈向下滑動來修正；此外，還需要檢查身體對靈方向的溝通，如果出了狀況，則須沿督脈向上滑動以進行修正。再說一次，如果是需要沿著自己的督脈向下滑動，可以從額頭往頸後方向操作；向上的話可以從頸後開始，越過頭頂到額頭。

靈魂出竅

◆ 說明

接下來我們要談的，是靈有時如何在某種程度上真正離開身體。當然，死亡是靈與身體的「完全分離」，但「部分分離」是怎麼一回事？「部分分離」與「不連結」的不同之處，在於部分分離時，靈確實在某種程度上與身體分離，或從身體中被移出。

遭遇身體創傷，如跌倒、車禍或其他類型的傷害，或是強烈的情緒壓力，如打鬥、酷刑或類似的極端情況，靈便可能會與身體脫離。

◆ 靈與身體分離

部分的靈在身體之外，和靈與身體分離，兩者產生的結果十分相似。差異在於靈的位置。在不連結的情況中，靈還在原處，只不過出於某些原因與身體失去連結；然而，如果靈確實在某種程度上被移出身體，在這種情況下，也會產生明顯的連結困難。

◆ 針對靈與身體分離的測試

可以直接問：「你的靈是否 100% 在你的身體裡？」如果不是，請找出有多少百分比的靈仍存在於身體。得到結果後，要進行修正，只須沿著督脈滑動磁鐵或手，同時說出：「現在，我將你 100% 的靈帶回你的身體，也就是它該屬於的地方。」完成後再重新測試。

第四區

錯位

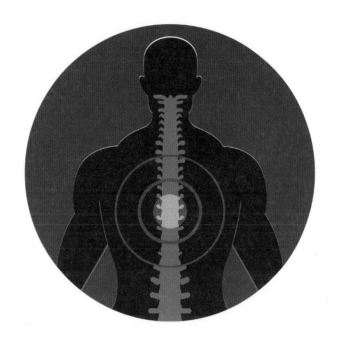

我們的身體問題與脊椎錯位，
往往與靈性能量的流動能力直接相關。
——達莎瑪・科納・戈登（Dashama Konah Gordon），
美國演講者與作家

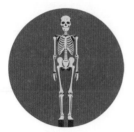

骨骼錯位
p.263

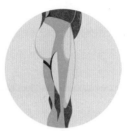

軟組織錯位
p.271

　　接下來的兩章，將幫助你了解骨骼和其他組織的錯位，以及如何辨識、修正
它們。

第十六章
骨骼錯位

我覺得我被賦予一項重任，不僅要重置移位的骨頭，還要教導其他人讓身體和心靈都能健康快樂的方法，讓所有人的塵世生活都更加圓滿。

——丹尼爾・大衛・帕默（Daniel David Palmer），脊骨神經醫學創立者

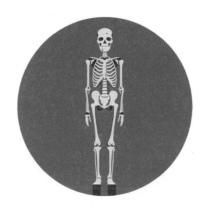

「結構錯位」是身體不平衡的主要原因，因為結構會影響功能。

你可能知道脊骨神經醫師擅長為骨骼復位，但你知道身體或能量體的任何部分都可能錯位嗎？骨骼、肌肉、肌腱、韌帶、神經、器官、牙齒，甚至是眼球、脈輪和督脈（以上僅列舉數例），我都曾發現過錯位。①

本章目的不是要教你如何成為脊骨神經醫師，或如何替代正確的脊骨神經治療②，而是教你如何幫助你的身體達到並保持適當的正位和平衡。

自 1988 年開始擔任脊骨神經醫師後，多年來，我親自見證了脊骨神經治療的重要性以及對生活的改變。使用身體密碼發現並消除錯位的潛在原因，能讓以脊骨神經療法做出的調整順利維持更長時間。

....

① 納入所有可能錯位的組織，超出了本書能及的範圍，但它們都包含在身體密碼的應用程式中，可前往 discoverhealing.com 了解更多訊息。

② 編注：脊骨神經醫學在臺灣尚未被官方承認，相近的治療方法可諮詢物理治療師。

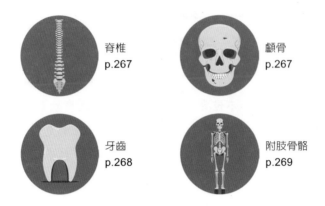

脊椎
p.267

顱骨
p.267

牙齒
p.268

附肢骨骼
p.269

結構影響功能

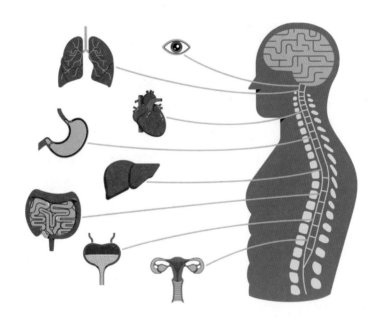

看看這張脊椎、大腦和器官的圖。

這些線代表在大腦和圖中器官之間進行溝通的神經。源自大腦的訊息沿著脊髓傳遞，最終沿著神經到達目的地。脊髓由脊椎中的椎骨包裹並保護。

脊椎錯位

正確排列的脊椎骨能讓神經訊息自由流動，而錯位（或稱「半脫位」）則會減少神經傳遞，使大腦與身體器官、組織之間的交流減少。若器官、組織與大腦缺乏良好溝通，可能產生包括功能下降、疼痛，甚至是疾病。

保持大腦和身體部位間的良好溝通是很重要的。如果上背部出現錯位，可能會對大腦到肺部的神經產生干擾。你可能會想，這樣的神經干擾會產生什麼問題？如果肺部運作不正常，就更容易出現呼吸道感染，以及其他的肺部問題。下面的故事，說明了大腦和肺部之間維持良好交流的重要性。

◆ 胸椎錯位造成的 3 歲氣喘

有天，一位女士帶著她 3 歲的兒子來到診間。她說這個孩子的出生相當波折，是在助產鉗的幫助下出生的（這種分娩方式常會導致胎兒頸部的上部骨骼錯位）。孩子出生後的第一年，耳朵經常反覆感染，但服用過一種又一種的抗生素都沒有效果。

在孩子的 1 歲生日前後，他開始經常發生呼吸困難，被診斷出患有氣喘。接下來兩年，醫師為他開了各種藥，一種接著一種。當她帶著孩子過來時，他必須使用兩種吸入劑和兩種口服藥，是個病得很重的男孩。

我發現，孩子上背部的第三塊胸椎錯位，干擾了大腦和肺部之間的溝通。只調整了 3 次，孩子的氣喘症狀就完全消失了。我不記得有任何一位氣喘患者，是我無法光靠修正錯位來提供幫助的，我知道有許多脊骨神經醫師也有同樣的經歷。

錯位和神經干擾會導致氣喘，若是其他器官、腺體或組織被干擾，又會造成什麼症狀呢？讓大腦與身體器官保持良好溝通有多重要，我怎麼強調都不為過，卻是多數人很少考慮到的事。

找到並解決錯位的潛在原因，經常就會發生奇蹟般的事件，正如蘇珊娜在下面的故事中所發現的。

我可以再次呼吸了

一位 60 多歲，患有慢性阻塞性肺病多年的患者，來找我時將自己的呼吸困難評為 7 級（1 ～ 10 級中）。我們發現了 T3 椎骨錯位，以及繼承的受困情緒。釋放受困情緒後，讓我們得以從能量上重新調整錯位的 T3 椎骨。調整完畢後，我請她站起來走走，看看呼吸是否好轉。幾分鐘後，她邊走邊深呼吸，這是她多年來一直做不到的！

胸腔裡似乎有什麼東西被打開了，彷彿一堆磚頭從她身上被拿走了。她立刻將呼吸困難指數評為 0！她開心極了！真是奇蹟！尼爾森醫師，謝謝你創造了這種驚人的模式！

—— 蘇珊娜・H，德國拜仁

如果受困情緒和其他不平衡（例如身體創傷能量）沒有被發現和清除，可能會發現自己需要更頻繁地調整脊骨神經，因為潛在原因沒有解決。在下面的故事裡，安東尼奧分享了自己使用身體密碼維持脊椎正位的經驗。

修復病因

有人告訴我，我一輩子都會脊椎側彎。隨著清除受困情緒，我不同位置的所有錯位和半脫位都修復了，而且不再發生半脫位。我知道是受困情緒導致了神經發炎，讓連接到椎骨的神經向其他器官發出不良訊號。清除所有受困情緒後，現在，我的脊椎沒有緊繃或半脫位，第一次在人生中完全復位了！

—— 安東尼奧・S，美國德州

肌肉、肌腱、韌帶、神經、器官、軟組織或骨骼，身體的所有元素都是由純能量構成，因此，即使在遠處也能被能量矯正。根據我的經驗，有些錯位比其他錯位更常見，例如骨骼。

脊椎

◆ 說明

由於神經傳導阻礙的干擾，脊椎任何一處發生錯位，都具有潛在的危險。

正如之前說的，脊椎錯位導致的神經干擾會減少或擾亂大腦與器官、腺體和其他組織之間的溝通。

頸部最上方的椎骨，也就是第一頸椎 C1（又稱「寰椎」）錯位，是所有錯位中最危險的一種。第一頸椎錯位會對脊髓產生干擾，而脊髓又是大腦發送訊號到所有身體部位必須經過的位置。第一頸椎的位置相當獨特，在解剖學上也不同於其他椎骨。第一頸椎的獨特之處，在於它有細如髮絲般的韌帶，這些韌帶從第一頸椎骨的內側一直延伸至脊髓本身。這就是第一頸椎錯位會造成眾多不同問題的原因，因為它會對脊髓直接發生干擾。

請記住，任何骨骼或組織錯位，通常會有一或多個潛在原因，而且通常是受困情緒。修正潛在原因後，通常就能立即修正錯位。如果沒有，只須用磁鐵或手沿督脈輕滑幾次，並再次詢問是否已完成修正。

顱骨

◆ 說明

在我接受全人醫療醫師治療腎病時，曾有段奇妙的經歷。

有時骨頭可能會錯位，或無法沿關節線（或一般所謂的「縫合線」）擴張或收縮。

有天，我躺在治療臺上，其中一位全人醫療醫師開始用手探查我的上顎，說我頭骨中有塊骨頭錯位了。他們開始對我的上顎輕輕施壓，突然有什麼東西動了一下。沒有任何疼痛，但我突然感覺到上顎呈現出一種從未有過的圓頂狀，讓我嘴裡的空間突然多了兩倍。這段經歷一直在我心裡，從未忘記。多年後，就讀脊骨神經學校時，我從圖書館借出的第一本書就與頭骨有關，是一本關於顱面骨療法的書。

執業幾年後，有次我參加了著名顱面骨治療師大衛‧丹頓（David Denton）醫師的研討會，了解到頭骨原來會在一個人吸氣、吐氣時，產生非常微小的移動，也學習到如何為頭骨復位、「解鎖」這些骨頭，讓它們恢復正常運作。

在有些文化裡，頭骨是死亡和毀滅的象徵，這對我來說十分不可思議。我認為頭骨是最奇妙和最精細的創造，它是一個極其複雜、最高級數的三維拼圖，可塑性遠超過多數人的想像。

◆ 重新整理她的臉

有天我正在處理一位年輕女性的問題，情況很不尋常。

她的臉有點像畢卡索的畫：兩眼不對稱，左眼比右眼低了大約 2.5 公分。這使得她的外表很引人側目。我很清楚這不是正常的健康狀況。她告訴我，過去幾年她的左眼視力一直在惡化，醫師告訴她這隻眼睛將在兩年內完全失明。

當我需要做顱骨治療時，妻子琴恩經常當我的助手。當這位年輕女士走進診間，我開始對她進行肌肉測試，檢查她頭骨的不同骨骼。我發現她的兩塊顳骨都錯位了，顳骨是容納耳道的骨頭。顳骨的扭曲對她的整個頭骨造成干擾，幾乎影響了其他所有骨頭的正常運作。

按照丹頓醫師的步驟，琴恩用戴著手套的手在她嘴裡的某個點輕輕施壓，以「解鎖」她的顳骨，我則在她深呼吸時對著顳骨輕輕施壓。幾次治療後，終於得以重新調整她的顳骨。結果令人相當吃驚。她的左眼幾乎與另一隻眼睛對齊了。對多數醫師和生物學家來說，這幾乎是不可能的事，因為頭骨的骨頭看似是靜止的。當你看著人死後的乾枯頭骨時，不會覺得頭骨內部是能運動的。

後續是，這位年輕女性的左眼視力不再惡化，並且開始好轉。而她在容貌上的變化也很明顯，所有認識她的人都能一眼看出來。

牙齒

◆ 說明

任何骨骼都可能錯位，特別是事故或身體創傷後。我的兒子約瑟夫，5 歲時

就面臨了這種情況。

◆ 死而復生的牙齒

5 歲時，有次約瑟夫和哥哥一起玩耍，門牙猛力撞到了哥哥的頭，右門牙明顯向後倒。我輕輕將牙齒移回一個比較正常的位置，想知道之後會如何。

你可能猜到了，那顆牙齒變灰了。我打電話給家庭牙醫，說明事情是怎麼發生的。他和我說這顆牙齒已經死了，沒什麼可以處理的，但因為它是乳牙，所以沒關係。

幾個星期過去，我一直覺得可以為約瑟夫的牙齒做些什麼。我決定做一些更詳細的檢查。我讓自己作為約瑟夫的替代者進行肌肉測試，發現牙齒仍然顯示出不對齊，但並非肉眼可見。我發現，那顆牙齒往某個方向上旋了一點，因此用指甲朝反方向輕彈了下，做了個小修正。透過替代者測試顯示的下一個錯位，是牙齒被推往上顎太多了，於是我又將牙齒輕輕下拉。接下來，我發現牙齒仍然稍微向後錯位，又用指甲朝反方向輕輕彈了下。之後又找出並修正了另外兩個微小的錯位。這全是在當天晚上完成的。

隔天早上，我很驚訝地看到約瑟夫先前灰白的牙齒，恢復了正常的顏色。它顯然還沒死，但之前肯定沒有辦法進行任何循環。想想血液是如何流入牙齒的微血管，就很容易了解錯位的牙齒將如何破壞血液的流動。

今天如果我遇到同樣的情況，我會簡單地用磁鐵或指尖，沿督脈（當事人的督脈；若我是替代者或代理人，則在我自己的督脈）向下滑動 3 次，心裡抱持解決錯位的意念。為了修正每個錯位，在像這樣的情況下可能得執行多次，但效果必定會與我當時為約瑟夫所做的實際調整一樣好。

附肢骨骼

◆ 說明

附肢骨骼共有一百二十六塊骨頭，構成骨盆、腿和腳，以及肩帶和手臂、手腕和手的骨頭，更詳細的敘述可以在身體密碼系統的應用程式中找到。

正如朵琳在下面的故事中所描述的，她發現自己能從遠方以能量的方式爲肩胛骨復位。

剪羊毛工人

有天晚上八點鐘，我接到一位剪羊毛工人的求救電話。

他說自己隔天要爲四百隻羊剪絨毛，但現在右手痛到無法抬起，這樣明天絕對不可能工作的。天氣預報說接下來會下雨，因此剪羊毛的時間可說是分秒必爭。如果羊毛是濕的，就需要等到羊隻全乾的時候才能進行。

我立刻用身體密碼幫他檢查，發現他有受困情緒需要釋放，而且他的肩胛骨也有錯位，我立即從能量上進行修正。大約八分鐘後，換我打電話給他，他說他居然可以毫無疼痛地舉起手臂，真是太神奇了。不用說，剪毛工作如期進行了。

他預約了下個星期的完整身體密碼評估，還邀他的同事也一起來。他們當中的許多人都有背部和頸部問題，以及身體密碼能消除的其他健康問題。

—— 朵琳・M，紐西蘭懷卡托

有了身體密碼，地球上任何地方的任何事情都能得到修正，很神奇對嗎？

有關如何從能量上修正組織錯位，請翻到下一章末。

第十七章

軟組織錯位

難道你更相信一勺藥，而不是能讓整個世界充滿生命力的能量？

——B‧J‧帕默（B. J. Palmer），美國脊骨神經醫師

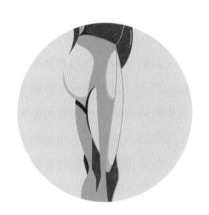

軟組織錯位

　　任何組織都可能因情緒、身體壓力，或受困情緒而錯位。在本章我將介紹兩種較常見的易錯位軟組織：筋膜組織和腎臟。若想測試其他的身體組織，可以查閱第十二章「器官」、第十三章「腺體」，以及第十四章「系統」。

腎臟
p.272

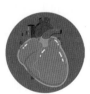
筋膜扭曲
p.273

腎臟

◆ 說明

在我多年的執業經驗中，我發現腎臟是最常錯位的器官。

許多原因都會導致腎臟錯位，包括意外創傷、長時間的壓力以及脫水。含咖啡因的飲料、能量飲料、紅茶或其他毒素被從血液中濾出後，最終都會進入腎臟。它們可能會使腎臟中毒和失衡，甚至經常導致腎臟的輕微錯位。

腎臟不平衡時，通常會稍微「掉」出正常位置。身體中最常見的錯位器官是左腎，因為，再說一次，成對器官中，身為主要器官的左側通常會先失衡，接著才是作為備用的右側器官。第十二章曾提到，腎臟與下背部的肌肉在能量上相連，這就是為何腎臟錯位或失衡時經常產生腰痛的原因。根據我的觀察，有這些症狀的人，往往是經常攝入咖啡因或是有喝水問題的人。

當一個或兩個腎臟不平衡或錯位時，腰痛就會隨之而來，而且極有可能使椎間盤受損或突出。椎間盤就像椎骨之間的避震器，透過脊椎傳遞身體的重量。

在我執業的這些年裡，治療過許多椎間盤突出患者，其中只有兩人需要轉介進行手術。為什麼？因為腰背疼痛的祕密正是腎臟。我從未見過不是以腎臟失衡為椎間盤問題主要根源的病例。

◆ 腎人

記得有天，看診結束後，一位男性從街上走進診所。他彎著腰，身體向一側傾斜。這是通常人們腰部神經承受壓力會採取的姿勢，可以幫助身體偏離「受擠壓」的感覺，以減輕神經的壓力。他問我是否可以幫助他，我回答：「我不確定。你這樣有多久了？」他回答：「兩年！」

我帶他回診療室，發現他的兩個腎臟竟然都輕微脫離了正常位置。我用手將他的腎臟調整回正常位置，接著請他站起來。當他站起身來，突然間，他的姿勢完美了。他喊道：「我站直了！我站直了！你是怎麼做到的！？」

如果發現一個或兩個腎臟錯位，是可以從能量上進行修正的，即使是從遠處。首先需要找出任何相關的不平衡並消除它們，接著，抱持為一邊或兩邊腎臟

復位的意念，用磁鐵或手沿督脈滑動幾次。就這麼簡單。

筋膜扭曲

◆ 說明

　　筋膜是一層薄薄的結締組織，可以想成是包覆並區隔出身體各個組織和骨骼的「收縮膜」。筋膜為身體的每個骨骼、器官、動脈、靜脈和組織提供了保護層。例如，包覆肺部的筋膜組織為胸膜，當它發炎時，我們稱之為胸膜炎。大腦上的筋膜層稱為硬腦膜（dura），這就是「硬膜外」（epidural）一詞的由來。圍繞心臟的筋膜則是心包膜。以此類推。

　　偉大的脊骨醫師富爾福德（Robert C. Fulford）發現了筋膜可能會變形或保持異常張力。當身體承受強烈的情緒、身體創傷或其他傷害，都可能因此造成筋膜扭曲。筋膜會將這些能量保存在內部，導致身體出現不平衡。如果體內的筋膜網路扭曲，身體結構會不會受拉扯錯位？當然。如果器官周圍的筋膜變形，內部的化學反應是否仍能維持有效運作？我可不這麼認為。

　　研究發現，筋膜具有電壓傳導效應，這被認為是身體使用的另一種交流方式。在富爾福德的研究中，他發現，透過使用一種稱為敲擊器（本質上是重型敲擊振動器）的機械裝置，能將運動灌輸到筋膜組織中，讓它們能真正地鬆弛開來。富爾福德醫師和其他人使用敲擊器放鬆筋膜組織所獲得的結果，堪稱奇蹟。長期存在的身體問題，竟能在打擊樂中立即解決。

　　在用盡各種方法嘗試富爾福德醫師的技術之後，我開始認為，也許還有其他方法可以解決筋膜扭曲問題。每經過一段時間，筋膜都會有一定程度的變形。潛意識是一部神奇的電腦，能覺察到任何扭曲，並了解其中最精微的細節。透過意念，以及找出和修正任何相關的不平衡，就能讓筋膜回到平衡狀態，將對健康和幸福產生極大的影響。

確定大腦交流的百分比

如果想改善某個器官或腺體的功能，可以問：「平均而言，大腦發送到這個器官的訊息，有多少百分比是完整的？」例如，過去我經常詢問氣喘患者的一個測試問題是：「平均而言，你大腦中有多少訊息能確實完整地到達你的肺部？」接著我會進行肌肉測試，繼續問道：「有 50% 的訊息通過了嗎？」沒有。「有 40% 的訊息能通過嗎？」以此類推，就有可能得到精確的百分比。比較針對錯位的椎骨從能量上進行修正前後的百分比，你會對你所看到的變化感到驚訝的。

◆ 尋找並修正錯位

步驟 1

問：「我（或你）是否存在一項可以現在修正的錯位？」

· 是 → 繼續往步驟 2。

· 否 → 可能沒有錯位，或目前無法解決，需要稍後再試。

步驟 2（解碼）

確認有錯位後，接著問：「我們需要對這個錯位有更多了解嗎？」

· 否 → 繼續往步驟 3。

如果還不確定是哪個組織發生錯位，可以用排除法找出是骨骼、器官、筋膜還是其他的組織。

步驟 3（關聯）

問：「是否有相關聯的失衡需要處理？」（注意，多數時候錯位是由受困情緒的扭曲效應造成。）

· 否 → 繼續往步驟 4。

· 是 → 重回身體密碼地圖，解碼和處理任何相關的失衡後，再重複步驟 3 的問題。

步驟 4 意念

抱持修正這個錯位的意念，用磁鐵或手沿督脈的任一段輕滑 3 下。

步驟 5

問：「我們順利修正這個錯位了嗎？」

· 是 → 從步驟 1 開始，重複這個過程，尋找並修正另一個錯位。

· 否 → 重新聚焦、祈求幫助，讓心感受愛和感激，會有幫助的。接著帶著意念，再次輕滑 3 下。

◆ 修正錯位的祕訣

習慣這個想法：身體的所有部分皆是由純能量構成，因此可以從能量上進行操縱或修正。

你會發現，當錯位與不平衡有關時，修正不平衡就能立即修正錯位。

◆ 反覆出現的錯位

錯位反覆發生的常見原因有受困情緒、身體創傷能量和其他的失衡。請對所有的可能性保持開放態度。

結構錯位是常見的問題。建議在本地找一位脊骨神經醫師，並按照建議使你的脊椎保持良好的正確狀態。但如果有一天你不能離家就診，只能靠自己時，請記住，這樣的修正也可以僅透過自己意念能量來完成。

第五區

毒素

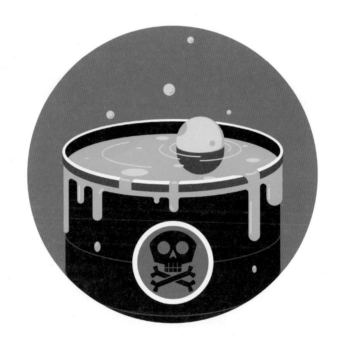

如果你不照顧好自己的身體，這部你被給予的最棒的機器，
那麼，你要住在哪裡？
——卡琳·卡拉布雷斯（Karyn Calabrese），美國健康專家

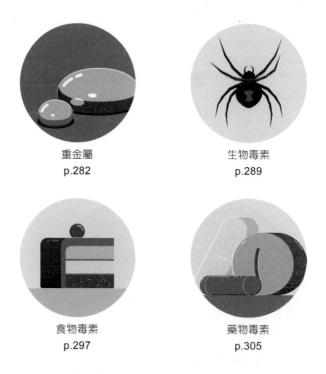

重金屬
p.282

生物毒素
p.289

食物毒素
p.297

藥物毒素
p.305

　　在地球上生存，我們要面對的是名副其實的毒素宇宙。每天，我們都會透過呼吸的空氣、吃進的食物，甚至是使用的電子產品接觸到毒素。

　　本章目的是幫助你了解毒素、測試毒素，以及修正和消除毒素。有許多不同類型的毒素會影響我們的身體。本節討論的毒素類型包括重金屬毒素如汞、昆蟲叮咬產生的生物毒素、甜味劑和防腐劑等食物毒素，以及處方藥和娛樂性用藥產生的藥物毒素。

第十八章

處理毒素

是毒藥還是靈藥，完全取決於劑量。

—— 帕拉塞爾斯（Paracelsus），中世紀知名的瑞士醫師

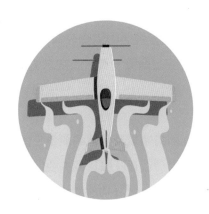

毒素指的是毒性或有毒物質在體內的累積。多數情況下，毒素是一種相對較新的現象。多數毒素是在工業革命初期進入我們的環境，隨後進入我們的身體。隨著地球健康狀況的惡化，這個問題也越來越嚴重。不幸的是，現今毒素已成為全球性的問題，地球上沒有任何一個地方能免於毒素的汙染。

我們接觸到的大量毒素來自於吃下肚的食物。美國人平均每年攝入約六公斤食品添加劑形式的化學物質，包括保濕劑、防腐劑、食用色素等。食用的加工食品越多，有毒物質就會在你的身體中累積越多。這些毒素對身體有害，會干擾免疫系統的正常功能。

免疫系統清除毒素的過程被稱為「解毒」。毒素本身會阻礙解毒，許多類型的不平衡也會干擾這個過程。發現並清除這些相關的不平衡，對促進排毒過程極有幫助，正如梅莉莎使用身體密碼，為一隻服用過量藥物的寵物排毒時所遇到的情況。

服藥過量的貓

姊姊上個月瘋狂打電話給我。她心愛的貓咪查波打翻了另一隻貓咪的藥，藥丸灑在地板上，那一定是調味過的，因為查波把它們都吃了！獸醫要她做好心理準備，查波可能撐不了多久。我在幾公里外，透過代理人的方式緊急為牠治療了一個小時。當天，我每小時為查波進行一次排毒，之後每天數次。現在查波很好，沒有任何不正常的跡象。這是奇蹟！姊姊最近在生活中承受了很多創傷壓力，查波如果死了，很可能會因此讓她完全崩潰。真的非常感謝我們擁有這個工具！

——梅莉莎・M，美國猶他州

很重要的一件事是，受困情緒以及其他的能量失衡，往往將使排毒過程更加困難。例如，如果情緒或創傷滯留在肝臟這個主要的解毒器官，肝臟中的每個化學反應都會一定程度地受到干擾，使肝功能無法 100% 發揮，阻礙排毒過程的進行。同樣地，如果屬於免疫系統一部分的小腸受到不平衡的干擾，排毒過程也將受到影響。

毒素也是一種能量

所有毒素都是由純粹的能量組成，因此可以用身體密碼來處理它們。將毒素想像成體內的能量雲，就像受困情緒或其他能量一樣。發現毒素時，可以進一步確定毒素的類型和其他必要訊息，包括可能相關的不平衡，以及毒素在體內的位置（如果需要的話）。

如果毒素負荷相對較小，且器官功能良好，以能量的方式排毒就夠了，身體可以在沒有其他介入的情況下自行排除餘毒。然而，在其他情況下，可能需要解毒輔助品或淨化劑的額外介入才能順利清除毒素。

◆ 尋找並釋放毒素

步驟 1

問：「我（或你）是否存在一項可以現在發現並消除的毒素？」

· 是 → 繼續往步驟 2。

· 否 → 需要稍後再試。

步驟 2

請確定毒素的類型。如果還沒確定，可以參考本區開頭的毒素表（第 278 頁），詢問：「這種毒素是在這張表的左邊嗎？」

· 是 → 在左邊。

· 否 → 在右邊。

步驟 3

確定這項毒素在右或左邊後，由最上面的項目開始詢問：「是＿＿＿＿毒素嗎？」假設在步驟 2 得知，這項毒素位於圖表的右側，可以接著問：「是生物毒素嗎？」（生物毒素位於右側圖的最上方。）如果得到「否」，便繼續詢問：「是藥物毒素嗎？」應該就可以在這裡得到肯定的答案。

　　一旦確定了毒素類型，請翻到該章節以了解有關該毒素的更多訊息，並依說明排除它們。

第十九章
重金屬

注意飲食也應注意你吃進的東西吃了什麼。

——莫柯寇馬・莫寇諾亞那（Mokokoma Mokhonoana），格言警句作家

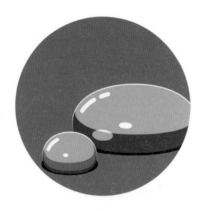

重金屬可能經由受汙染的食物、疫苗、空氣、水、化妝品等進入人體。雖然微量金屬是維繫生命的必要元素，但多數重金屬對人體沒有任何好處。重金屬在體內累積會對組織造成極大的傷害，也將干擾新陳代謝的過程。

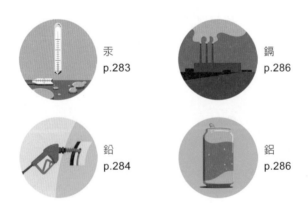

汞
p.283

鎘
p.286

鉛
p.284

鋁
p.286

汞

◆ 說明

汞是毒性最強且最常見的重金屬之一，據說比汞更毒的只有放射性元素鈽。汞存在於許多地方，但最大的汙染源為空氣汙染、疫苗和補牙材料。

火力發電廠會將有毒的煙霧排放到空氣中，煙霧又被海水吸收，並被魚類攝食。一般來說，魚的體型越大，汞含量也會越高，因為汞會在體內累積，海中的大型魚類會因吃進同樣含汞的較小魚類，在體內累積更多的汞元素。

接下來，是桑德拉清除貝類累積的有毒能量的故事。

這全是能量

在我使用身體密碼的第一年左右，有天晚上我和先生外帶了泰式炒麵，裡頭有麵條、蝦子和青菜。吃麵的時候我感覺蝦子好像怪怪的，不過我從來沒有對貝類或蝦子過敏的經驗，而且這間餐廳的食物向來品質不錯，所以我認為可能是我自己想太多。

吃完晚餐不久，我決定換件衣服，把襯衫拉到頭頂時，我發現腹部和胸部竟布滿點狀的紅疹。雖然沒有任何不舒服，但紅疹非常明顯。我給先生看了看，接著我想知道身體密碼會怎麼說。

我進行了肌肉測試，發現只有一種不平衡導致這個現象——毒素，特別是重金屬。我用身體密碼從能量上清除毒素，想知道是否奏效，以及需要多久才能完成排毒。大約十到十五分鐘後，我再次檢查身體，發現紅點幾乎消失了，只剩下一點輕微的痕跡。我讓先生看看我的變化，告訴他我只是用身體密碼釋放重金屬毒素能量，就變這樣了。他非常驚訝地說，這是他見證身體密碼確實有效的最好證據。

——桑德拉・D，加拿大安大略省

多年來疫苗中都含有汞，至今某些疫苗仍是如此。美國食品藥物管理局（FDA）表示，汞含量將近 50% 的有機汞化合物硫柳汞（thimerosal），自 1930

年代以來，便被廣泛使用於疫苗中作爲防腐劑。

汞合金填充物是接觸汞的最大來源。我見過幾個這樣的案例，人們被診斷出患有重大疾病，但僅僅是從體內去除了汞合金填充物，就明顯恢復了健康。

除汞診療請務必由有適當設備及專業知識的牙醫操作，因爲鑽出汞填充物時會釋放大量汞蒸氣，可能會被吸入體內。做好研究，找位經驗豐富的牙科專家，詢問是否有完整的除汞設備，包括罩住患齒的橡皮障、鼻呼吸系統和醫療級空氣清淨機等，在手術過程使用一切可能的預防措施。橡皮障是一種橡膠屏障，可防止患者在過程中誤吞任何的汞，鼻呼吸系統則可防止患者吸入有毒的汞蒸氣。

說到不正確去除汞合金填充物有多危險，我可有親身經歷。

◆ 我的除汞故事

多年前，在我還不知道汞有多危險之前，曾詢問一位牙醫，問我需不需要去除汞填充物。他認爲填充物不是大問題，但我還是想除掉它，因此他幫我鑽出汞填充物，並用樹脂複合材料代替。術後感覺很好，我開車回家，從前門上樓梯想進臥室，但當我踩上最後一階時，突然，我倒下了。

隔天，我的右手食指突然冒出一個黑色突起物，而且長得很快。這是一種惡性腫瘤，讓我不得不透過手術切除。這件事很奇怪，後來肌肉測試顯示這是由於接觸到汞蒸氣造成的。

汞會殘留在體內，並干擾蛋白質的形成，讓人體難以合成必要的酶以及其他蛋白質。說到汞，沒有所謂的「安全」劑量可言。

鉛

◆ 說明

出生在 1970 年代或更早期的人，可能會記得，當時加油站的每個加油機上，都會有個標誌寫著：「僅作爲汽車燃料——含鉛」。

含鉛汽油在 1920 到 1980 年代相當普遍。由於鉛有助減少爆震、提升引擎的效能，被認爲是與汽油混合的重要化合物。現今某些國家仍會使用含鉛汽油，並

有限度地供駕駛和保養古董車的人使用，低鉛汽油則被用於航空業。大量使用含鉛汽油，會使數百萬噸的鉛以廢氣的形式被排到空氣中，因此現代工業化世界的許多人，體內的鉛含量都很高。

儘管製造、使用含鉛油漆十分危險，數千年來，鉛仍是持續被添加在油漆當中，導致許多油漆工和畫家經常因此癱瘓或罹患神經系統疾病。雖然美國早在1978年便訂定了使用標準，世界上仍有許多國家在生產、銷售含鉛塗料。而不再使用含鉛油漆後，建築物和玩具中的舊油漆碎片和灰塵，仍持續對人們具有威脅。其中又以兒童面臨了最高的風險，因為兒童經常在有灰塵的地板上玩耍，且由於舊油漆碎片會散發甜味，可能吸引兒童誤食。

1900年至1950年間，美國多數的大城市都安裝了鉛管——有些城市甚至強制要求使用鉛管以提高耐用度。由於鉛管的使用年限長達七十五至一百年，至今許多鉛管仍持續被使用當中。不幸的是，我們看不到、聞不到，也無法嚐出鉛，因此，即使是清澈的水也可能含鉛。

在下面的故事中，一位身體密碼執行師發現她當事人的肩膀疼痛，是由於飲用水中的鉛累積造成的。

鉛毒素引起的肩膀疼痛

一位患者回來找我幫忙，希望我再幫她處理一下之前使用情緒密碼治療過的肩痛問題。我使用身體密碼應用程式，幫助這次的療程更順利。除了情緒密碼，我也喜歡身體密碼，它證明了在進行療癒時，同時使用這兩個系統是多麼不可或缺。我發現，她的肩膀疼痛不僅是由情緒不平衡引起，身體上的不平衡也是潛在原因。我發現她體內有重金屬毒素，是來自鉛管裡的鉛。我能具體得知這開始影響她身體的時間，正是她與家人搬進新房子的時候！

我們建立的連結相當驚人，兩人都從這次的經歷中學到了很多。那次之後，我陸續為她檢查，她說，她的肩膀確實更能活動了……非常感謝我花費時間和精力幫助她。這件事證明了，我確實需要將身體密碼作為治療工具的一部分。它能帶來真實且正面的影響，不僅是對

我自己和我所愛的人，也包括需要我的患者。

——艾瑞兒‧D，美國愛達荷州

接觸的含鉛量太高是非常嚴重的事，甚至可能危及生命。對人體細胞來說，鉛的結構與礦物質鈣很相似，因此會誤將鉛「以鈣的方式結合」。鈣對維持健康功能、強健骨骼和牙齒，以及心血管系統的健康都非常重要，因此，被攝入的鉛會在體內四處遊走，導致骨骼、牙齒、血液、肝臟、腎臟和大腦出問題，從而破壞正常的生物功能。

鎘

◆ 說明

鎘在工業上的應用由來已久，存在於採礦和冶煉活動、磷肥、電池，以及受汙染的食品和飲料中。吸菸是吸收鎘的一個重要原因，吸菸者血液中的鎘濃度是不吸菸者的四至五倍。

鎘是一種已知的致癌物質，也被用於繪畫顏料中。鎘無法妥善地被身體清除，往往會累積在腎臟、肝臟和睪丸中。即使是少量的鎘也會損害腎臟、肝臟和心臟，並弱化骨骼，嚴重時可能導致死亡。

維生素 A、C、E 和硒可防止或減少鎘的許多毒性。

鋁

◆ 說明

鋁是地殼含量最豐富的金屬元素。當一個人（通常是生活在被工業廢棄物汙染環境中的人）攝入或吸入高含量的鋁，就會發生鋁中毒。鋁會被用來幫助淨化飲用水，也是加工食品的添加劑，因此也經常會由食物或飲水中吸收到鋁。

包裝食鹽通常含有矽鋁酸鈉，在許多烘焙混合物和發酵粉中用作抗結塊劑。如果閱讀食品成分標示，可以發現看似無害的日常用品中竟含有如此多的鋁。

除臭劑、制酸劑、化妝品、烘焙工具……鋁也存在於許多其他產品。此外，也不建議長時間使用鋁製鍋具。

過度接觸鋁可能會導致腦損傷、阿茲海默症、克隆氏症和貧血等。若想保持大腦年輕，請盡可能避免接觸鋁。

重金屬仍然只是能量

記住，宇宙中的一切皆由能量構成，因此重金屬也可被視為能量。請注意，將重金屬作為能量來處理，成效取決於你及你的當事人的信念。請記得，重金屬是由亞原子粒子構成，亞原子粒子會根據觀察者的期望改變行為。當你的意念，與你施作身體密碼的人的意念糾纏在一起，便可以成為清除重金屬毒素的有效方法。

◆ 尋找並釋放重金屬毒素

步驟 1

問：「我（或你）是否存在一項可以現在發現並消除的重金屬毒素？」

‧是 → 繼續往步驟 2。

‧否 → 沒有重金屬中毒，或者可能需要稍後再試。

步驟 2（解碼）

問：「我們需要對這種毒素有更多了解嗎？」

‧否 → 繼續往步驟 3。

‧是 → 用肌肉測試確認需要找出哪些細節。有時只須辨識出重金屬的種類即可，可參考本章一開始的圖表，或者也可以參考下表：

鈦 釩 鉻	錳 鐵 鈷	鎳 銅 鋅	鉬 銀 錫	金 砷

· 找出確定的重金屬種類後，便可回到步驟 2，詢問是否還有更多需要了解的事項。如果不需要，請接著往步驟 3，否則可能會需要詢問以下問題：

· 問：「需要知道暴露源嗎？」

· 問：「需要知道事件發生的確切年齡嗎？」

步驟 3（關聯）

問：「是否有相關聯的失衡需要處理？」

· 否 → 繼續往步驟 4。

· 是 → 重回身體密碼地圖，解碼和處理任何相關的失衡後，再重複步驟 3 的問題。

步驟 4（意念）

抱持將此毒素排出體外的意念，用磁鐵或手沿督脈輕滑 3 下，同時引導身體以正常管道排毒。

步驟 5

問：「我們順利消除這項重金屬毒素了嗎？」

· 是 → 從步驟 1 開始，重複這個過程，尋找並消除另一種重金屬毒素。

· 否 → 重新聚焦、祈求幫助，讓心感受愛和感激，會有幫助的。接著帶著意念，再次輕滑 3 下。

◆ 處理毒素的祕訣

　　注意，有時可能需要物理支持才能完成排毒。建議諮詢醫療保健人士，以了解更多資訊。另外，請盡可能在日常生活中多加注意，避免讓自己暴露於重金屬的風險中。

第二十章

生物毒素

有時，人體可以克服意料之外的困境。

——安德烈斯·伊涅斯塔（Andres Iniesta），西班牙足球巨星

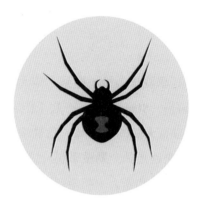

　　生物毒素是指由細菌、真菌等單細胞生物，或植物、動物、昆蟲等產生，會造成器官、組織、細胞、DNA 的損害，甚至使其完全失去功能的物質。

毒液
p.290

微生物毒素
p.293

毒液

◆ 說明

毒液是一種有毒的分泌物。與毒藥的區別在於，毒液是透過叮咬或刺入進入人體，毒藥則是經由攝入或吸收進入人體。

毒液通常由不同的蛋白質分子組成，這些蛋白質分子負責產生生物效應。例如，最近發現眼鏡王蛇的毒液，共含有一百一十三種不同的蛋白質。

◆ 因蜘蛛咬傷而生病

1988 年，我從脊骨神經學院畢業後，搬到了蒙大拿州，在卡利斯佩爾與整體脊骨神經醫師史坦·弗雷格（Stan Flagg）一起工作。

弗雷格醫師是一位非常有天賦的療癒師，我很幸運能向他學習。在工作日裡，我一直跟著他在診間裡來回走動、勤做筆記，試圖理解他為患者做的一切。

某個星期五下午，一位女性和家人一起走進診間。她坐在輪椅上，顯然病得很重。她說自己已經病了約三個星期，病到沒有力氣走路，得一直坐在輪椅上。

她去過急診室，也看過其他醫生，但沒有人知道她出了什麼問題。這有點奇怪。她的情況很嚴重，臉色非常蒼白，且皮膚濕冷、眼睛凹陷，看起來就快要不行了。她告訴我們，她唯一覺得能喘口氣的時間，是躺在高溫浴缸裡休息的時候。但問題是，由於她幾乎失去了所有力氣，因此要這麼做需要好幾位家人的幫助，才能讓她從浴缸裡起來。

當弗雷格醫師為她檢查時，我在一旁做筆記，接著使用肌肉測試想幫助她找出問題。由於她虛弱到無法直接接受測試，弗雷格讓我充當替代者。我把一隻手放在她的肩膀上，另一隻手伸直在我面前，與地板平行。她身體對問題的反應會透過我的手臂顯現，在否定時無力，在肯定時有力。過沒多久，弗雷格醫師就得到了答案。他問：「妳是不是被蜘蛛咬過，妳記得嗎？」她想了想，突然說：「有，大約五個星期前我被蜘蛛咬了。是腫了一段時間，不過後來就消了。」

蜘蛛毒液正是問題的根源。這是她的潛意識透過我的手臂回答弗雷格醫師的回應。弗雷格醫師用能量的方式釋放了毒液，療程結束時，她的潛意識表示，除

此之外沒有其他需要做的事了。家人將她推出了診間，我很好奇之後她會如何。

她是那個星期五下午的最後一位患者。星期一早上，當我按照平常的時間來到診所，注意到候診室裡坐著一位女士。我開始和她交談，突然，我驚呆了。她正是兩天前坐在輪椅上的那位女士，那位似乎一隻腳已經踏入墳墓的女士。如今，她不再需要輪椅，而且看起來精神奕奕。她完全康復了，而且充滿感激，以至於在交談時雙眼含淚，而我也是。

正如安妮爾在下面的故事中發現的，使用身體密碼時，請對可能出現的各種不平衡保持開放態度。

蜜蜂螫傷引起的斜視

最近，我治療了一個 22 個月大的小女孩，她的眼睛附近被蜜蜂螫了。不久之後，她的眼珠向內靠，造成了斜視問題。她母親除了正在和一位眼科醫師合作，也同時讓我使用身體密碼進行療癒。她告訴我，他們夫妻雙方都有眼睛的問題。

當我開始清除小女孩的不平衡，發現她從父親那繼承了五代的瘴氣，同時從母親那繼承了七代的另一種瘴氣，兩者都與眼睛有關。一週後，她的母親告訴我，小女孩眼睛的位置改善了。

—— 安妮爾‧D，美國維吉尼亞州

人們並不總能意識到自己被咬傷或螫傷。有時咬傷或刺痛是無感的，被叮咬的人可能根本不會注意到，因此很難將後來（尤其是幾星期或幾個月後）出現的症狀聯繫起來。

◆ 尋找並釋放毒液

步驟 1

問：「我（或你）是否存在一種可以現在發現並消除的毒液？」

‧是 → 繼續往步驟 2。

‧否 → 不存在毒液毒素，或目前無法解決，需要稍後再試。

步驟 2（解碼）

問：「我們需要對這種毒液有更多了解嗎？」

· 否 → 繼續往步驟 3。

· 是 → 進行肌肉測試，查看需要找出哪些細節。有時只須確定毒液來源即可。
  下表列出了一些常見的毒液來源：

爬行動物和兩棲動物	蛛形綱動物	昆蟲
蛇	蜘蛛	蜜蜂
青蛙	蜱蟲	黃蜂
	蠍子	螞蟻

· 找出確定的毒液來源後，便可回到步驟 2，詢問是否還有更多需要了解的事
  項。如果不需要，請接著往步驟 3，否則可能會需要詢問以下問題：

· 問：「需要知道導致這種毒素產生的確切年齡嗎？」

· 問：「需要知道這種能量在體內的位置嗎？」

若需要找出詳細位置，可以使用排除法。例如，把身體分成兩半，問問這個毒素
能量是滯留在下半身還是上半身；或把身體分為左右兩邊，詢問這個能量是滯留
在身體的左半邊還是右半邊。繼續以這種方式將身體劃分並詢問，直到確定毒液
在體內的位置，再回到步驟 2 進行解碼。

步驟 3（關聯）

問：「是否有相關聯的失衡需要處理？」

· 否 → 繼續往步驟 4。

· 是 → 重回身體密碼地圖，解碼和處理任何相關的失衡後，再重複步驟 3 的問
  題。

步驟 4（意念）

抱持將此毒液能量從體內釋放的意念，用磁鐵或手沿督脈輕滑 3 下，同時引導身
體透過正常管道排毒。

步驟 5

問：「我們順利消除這種毒液毒素了嗎？」

· 是 → 從步驟 1 開始，重複這個過程，尋找並消除另一種毒液毒素。

· 否 → 重新聚焦、祈求幫助，讓心感受愛和感激，會有幫助的。接著帶著意念，再次輕滑 3 下。

◆ 處理毒液毒素的祕訣

　　毒素可能以物理形式存在，也可能以無形的能量形式存在。能量毒素會成為根本無法處理的振動頻率，很可能是因為能量體的失衡。毒液毒素能量可能會在生命的任何階段或任何時間點進入人體。

　　再說一次，根據毒液的嚴重程度，可能需要物理支持才能完成解毒。如有疑問，請諮詢醫療保健人士，以獲取更多有關體內排毒的資訊。

微生物毒素

◆ 說明

　　一些病原體在人體內生存或進行新陳代謝時，會產生具有毒素的副產品。例如，寄生蟲產生的尿酸經常會導致關節和肌肉不適；病原體死亡時會釋放更多毒素，從而使人們產生「好轉反應」引起身體不適。微生物毒素會藉由直接破壞宿主的組織或削弱免疫系統，來引發感染和疾病。

◆ 食物中毒

　　我與弗雷格醫師工作時的另一個難忘經歷，是食物中毒——這可是我的親身經驗。

　　有天，剛吃完午飯後我便感到不適。我經歷過幾次食物中毒，這感覺很熟悉。我有點發燒、頭暈目眩、噁心和腹部不適，不祥感正迅速增加。我知道我有麻煩了。我告訴弗雷格醫師我必須回家休息，也許明、後天也要請假。

　　我知道這些症狀來得突然的原因。午餐時，我愚蠢地吃了個放在車裡一段時

間的鱈魚三明治。吃的時候我以為自己會沒事。我知道它在車裡放的時間有點長了，但味道還行，所以我想應該沒問題，雖然現在後悔這個決定了。

弗雷格醫師看著我，問我怎麼了。在我解釋午餐吃了什麼，以及我感覺越來越糟之後，他精神抖擻地說：「好吧，讓我們治療它吧！」

在弗雷格醫師為我治療時，我突然感覺到能量開始從我的腳底上升。在那一刻，症狀都消失了。這實在是太過戲劇性了，以至於我突然大笑起來，並對弗雷格醫師說：「好了！讓我們回去工作吧！」

多年後，我明白這是一個很好的例子，表示食物中毒產生的微生物毒素可以被視為一種能量，並立即釋放。

◆ 尋找並釋放微生物毒素

步驟 1

問：「我（或你）是否存在一種可以現在發現並消除的微生物毒素？」

・是 → 繼續往步驟 2。

・否 → 不存在微生物毒素，或目前無法解決，需要稍後再試。

步驟 2（解碼）

問：「我們需要對這種毒素有更多了解嗎？」

・否 → 繼續往步驟 3。

・是 → 進行肌肉測試，查看需要找出哪些細節。有時只須確定毒素來源即可。

下表列出了一些常見的微生物毒素來源：

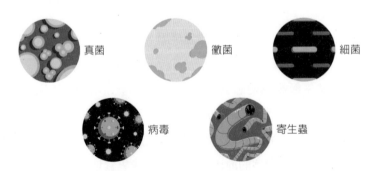

真菌　　黴菌　　細菌

病毒　　寄生蟲

· 找出確定的微生物毒素來源後，便可回到步驟 2，詢問是否還有更多需要了解的事項。如果不需要，請接著往步驟 3，否則可能會需要詢問以下問題：

· 問：「需要知道導致這種毒素產生的確切年齡嗎？」

· 問：「需要知道這種能量在體內的位置嗎？」

若需要找出詳細位置，可以使用排除法。例如，把身體分成兩半，問問這個毒素是滯留在下半身還是上半身；或把身體分為左右兩邊，詢問這個毒素是滯留在身體的左半邊還是右半邊。繼續以這種方式將身體劃分並詢問，直到確定毒素在體內的位置，再回到步驟 2 進行解碼。

步驟 3（關聯）

問：「是否有相關聯的失衡需要處理？」

· 否 → 繼續往步驟 4。

· 是 → 重回身體密碼地圖，解碼和處理任何相關的失衡後，再重複步驟 3 的問題。

步驟 4（意念）

抱持將此毒素能量從體內釋放的意念，用磁鐵或手沿督脈輕滑 3 下，同時引導身體透過正常管道排毒。

步驟 5

問：「我們順利消除這種微生物毒素了嗎？」

· 是 → 從步驟 1 開始，重複這個過程，尋找並消除另一種微生物毒素。

· 否 → 重新聚焦、祈求幫助，讓心感受愛和感激，會有幫助的。接著帶著意念，再次輕滑 3 下。

◆ 處理微生物毒素的祕訣

　　人們可能經由消化系統、肺部或皮膚接觸到微生物毒素，並可能引起各種症狀，包括疲勞、發炎、荷爾蒙失調，以及情緒波動等。但這是能夠預防的，可以經由學習，盡可能地避開它們，以減少暴露於這些毒素的風險。

　　學習舒緩壓力、保持良好的衛生習慣，並在病原體於體內扎根之前，使用身體密碼早一步發現並消滅它們。如此一來，便可以建立起強大的免疫系統，更有能力抵抗微生物毒素。

第二十一章
食物毒素

人們認為食物能提供營養，但美國人在吃的時候都知道，
食物被添加了少量的毒素，為的是改善外觀及延緩腐敗。

—— 約翰·凱吉（John Cage），美國知名作曲家

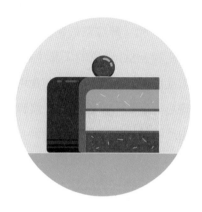

　　工業化國家製造的大部分食物，或多或少都經過了改良。從某種意義上來
說，這是一件好事。不添加人工調味劑和色素，將使很多東西都變得不怎麼美
味，而且會總是呈現深淺不一的灰色。不幸的是，食品本身已經工業化，添加了
各種食物毒素，包括味精等鮮味劑、人工甜味劑、防腐劑、保濕劑、殺蟲劑、除
草劑等。

 鮮味劑
p.298

 甜味劑
p.298

 防腐劑
p.301

 基因改造食品
p.301

 食用色素
p.302

鮮味劑

◆ 說明

鮮味劑可以改善食品的風味，是人類中毒的主要來源之一。

◆ 味精

麩胺酸鈉（MSG），又稱味精或味素，是第一種商業化開發的鮮味劑。味精被廣泛用於各類食品，並以多種不同的名稱隱身其中，常見的有「麩酸鈉」「大豆水解蛋白」「水解蛋白」和「酵母萃取物」等。這些都是 MSG 化合物的名稱，具有相同的毒性，會使對 MSG 敏感的人產生相同的物理反應。

你可能聽過「中國餐館症候群」，其中包括在食用含有味精的餐點後，出現頭痛、肌肉緊繃、疲勞和噁心等症狀。多數人甚至沒有意識到他們對味精過敏。出現這些症狀的原因，是由於味精被歸類為興奮毒素，可以使神經興奮到筋疲力竭。味精容易上癮、影響情緒，並導致體重增加。事實上，在實驗室研究肥胖症的科學家，會透過給老鼠餵食味精讓它們增胖，這些動物被稱為「味精處理過的囓齒動物」。人們應盡可能避免食 / 使用味精。

甜味劑

◆ 說明

甜味劑這個主題可能會令人混淆，主要是因為這個術語通常有多種解釋。一些製造商會將他們的甜味劑說成是「天然的」來銷售，即使它們本質上完全是合成的。

食品和飲料中最常用的兩種甜味劑是阿斯巴甜和糖。

◆ 人工甜味劑

人工甜味劑是合成的糖替代品，有許多不同的名稱，包括乙醯磺胺酸鉀、阿斯巴甜、麥芽糖醇、糖精、三氯蔗糖和山梨糖醇等。雖然其中一些可能較天然，

例如甜菊糖和赤藻糖醇，但即使是這些也有副作用。在所有人工甜味劑中，最危險的是阿斯巴甜。

阿斯巴甜是一種劇毒物質，可以在口香糖、減肥食品和飲料中發現。它以 Equal 和 NutraSweet 的品牌作為糖的替代品來銷售。阿斯巴甜是一種興奮性毒素，攝取後會導致頭痛、胃痛和一長串其他問題，包括精神障礙和認知功能障礙。它作為一種殺蟲劑可以殺死螞蟻，這表示你應該盡可能避免食用它。現在我們可以在九千多種不同的產品中找到阿斯巴甜，而且至今這個數字仍在攀升。阿斯巴甜比糖便宜，但比糖甜兩百倍。然而，阿斯巴甜在體內會分解為甲醛和甲醇，這兩種化合物確實有毒。

蘿倫來我診所接受治療時已經 38 歲了，患有我見過最嚴重的慢性疲勞症候群。她累到甚至無法自己開車來診所，得由父親接送。診所的工作人員立即帶他們穿過候診室，進入一個空房間，那裡有一張桌子可以讓她躺下來休息。

蘿倫帶了一張腦部掃描圖，顯示她大腦表面有黑色斑塊。我開始對她施作身體密碼，不久，她的潛意識引導我們得出一個非常重要的發現。她大腦上出現黑斑的原因，與甲醛有某種聯繫。她有甲醛中毒。我問她：「妳還記得生活中接觸甲醛的時候嗎？」她想了想，回答說：「沒有，不太有。」保存屍體通常會使用甲醛，而她說自己從未解剖過屍體。我問盡了所有可能的來源。聽說一次性塑膠杯會散發出微量的甲醛，我問她平時用得多嗎？她說：「嗯，是的。多年來，我一直是需要經常出差的業務員，所以當然，我用了很多一次性塑膠杯喝水。你認為這就是甲醛毒素的來源嗎？」我真的認為這不太可能。

接下來我問她：「妳用過人工甜味劑嗎？」她回答說：「嗯，那時候我對 NutraSweet 上癮了。我喝了很多咖啡，過去我每杯都加大約一湯匙，有時甚至更多。我喜歡它的甜味。」更多的測試顯示，這就是她甲醛中毒的根源。NutraSweet 是阿斯巴甜的商品名，研究證實阿斯巴甜在代謝過程中會分解成甲醛。

蘿倫立即停止使用阿斯巴甜，這是她漫長而緩慢的康復之路的開始。

◆ 糖

　　糖很容易讓人上癮，這使它成為最常被使用的食品添加劑，也是最常被攝入的毒素。水果、穀物和乳製品中的天然、未精製形式的糖，能很好地經由人體代謝。問題是，如今精製糖無處不在，幾乎存在於所有加工食品中。多數人攝入的糖分多到使身體無法負荷，進而使體重增加、情緒紊亂和胰腺超載，最終導致糖尿病。

　　過量的糖還會削弱結締組織（想想妊娠紋）、加速衰老過程，並形成有害的自由基。過度攝取加工糖，是導致許多慢性病的重要因素。如果想深入分析糖及其對身體的影響，康妮・貝內特（Connie Bennett）的《糖震撼》（*Sugar Shock！*，暫譯），和威廉・達菲（William Duffy）的《糖憂鬱》（*Sugar Blues*，暫譯）都會讓你大開眼界，了解糖的危害究竟有多大。

　　接下來，是一位身體密碼執行師分享的一個關於糖分有多容易上癮的故事。

糖癮消失了

　　我曾經有嚴重的甜癮。多年來，我的早餐都是巧克力蛋糕或起司蛋糕。在美好的日子裡，當我想要健康的飲食時，會在吐司裡抹上很多花生醬、在茶裡加十五勺糖。我對糖上癮非常羞愧，以至於我會在買完茶後，再到辦公室從藏在那兒的袋子裡加糖。

　　在與我的身體密碼執行師卡爾一起清理我的心牆後，突然，我不再想吃糖了。現在，我正在享用健康的早餐（水果、奶酪、雞蛋等）。實在不明白，之前我怎麼能在一杯茶裡喝下十五勺糖！現在這樣做我可是會吐的。現在，我在茶裡加一勺蜂蜜而不是糖，味道好極了！不僅如此，當我吃超過一小塊巧克力，就會想吐。我的身體真的不再需要它了。我從來沒想過，有天我會從巧克力／糖／甜食癮中痊癒。我非常感謝卡爾用情緒密碼為我療癒。感謝你，尼爾森醫師，感謝你的發現。

　　　　　　　　　　　　　　　　　　——由卡爾・Y 提交，美國紐約

防腐劑

◆ 說明

防腐劑用於延長食品的效期和防止變質。它們有毒，會干擾正常的代謝過程，導致異常細胞的產生。

苯甲酸鈉是食品防腐劑其中一例，用於加工食品和飲料中以延長效期。雖然它被美國食品藥物管理局「普遍認為是安全的」，但在維生素 C 的作用下，苯甲酸鈉會形成致癌物質苯，尤其與白血病和其他血癌有關。

基因改造食品

◆ 說明

GMO 代表「基因改造生物」（genetically modified organism）。你可能知道，現代科學家正在將番茄、玉米、小麥等食物的 DNA 與各種 DNA（包括昆蟲、有毒植物等的 DNA）結合。關於這個主題，最好的紀錄片是《基改食品的祕密》（*Genetic Roulette*），詳情請見：GeneticRouletteMovie.com。

美國約有高達 90% 的大豆及 70% 的玉米為基因改造作物，標有 Roundup Ready 標籤，境內消費量每年約有一百八十萬噸。[1] 一些研究顯示，除草劑年年春（Roundup）以及標有 Roundup Ready 標籤的耐年年春基因改造作物有毒，可能導致出生缺陷和其他嚴重問題，包括能量損失及自體免疫疾病等。

殺蟲劑是噴灑在水果和蔬菜上的化學物質，以防止昆蟲在售出前損壞農產品。這些化學物質對身體的損害非常大。而光是在美國的工業化農業，每年就使用了超過 3.86 億公斤的殺蟲劑。

---

[1] https://www.carlsonattorneys.com/news-and-update/banning-roundup

食用色素

◆ 說明

　　食物的自然變色，可能會讓它們看起來不怎麼吸引人，因此許多常見食物如柳橙和鮭魚，實際上都經過染色，為的就是讓它們看起來更為可口。食用色素通常有毒，長期以來，一直與注意力缺失症（ADD）、注意力不足過動症（ADHD）和自閉症類群障礙等行為障礙的惡化有關。它們還會引起典型的毒素相關問題，例如頭痛、胃痛、易怒等。

◆ 注意力缺失症與果汁軟糖

　　我曾幫助一位當事人，他的兒子患有嚴重的行為障礙，包括注意力不足過動症以及自閉症。她問我是否能為她的兒子進行測試，看看能否找出任何的潛在原因。我使用身體密碼，被他的潛意識帶到了食用色素毒素。我問她有沒有給他吃可能含有食用色素的零食，她告訴我，她真的把糖控制在最低限度，因為如果他吃得太多會變得很煩躁。但她告訴我，她倒是真的經常給他吃她認為健康的果汁軟糖。我請她回家檢查包裝上是否有食用色素。果然，那一小包果汁軟糖中使用了多種人工色素。她很驚訝，開始審視給兒子的其他食物，結果發現大部分都含有食用色素。

　　幾個月後，我問她兒子過得如何。她說，經過幾個星期極少食用色素零食後，現在他能專心讀書了，而且還能看一個簡短的電視節目。大約一個月後，他不再發脾氣，也沒有表現出任何自閉症或過動症的跡象。食用色素影響大腦的程度真是太令人驚訝了！

◆ 尋找並釋放食物毒素

步驟 1

問：「我（或你）是否存在一種可以現在發現並消除的食物毒素？」

· 是 → 繼續往步驟 2。

· 否 → 不存在食物毒素，或目前無法解決，需要稍後再試。

步驟 2（解碼）

問：「我們需要對這種毒素有更多了解嗎？」

· 否 → 繼續往步驟 3。

· 是 → 進行肌肉測試，查看需要找出哪些細節。有時只須確定毒素來源即可。本章開頭的圖表列出了一些常見的食物毒素來源。

· 找出確定的食物毒素來源後，便可回到步驟 2，詢問是否還有更多需要了解的事項。如果不需要，請接著往步驟 3，否則可能會需要詢問以下問題：

· 問：「需要知道導致這種毒素產生的確切年齡嗎？」

· 問：「需要知道這種能量在體內的位置嗎？」

若需要找出詳細位置，可以使用排除法。例如，把身體分成兩半，問問這個毒素是滯留在下半身還是上半身；或把身體分為左右兩邊，詢問這個毒素是滯留在身體的左半邊還是右半邊。繼續以這種方式將身體劃分並詢問，直到確定毒素在體內的位置，再回到步驟 2 進行解碼。

步驟 3（關聯）

問：「是否有相關聯的失衡需要處理？」

· 否 → 繼續往步驟 4。

· 是 → 重回身體密碼地圖，解碼和處理任何相關的失衡後，再重複步驟 3 的問題。

步驟 4（意念）

抱持將此毒素能量從體內釋放的意念，用磁鐵或手沿督脈輕滑 3 下，同時引導身體透過正常管道排毒。

步驟 5

問：「我們順利消除這種食物毒素了嗎？」

· 是 → 從步驟 1 開始，重複這個過程，尋找並消除另一種食物毒素。

．否 → 重新聚焦、祈求幫助，讓心感受愛和感激，會有幫助的。接著帶著意念，再次輕滑 3 下。

◆ 處理食物毒素的祕訣

有時，毒素能量有相關的不平衡，例如需要釋放的受困情緒。

盡可能多吃有機食物，並減少糖的攝取，也避免使用人工甜味劑，如三氯蔗糖和阿斯巴甜等。並請盡可能在日常生活中多加注意，以遠離食物毒素。

第二十二章

藥物毒素

人體是一個能自我調節的有機體。意思是，它被設計成可以自我修復。

藥丸只能掩蓋和抑制症狀。治療方法就在你身上。

——《思想札記》（The Minds Journal）①

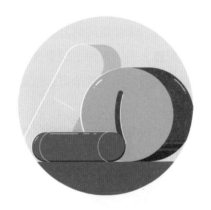

藥物的功用是抑制症狀或達到某種效果，但往往會產生意想不到或不必要的副作用。副作用是體內毒性顯現出來的結果，症狀從皮膚過敏、頭痛、噁心，甚至死亡皆有可能。

尤其身為排毒器官的肝臟和腎臟，特別容易受到藥物毒素的傷害。部分藥物毒性之大，讓人們不得不每星期甚至是每天去看醫生，以便檢測是否有藥物導致的肝臟或腎臟功能損傷。

數以百萬計的人，尤其是老年人，正在服用未經測試的危險藥物組合，在不完全了解可能發生的併發症的情況下，每天服下處方藥。我一個同事的患者正在服用一種非常有效的藥物，但其中一項副作用是會產生一種被稱為「毛舌」的症狀——這種藥物真的會讓人的舌頭長出毛髮。

---

① 譯注：一個探討精神健康與關係的網站：https://themindsjournal.com/

醫療用藥物毒素
p.306

娛樂性藥物毒素
p.310

醫療用藥物毒素

◆ 說明

藥物治療有時可能是必要和適當的。有任何問題或疑慮，或在更換或停止藥物治療之前，請務必與醫師討論。除非是開處方的醫師，否則**不建議使用肌肉測試判斷是否應該停藥或調整劑量**。另一方面，如果透過肌肉測試發現自己使用的其中一種處方藥，導致了特定的副作用，建議可以諮詢醫師，以便請他們幫助你評估要做什麼調整。

下面的故事，是一名護士因為服用藥物而出現了神經系統症狀。

處方藥

非處方藥

疫苗接種

一名護士的心理疾病之旅

最近八年，我一直在與心理健康纏鬥。

我被診斷出躁鬱症、懼曠症、注意力缺失症、重度憂鬱症和恐慌症。我得到的藥物包括導致血清素症候群的喜樂拍（Celexa）和導致我住院的立普能（Lexapro）。醫師為我開了樂途達（Latuda）、思樂康（Seroquel）、美舒鬱（Trazodone）、樂命達（Lamictal）、克癲平（Clonazepam）、百憂解（Prozac）、鋰鹽（Lithium）、克胺寧（Hydroxyzine）、安立復（Abilify）、阿德拉（Adderall），最後是哲思膠囊（Geodon）。這些藥物導致我出現明顯的神經系統症

狀。後來我在精神病院住了五天。

我無法獨自離開家，無法好好思考如何為汽車加油，不得不使用Google 地圖找到回家的路。後來，我發現了「眼動減敏與歷程更新療法」和亞曼臨床中心①。我找了很多資料，終於明白自己正在遭受高度的情緒創傷。當我詢問主治醫師、精神科醫師和神經心理學家，我的焦慮和憂鬱是否與三位家人的死亡有關係時，他們都說：「妳是躁鬱症患者。妳得學習如何應付這些症狀。」

在亞曼臨床中心，我的大腦斷層掃描顯示我患有嚴重的創傷後壓力症候群。後來我才知道，那是由於父親自殺，以及姊姊和哥哥相繼死於車禍所造成。當我開始處理這些事件時，我的童年記憶開始恢復，意識到我小時候曾遭受多次性侵，以及來自患有精神疾病的父親的身心虐待。

離開亞曼臨床中心後，我開始與使用「腦點療法」（Brainspotting）的療癒師一起處理情緒創傷。但我的身體無法處理情緒釋放，血壓會飆升至 210 ／ 110，並且會出現癲癇反應。我也試過以針灸治療創傷後壓力症候群，這有一點幫助。在進行腦功能監測後，我接受了 20 次的神經生理回饋療程，但沒什麼效果。我的身體因為壓力和藥物而失去平衡，因此我開始在本地一位執行生物能量掃描的醫師的幫助下調養身體。

我以為我已經用盡所有的治療方法，直到後來發現了情緒密碼。我買了書，接著去找本地的執行師，花了很多時間克服人生中所有的創傷。但幸好現在我不再焦慮或憂鬱了。在十七個月的時間裡，我們一起進行了約 90 次的療程，包括情緒密碼、身體密碼和信念密碼（Belief Code）。這改變了我的人生。我可以誠實地說，這是我有生

① 編注：由國際知名腦科學權威丹尼爾‧亞曼醫師（Daniel G. Amen）所創立。亞曼臨床中心擁有世界上最大、與行為相關的功能性腦部掃描資料庫。亞曼醫師致力於幫助人們擁有更好的大腦和更好的生活，他相信大腦健康是所有健康和成功的核心，大腦正常運作時，一切都會順利；大腦出現問題時，生活也容易出狀況。

以來第一次感覺到真正的快樂。即使家裡出現新的困境，我的復原情況也依舊良好。我很高興地說，我已經能做出合理的反應，而不會過度擔心、恐慌和災難化。

我非常感謝這種自然的治療方法，它給受傷的人帶來如此大的希望。在我完成身體密碼系統認證，並建立療癒師事業後，目前我正在免費為大約五十人施作身體密碼。在所有願意讓我為他們療癒的人身上，我看到的連鎖反應相當驚人！我從未放棄或失去所有希望。

我有個目標和故事要分享。之前，所有醫師都說我永遠無法健康和正常生活了；如今，或許還未 100% 康復，但我想也是 97% 復原了。我所在地區的童年逆境經驗量表（Adverse Childhood Experiences，ACE）分數非常低，有很多糟糕的心理健康統計數據，而且非常貧困。我的目標是播下盡可能多的成長、正面、恩典和愛的種子，並觀察身體密碼系統的連漪效應，一次一個人、一顆心。感謝你提供這個機會！

——卡拉‧D，美國奧克拉荷馬州

非處方藥

非處方藥是指無需醫師處方即可購買的藥物。所有藥物，包括非處方藥，都在一定程度上對身體有害，需要從物理上和能量上處理。

◆ 罪魁禍首的止痛殺菌液

茱莉來到我的診所接受治療，告訴我她的慢性咳嗽已經持續了大約兩年。她說自己整晚都在咳嗽，白天也是如此。

她非常嚴肅地看著我說：「尼爾森醫師，如果我不能擺脫這種咳嗽，我恐怕真的要離婚了。我先生現在每晚都睡在離我盡可能遠的另一間臥室。我看過好幾位醫師，但他們都找不到任何嚴重的問題。我也一直在服用他們開的處方藥，但

沒有任何效果。我不知道該怎麼辦。你是我最後的救星了，希望你能幫幫我。」

我知道她的潛意識曉得導致慢性咳嗽的真正原因，因此我泰然自若。咳嗽是症狀，而症狀是由不平衡所引起，身體密碼能幫忙發現不平衡的根源。

當我使用肌肉測試找出她咳嗽的潛在原因時，首先出現的是化學毒素。我使用了一張常見的家庭用品清單，接著被帶到一種常用的止痛殺菌液 Campho-Phenique。

我說：「茉莉，妳有在使用 Campho-Phenique 嗎？」她嚇了一跳，說：「是啊，我每天都在用！我有一位年紀比較大的朋友，我每天晚上會去看她。她很老了，90 多歲，每晚我去拜訪她時，她都喜歡我用 Campho-Phenique 幫她擦腳！」

Campho-Phenique 含有苯酚，會刺激眼睛和鼻子、黏膜和神經系統。就這樣，我和茉莉找出原因了。她只需要停止使用 Campho-Phenique，咳嗽問題就會迎刃而解了。

這只是另一個很好的例子，說明了身體密碼是如何幫助患者找出潛在原因。如果透過服用藥物來抑制症狀，便很可能會錯過找出問題根源的機會。

疫苗接種

◆ 說明

關於疫苗的爭論已持續多年，父母總面臨是否應該讓孩子接種疫苗的問題。許多來源的大量數據顯示，疫苗有利有弊，很難獲得關鍵實證。我建議查看國家疫苗訊息中心（NVIC.org）以獲得公正的訊息來源。我鼓勵你根據自己的判斷和研究，並與醫療專業人士合作，做出自己的醫療保健決定。而正如英格麗德在下一個故事中所說的，疫苗確實有已知的副作用。

帶狀疱疹疫苗反應

我今年 73 歲，接種了帶狀疱疹疫苗以預防感染。我的疫苗反應很可怕，最終出現了帶狀疱疹的所有症狀——皮疹、劇痛和疲倦。真的很慘。我的姪女是身體密碼執行師，她立即開始研究我的症狀。每次

身體密碼療程後，我的症狀都減輕了一些，大約 11 次療程後，症狀完全消失了，而且再也沒有出現。我不知道如果沒有她的幫助，我該怎麼辦。

我們處理了很多事，例如丈夫去世後的悲痛和心痛，以及我的心臟病。我身上裝了九個支架。有個會進行身體密碼奇蹟療癒的姪女，我真的非常幸運。

——英格麗德‧G，加拿大安大略省

娛樂性藥物毒素

◆ 說明

娛樂性藥物（毒品）是現今世界的禍害，摧毀了無數人的生命。有些毒性極強，對身體的傷害很快，有時甚至是永久性的。我相信藥物（不包括咖啡因和菸草）也會讓身體受到惡靈等破壞者實體的入侵。美國作家瑪麗安‧威廉森（Marianne Williamson）曾言之鑿鑿地說：

試圖在身體層面上抑制或根除症狀可能很重要，但療癒的意義遠不止於此；同樣重要的是處理與疾病相關的心理、情緒和靈性問題。

 鎮靜劑
 興奮劑
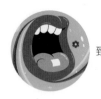 致幻劑

許多人會求助藥物來抑制症狀，而身體密碼能提供更好的方法。以下是對一些常見娛樂性藥物的說明，及及它們對身體的影響。

◆ 咖啡因

　　咖啡因是人們最常攝入的毒素之一。我將它歸類為娛樂性藥物，是因為它對人體有害，且會讓人上癮。許多人都十分依賴咖啡因，它對身體有類似藥物的作用。

　　咖啡因會導致腎臟失衡，也會導致腰痛。事實上，我認為這是導致現今很多人腰痛的最大單一因素。然而，還有更危險的：咖啡因可能造成乳房纖維囊腫和良性前列腺肥大——前列腺變大將導致排尿困難。

　　咖啡因會刺激心臟收縮的強度、使血壓升高數小時，確實會增加壓力對身體的影響。費伊講述了咖啡因如何影響她母親的故事。

過多的咖啡因

　　一天早上，母親醒來時心跳突然跳得很快，非常不舒服，隨後被診斷為心房顫動。在等待醫師時，我做了一些工作，看看是否能把事情弄清楚。身體密碼顯示她需要睡眠、鎂，而且要避免喝咖啡。隨後在醫院裡，我們發現引發心房顫動的前三名，正是疲憊、低鎂和過多的咖啡因！

——費伊·C，英國赫特福德郡

◆ 酒精

　　若少量飲用，酒精會很好代謝，過量的酒精則會使肝臟不堪負荷，必須加班來處理它。日積月累，酒精中毒會導致肝臟病變，稱為肝硬化，最終導致肝臟完全失去功能。在下面這個故事中，伊娃講述了身體密碼如何幫助她克服與酗酒有關的痛苦過去，找到更好、更幸福的人生。

超越童年創傷

　　1972 年，我出生於辛巴威。父母都酗酒，在我 13 歲的姊姊自殺後，情況變得更加嚴重。媽媽會把怒火發洩在當時還是嬰兒的我身

上。晚上只要喝醉，就會趁我睡著時衝進房間打我。她會說我很笨、一無是處，什麼難聽的話都罵過。父親則太過軟弱，怕我母親，因此無法保護我。

當我終於能離開家時，我投入酒精、毒品和性，與最可怕的男人發展關係。我體重超重，生活一團糟。最終我的人生跌至谷底，想要自殺，並一起帶走我 4 歲的女兒。我被引導去尋求珍的幫助，她是尼爾森醫師身體密碼的執行師。我們完全釋放了一切，包括能量、惡意靈體、詛咒、負面信念、阻礙富足和關係的障礙。後來我扔掉了抗憂鬱藥，光開始進入我的人生！

現在，我的人生是幸福的、富饒的、快樂的，基本上是一個全新的我。如果沒有發現這種神奇的治療方式，我不敢想像自己現在會在哪裡。參加倫敦的情緒密碼研討會後，我的使命是幫助別人，因為我得到了幫助。很榮幸見到尼爾森醫師和他可愛的妻子琴恩，我很感激能親自感謝他透過神的恩典，拯救了我的人生。謝謝你、謝謝你、謝謝你！

—— 伊娃・T，英國赫特福德郡

◆ 菸草

菸草是最常見的三種毒素之一，另外兩個是酒精和咖啡因。菸草本身是一種娛樂性藥物，加工過的香菸含有數千種不同的有毒化學物質，其中一種化學品其實是一種叫做「氰化氫」的殺蟲劑 —— 與納粹在毒氣室使用的藥物相同。如果你有菸癮，使用身體密碼可能會有所幫助，正如凱在下面的故事中發現的。

戒除菸癮

在與一位執行師會面後，我們發現並釋放了一種讓我養成抽菸習慣的受困情緒。從那以後，我戒菸了！

—— 凱・H，美國加州

◆ 大麻

雖然很多人認爲大麻無害，但近期開始有研究顯示，吸過一次大麻的青少年罹患思覺失調的可能性，是從未接觸過的青少年的兩倍以上；而那些吸過大麻五十次或更多的人，罹患思覺失調的可能性是一般人的六倍。因此，除了人們普遍認爲的缺乏動力和偏執問題外，吸食大麻並不像人們想的那麼安全。我相信，使用大麻會導致關節問題和關節炎，不過這只是我自己執業時的觀察，還沒發現有其他研究支持這個看法。

◆ 安非他命

安非他命是化學合成的精神興奮劑，會加速神經系統，引發亢奮、注意力集中、過動和其他更激動的症狀。加快身體的自然節奏，會對腎上腺、腎臟和肝臟有害。

安非他命包括阿德拉（Adderall）等藥物。也包括甲基安非他命，一種非法的街頭毒品，俗稱爲「冰塊」」「冰糖」「安仔」等。任何形式的安非他命對人體皆有毒性，進入體內時，肝臟會嘗試將這些化學物質分解爲毒性較小的成分。使用安非他命將造成體重減輕、失眠、血壓升高、麻木感、心跳過快、增加心臟病的風險等。

使用安非他命的心理影響包括焦慮，對信心、力量或幸福的錯誤認知（這將對吸食者的安全構成威脅），以及可能引發的精神疾病。

◆ 古柯鹼

古柯鹼是一種刺激中樞神經系統的藥物，對人體有害且極容易上癮。與其他毒品一樣，古柯鹼會導致健康問題，長期或過度使用會變得更糟，可能導致心臟和血壓問題、偏執、妄想、癲癇發作和中風。

◆ 搖頭丸

搖頭丸（MDMA），也稱爲快樂丸，是一種十分危險的安非他命衍生物，

會導致大腦中的血清素轉運蛋白失衡。不幸的是，這會讓你在服用藥物時感覺良好，但副作用則從輕微的不舒服到極具毀滅性的生理破壞皆有可能。較不嚴重的情況是導致憂鬱和焦慮加劇，即使在停止使用後仍將如此，這是因為大腦中的血清素已經耗盡，無法自動恢復正常。嚴重的副作用則是一場災難。

我有一位來自加州的患者，他曾吸食搖頭丸兩次。第一次她沒有注意到什麼異樣，第二次卻徹底摧毀了她的健康。來找我時她是 23 歲，身體極度疲勞，且患有嚴重的纖維肌痛症而無法工作。她所能做的就是去商店買足夠的食物，維持每星期的生活。

◆ 海洛因

海洛因是一種極易上癮且極具破壞性的毒品，由罌粟製成，與其他毒品一樣會破壞身體機能。心理依賴是海洛因令人上癮的原因，因為吸食時會產生亢奮。吸食海洛因將引發呼吸系統問題，通常會降低肝功能、引發心臟問題，甚至導致死亡。

◆ K 他命

K 他命（氯胺酮），俗稱 K 仔，是醫療用途的麻醉藥，也是街頭毒品。它會導致感覺受損、產生幻覺以及呼吸和循環問題。它既容易上癮又有毒。

◆ 致幻劑

麥角酸二乙胺（LSD）是一種迷幻藥，發明之初是用於醫學和精神病學目的，但現在更常用作街頭毒品。它會導致幻覺、偏執狂和亢奮。LSD 作為一種物質被認為是無毒，但經過肌肉測試顯示對人體來說具有毒性。

◆ 顛茄

最廣為人知的有毒茄科植物，正是會引起精神問題的顛茄。菸草也是茄科植物，馬鈴薯、番茄、茄子和辣椒等可食用植物也是。茄科植物產生的生物鹼會引起發炎和疼痛。最常見的化學物質包括菸草中的尼古丁、顛茄中會引起幻覺和致

命的莨菪鹼，以及番茄、馬鈴薯和其他食用茄科植物中具輕微刺激性的生物鹼。
我經常建議敏感的人完全避開茄科植物，儘管多數人都很適應可食用的茄科植物。

◆ 尋找並釋放藥物毒素

步驟 1

問：「我（或你）是否存在一種可以現在發現並消除的藥物毒素？」

· 是 → 繼續往步驟 2。

· 否 → 不存在藥物毒素，或目前無法解決，需要稍後再試。

步驟 2（解碼）

問：「我們需要對這種毒素有更多了解嗎？」

· 否 → 繼續往步驟 3。

· 是 → 進行肌肉測試，查看需要找出哪些細節。有時只須確定毒素來源即可。

　　下表列出了一些常見的藥物毒素來源：

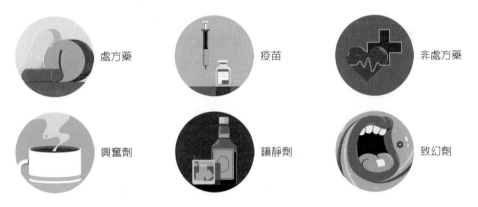

處方藥　　疫苗　　非處方藥

興奮劑　　鎮靜劑　　致幻劑

· 找出確定的藥物毒素來源後，便可回到步驟 2，詢問是否還有更多需要了解的事項。如果不需要，請接著往步驟 3，否則可能會需要詢問以下問題：

　· 問：「需要知道導致這種毒素產生的確切年齡嗎？」

　· 問：「需要知道這種能量在體內的位置嗎？」

若需要找出詳細位置，可以使用排除法。例如，把身體分成兩半，問問這個毒素

是滯留在下半身還是上半身；或把身體分為左右兩邊，詢問這個毒素是滯留在身體的左半邊還是右半邊。繼續以這種方式將身體劃分並詢問，直到確定毒素在體內的位置，再回到步驟 2 進行解碼。

步驟 3（關聯）

問：「是否有相關聯的失衡需要處理？」

· 否 → 繼續往步驟 4。

· 是 → 重回身體密碼地圖，解碼和處理任何相關的失衡後，再重複步驟 3 的問題。

步驟 4（意念）

抱持將此藥物毒素從體內釋放的意念，用磁鐵或手沿督脈輕滑 3 下，同時引導身體透過正常管道排毒。

步驟 5

問：「我們順利消除這種藥物毒素了嗎？」

· 是 → 從步驟 1 開始，重複這個過程，尋找並消除另一種藥物毒素。

· 否 → 重新聚焦、祈求幫助，讓心感受愛和感激，會有幫助的。接著帶著意念，再次輕滑 3 下。

◆ 處理藥物毒素的祕訣

　　數以百萬的人正在使用處方藥、非處方藥和娛樂性藥物的危險組合，使肝臟和腎臟超載和衰弱。反覆接觸後，毒素往往會在體內積聚，導致許多問題。

　　有時可能需要物理支持才能完成排毒。建議諮詢醫療保健人士，以了解更多資訊，並請盡可能在日常生活中多加注意，以遠離藥物毒素。

第六區

營養與生活方式

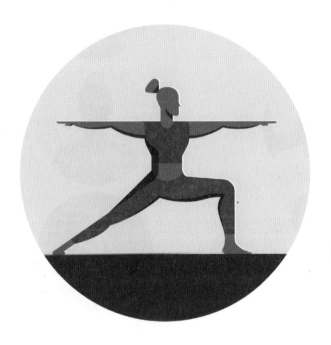

每個人體內的自然療癒力是康復的最強大力量。
食物應該是我們的藥物，藥物就是我們的食物。
——希波克拉底

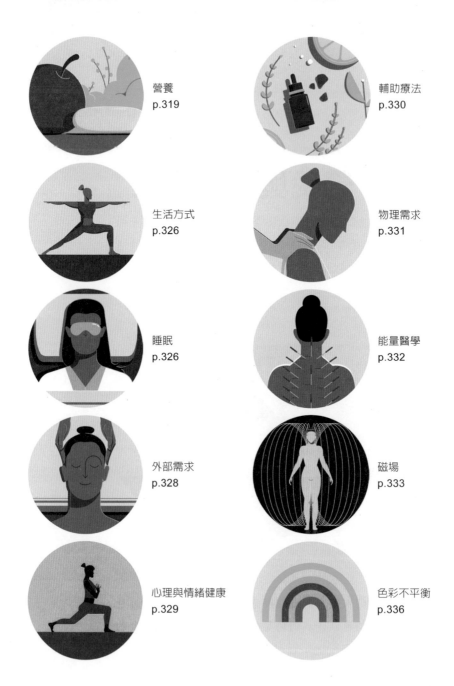

　　營養失衡和生活型態需求很容易成為未被發現的痛苦來源。這些是什麼？該如何測試？如何修正？

　　在第六區，我們將討論營養、睡眠、外部需求、磁場失衡、色彩不平衡等。

第二十三章

營養

人體是一條智慧、能量和訊息的河流，
存在的每一秒都不斷地在自我更新。
—— 迪帕克·喬普拉

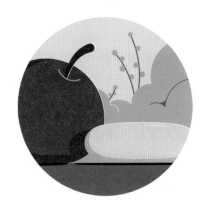

攝取營養豐富的食物對健康至關重要，而且隨著時間進展變得更加重要。有一派說法認為，吃傳統種植的蔬菜和水果比什麼都不吃得好，但情況並非總是如此。商業種植的蔬果經常噴灑大量的有毒殺蟲劑和除草劑，因此，最好將它們留在貨架上。不幸的是，殺蟲劑和除草劑並非唯二需要注意的因素。

許多水果、蔬菜和穀物是基因改造生物，這意味它們的 DNA 已被改變，以達到某些效果。這些生物通常被認為對人體有毒，即使它們看起來可能與同樣種類的有機生物相同。事實上，基因改造食物甚至可能看起來更美味、更新鮮，而且沒有不時會在其他產品中看到的瘀傷。但請不要被愚弄了，這是因為它們的 DNA 發生了特別的變化，讓這些農產品能在從農場到商店那漫長、崎嶇的運送過程中完美地存活下來。

如果蔬果在兩個星期後仍看起來很新鮮，應該質疑它們對人體健康能有多好。許多基因改造的農產品可以在不自然的條件下生長，例如更冷或更暖的氣

候。比方說，正常番茄無法在過冷的氣候下生存，但科學家透過結合番茄和比目魚的 DNA，使番茄能在異常寒冷的氣候下順利生長。雖然這些番茄可能看起來很正常，身體卻十分清楚它們的差異。

避免毒素是選擇有機食物很好的原因，但肯定不是唯一的原因。事實證明，有機蔬果比一般蔬菜多出許多倍的營養。羅格斯大學多年前進行的一項研究發現，有機蔬菜與一般蔬菜在礦物質含量方面有著驚人差異。

簡單來說，有機四季豆相較於一般四季豆，多出七倍的硼和二十二倍的鐵；有機番茄的鐵含量則是一般番茄的兩千倍。有機蔬菜中的所有礦物質含量都明顯高於一般蔬菜。

到目前為止，吃有機食物是滋養身體，並為身體提供所需營養的最佳方式。當然，每個人身體所需的要素略有不同，這取決於多種因素，但總歸來說，有機食物對我們所有人都是最好的。

可以的話，我強烈建議大家自己種植一些蔬菜或水果。自己種過蔬菜就會知道它們的味道有多好。如果沒有自己的花園，我建議你閱讀梅爾‧巴塞洛繆（Mel Bartholomew）的《平方呎菜園》（*Square Foot Gardening*，暫譯），這本書將告訴你如何擁有一個菜園，即使是住在沒有太多空間的公寓也行得通。

營養觀念的改變

如果有一件事能夠肯定，那就是有關營養的觀念總是在改變。

如果年紀夠大，可能還記得 1990 年代的雞蛋恐懼症。當時科學家聲稱，雞蛋因含有膽固醇將導致心臟病，因此建議每人每星期吃的雞蛋不應該超過一顆。當然，幾年後他們就發現這個想法是錯的，事實證明雞蛋沒有危害。

聽到該吃什麼或不該吃什麼時，請保持開放的心態，因為你永遠不知道哪些訊息可能已經過時或不正確。請記住，對身體真正最好的方式因人而異，因此請使用肌肉測試來確定自己需要，以及應該避免什麼。

什麼樣的飲食對我的身體有益？

完美飲食確實存在，但它永遠不會是四海皆準的計畫。完美飲食是為你量身訂製的飲食，是你的潛意識完全知道的飲食方法。身體會確切地知道它想要和不想要什麼、攝取什麼會有幫助，以及吃了什麼會有問題。只要你懂得問，可以如你所願，要多具體有多具體，甚至可以制定完整的飲食計畫。

請記住，食物過敏可能有潛在原因（特別是當食物本身沒有毒素），因此請使用身體密碼清除所發現的任何不平衡。請記住，飲食需求可能會隨著時間改變，這取決於身體和生活的狀況。因此，請與身體保持暢通的溝通管道，並繼續為它提供適當的燃料。拉娜‧尼爾森（Lana Nelson）的《食物密碼》（*The Food Codes*，暫譯）是很好的資源，可以教你如何利用身體智慧得知潛意識真正想要你吃的東西，作者是一位經過認證的身體密碼執行師。

當我學會詢問潛意識一個人需要什麼時，我經常發現，需要解決某種營養缺乏問題才能讓人康復。我們需要維生素和礦物質，以支持體內無時無刻不在發生的無數化學反應。缺乏任何維生素或礦物質，基本上不可能健康有活力。

最廣為人知的例子之一是壞血病。壞血病會導致流鼻血、牙齒脫落、貧血、筋疲力竭，如果嚴重的維生素 C 缺乏症持續，最終將導致死亡。在大航海時代，英國海軍發現吃新鮮蔬果就能戰勝壞血病，於是開始在航行中儲存和運輸成桶的萊姆以預防壞血病，這使得英國水手得到了「萊姆汁」（limeys）的綽號。[1]

雖然在我們這個時代，像壞血病這樣的嚴重維生素缺乏症並不常見，但對多數人來說，缺乏一些礦物質或維生素並不罕見。缺乏這些營養素不會導致教科書上寫的維生素缺乏症，但確實會導致一些較輕的疾病和能量損失。

幸運的是，身體知道它需要什麼。潛意識不僅知道你每個細胞的歷史以及你的整個存在，甚至是成為受精卵以前的經歷，它還知道你是否需要更多的某種維生素、礦物質、精油或草藥等。

---

[1] 譯注：Limey 是美國和加拿大人對英國海軍、英國人的貶抑稱呼，一般譯為「英國佬」。

潛意識什麼都知道

經常提醒自己，療癒的力量就在我的潛意識之中。

——約瑟夫・墨菲（Joseph Murphy），愛爾蘭思想家

晶潔是一名 28 歲的運動女孩，她因嚴重的腹痛住院五天。醫師不清楚她出了什麼問題，在用盡所有診斷測試的五天後，醫師告訴她，他們無能為力，只能讓她出院。

某個星期一早上，晶潔出現在我的診間，那是她出院的第二天。疼痛沒有好轉，她為自己的大問題苦惱，也為醫師找不出問題的原因感到困惑。

我使用身體密碼開始對她進行肌肉測試，詢問她的潛意識是什麼導致她疼痛。我發現了一些受困情緒並釋放它們，還有一些其他的不平衡。在療程的某個時間點，肌肉測試將我帶到了身體密碼的營養部分，一種非常特殊的營養素，叫做「鉻」。因此我沒有想太多，就建議她可以服用鉻補充劑。

我找不到其他可以修正的地方，因此儘管她仍然很痛苦，我還是請她先回家，第二天再過來。

第二天早上，她很早就過來了，是診所的第一批患者。她並沒有好轉——事實上，疼痛相較於前一天更嚴重了。我記得當時在想，醫院一定漏掉了某些重要的細節。

我不知道還能做什麼，只好又開始使用身體密碼對她進行肌肉測試，看看她的潛意識要說什麼。我又一次被帶到了身體密碼的營養部分——你猜對了，鉻。我突然想起，鉻是前一天出現的，當時我認為那只是一個隨機的發現。

我告訴她：「妳需要鉻。我不知道為什麼，但妳似乎真的需要它。我要妳現在就離開我的診間，開車到街上的健康食品店，買些鉻，然後向他們要一杯水，在店裡服用一些，接著回到我的診間。」

二十分鐘後，晶潔回到了我診所的候診室，幾乎高興得跳了起來，大聲說：「我好了！我好了！服用鉻的那一瞬間，疼痛消失了！」

她興奮地問我：「這是怎麼回事？為什麼服用鉻後，疼痛就消失了？」我的

回答是：「老實說，我不知道。我只知道妳的身體需要鉻。疼痛向妳發出信號，顯示妳沒有足夠的鉻。幸運的是，妳的身體能將它的需要傳達給我，我也能將它傳達給妳，無論什麼原因，它都奏效了！」

這個故事完美地說明，當潛意識有了明確的方法能表明自己的需要時，是多麼地強大。

營養缺乏

◆ 說明

多數西方飲食都缺乏維生素和礦物質。大量耕作已經讓土壤筋疲力盡，因此種出來的蔬菜和水果不再像以前那樣富含營養。除此之外，由於多數人沒有吃足夠的蔬果，營養不足也就不足為奇了。身體的器官和組織需要一定量的維生素和礦物質才能正常運作，當器官沒有獲得所需的營養，就會導致不平衡或崩潰。

◆ 尋找並釋放營養缺乏

要了解是否缺乏營養，可以詢問：「我（或你）現在是否存在一項需要解決的營養缺乏問題？」若得到「是」，請在卜頁的營養素表中找出缺乏的項目；「否」則可能表示沒有營養素缺乏，可以跳過此練習。

步驟 1（解碼）
問：「這項營養素在 A 欄嗎？」
· 否 → 在 B 欄。

步驟 2
· 問：「這項營養素是否在奇數列？」
· 否 → 在第 2、4 或 6 列。

營養素表		
	A	B
1	抗氧化劑 硼 鈣 碳水化合物 肉鹼	甲硫胺酸 鉬 Omega-3 Omega-6 氧氣
2	類胡蘿蔔素 氯化物 膽固醇 膽鹼 鉻	苯丙胺酸 磷 鉀 益生菌／益生元 蛋白質
3	**輔酶 Q10** 鈷 銅 **酶** 單元不飽和脂肪	硒 鈉 硫 蘇胺酸 色胺酸
4	多元不飽和脂肪 飽和脂肪 纖維類 黃酮 組胺酸	纈胺酸 維生素 A 維生素 B1（硫胺素） 維生素 B2（核黃素） 維生素 B3（菸酸）
5	碘 鐵 異白胺酸 卵磷脂 白胺酸	維生素 B5（泛酸） 維生素 B6（吡哆醇） 維生素 B7（生物素） 維生素 B9（葉酸） 維生素 B12（鈷胺素）
6	葉黃素／玉米黃素 番茄紅素 離胺酸 鎂 錳	維生素 C 維生素 D 維生素 E 維生素 K 鋅

步驟 3

· 位於奇數列，可以問：「它在第 1 列嗎？第 3 列？第 5 列？」

· 位於偶數列，可以問：「它在第 2 列嗎？第 4 列？第 6 列？」

步驟 4

問：「這項營養素是＿＿＿＿＿嗎？」

· 逐項測試欄位裡的每種營養素，直到肌肉或擺錘對其中一種測試結果的回應呈現有力或向前運動。

· 找出確定的營養素後，便可以詢問以下問題繼續解碼。

· 問：「我（或你）是否攝取了足夠的＿＿＿＿＿（找出的那種營養素）？」

　　否 → 請上網或在其他可用資源中查詢建議的每日攝取量，接著問下一個問題。

· 問：「我攝取的這種營養素，在品質上是否合適？」

　　否 → 請努力尋找這種營養素的更高品質來源。

步驟 5（關聯）

詢問：「為了幫助身體吸收利用這種營養素，是否有相關聯的失衡需要處理？」

· 是 → 重回身體密碼地圖，解碼和處理任何相關的失衡後，再重複步驟 5 的問題。

步驟 6（意念）

謹慎運用常識，以食物或補充劑的形式將所需的營養素添加到飲食中。

◆ 營養測試的祕訣

　　也可以嘗試對食物、補充劑、蛋白質或任何其他營養類別進行測試，以了解自己在日常飲食中缺乏什麼。與營養的任何變化一樣，請謹慎運用常識，進行適度的調整。有關每種營養素及其每日建議攝取量的更多資訊，網路上有許多可參考的。有任何疑慮或問題，請諮詢醫療保健人士或營養師。

第二十四章
生活方式

如果你能恢復自我的平衡，
就是為世界的療癒做出巨大貢獻。
——迪帕克‧喬普拉

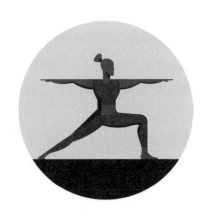

　　壽命多長及能活得多健康，很大程度取決於生活方式。本章的目的是討論一些生活方式，以及如何透過測試，找出自己是否需要在該類別中做出某些改變。

睡眠

◆ 說明

　　睡眠是一種放鬆的狀態，可以加速康復、成長以及身心靈的全面再平衡。很多人都有睡眠不足的問題，經常擁有長時間的睡眠卻仍未獲得充足的活力。

　　睡眠由不同的循環階段組成，並受到與正常晝夜週期一致的體內生理時鐘的影響。隨著人造光的出現，多數現代國家的睡眠模式都發生了變化。人類已被證明較喜歡在夜晚睡眠，在正常睡眠時間裡工作或醒著，對健康有很大的危害。

　　在我執業的第一年，診所來了很多在當地一家工廠工作的人。日班患者和夜

班患者之間的差異非常明顯。夜班患者恢復健康的過程困難許多，事實上，睡眠時間表被打亂正是影響他們復原的最大因素，恢復正常的日班工作對他們的健康非常重要。

除了在應該睡覺的時候工作之外，還有許多不同的潛在原因會導致睡眠受到干擾。最常見的失衡區域與自律神經有關。自律神經是不受意志控制，負責維持生命必要機能的「自動化」神經系統，受困情緒或其他創傷可能會使它陷入「戰或逃」模式。

在下面的故事中，史蒂芬妮發現自己的疲勞是由於受困情緒所致。

起床困難

在我與情緒密碼執行師的第一次療程中，我請她專注於我早上起床困難的問題。由於各種慢性疾病和情緒創傷，起床問題困擾了我好幾年，但在大部分問題都被療癒後，我仍然幾乎每天都無法起床，很難照顧孩子，準時送他們上學。

執行師發現了導致這個問題的 24 種受困情緒……來自我患有慢性疾病和疲勞的歲月。第二天，我醒來時感覺煥然一新！現在已經將近六個星期了，我終於可以順利起床而不會按下貪睡鍵、不會在醒來時感到恐懼或疲憊，也能夠清楚分辨「疲倦所以需要更多睡眠」與「不想面對自己的一天」的差異。這徹底改變了我的工作效率和信心。現在，我每天醒來時都充滿喜悅和目標，沒有任何阻礙。我真的很期待早晨的到來！

—— 史蒂芬妮‧W，美國內布拉斯加州

◆ 尋找並釋放睡眠不平衡

步驟 1

問：「我（或你）有從睡眠中得到充分的休息嗎？」

‧是 → 太棒了！

‧否 → 繼續往步驟 2。

步驟 2（**關聯**）

問：「是否有任何事物阻礙了我（或你）的睡眠？」

‧否 → 繼續往步驟 3。

‧是 → 重回身體密碼地圖，解碼和處理任何相關的失衡後，再重複步驟 2 的問題。

步驟 3（**意念**）

帶著重置身體睡眠機制的意念，用磁鐵或手沿督脈輕滑 3 下。

◆ 尋找睡眠不平衡的祕訣

睡眠受干擾的潛在原因有很多，建議使用身體密碼地圖徹底解碼，以完全解決睡眠問題。

外部需求

◆ 說明

當身體或生活方式在某些關鍵領域有所缺乏，潛意識可以藉由使用身體密碼，將身體所需要的事物傳達給我們。「外部需求」是指在身體密碼系統其他地方列出的失衡和需求之外、任何可以幫助實現平衡和療癒的事物。這些外部需求可以從精神健康照護到按摩，再到順勢療法的任何事物。這些需求可分為 4 類：心理與情緒健康、輔助療法、物理需求和能量醫學。

心理與情緒健康

 輔助療法

 物理需求

 能量醫學

心理與情緒健康

◆ 說明

　　心理與情緒健康包括有助於創造力以及平衡思維和情緒的活動，並有助於避免形成新的情緒包袱。

◆ 尋找心理與情緒健康需求

步驟 1（解碼）

問：「我（或你）會從_____中受益嗎？」（運用直覺、創意或參考下列表格。）發揮創意、向朋友徵求建議或上網研究，以幫助你決定接下來該怎麼做。以下列出了有關此類別的一些點子：

心理與情緒健康

· 服務或慈善行為 · 閱讀、觀看或聆聽令人振奮的事物 · 花時間欣賞大自然或動物 · 與親人共度美好時光 · 笑療法（laughter therapy）	· 與有執照的專業人士進行諮商或治療 · 靜心 · 寫日記 · 享受現場音樂或健行	· 社交活動 · 身體活動（舞蹈、運動等） · 陶藝或其他藝術創作 · 創意寫作 · 其他任何可以幫助你感到正面、振奮和滋養的事物

步驟 2（關聯）

問：「是否有相關聯的失衡需要處理？」

· 否 → 繼續往步驟 3。

· 是 → 重回身體密碼地圖，解碼和處理任何相關的失衡後，再重複步驟 2 的問
　題。

步驟 3（意念）

嘗試任何測試結果為肯定的活動，看看什麼能讓你感覺良好並且恢復活力。

◆ 心理與情緒健康的祕訣

　　如果上述活動之一被找出來，賦予這種潛意識智慧和溝通應有的重要性是很
重要的，因為這樣做可以促進更完整和有效的恢復過程。

輔助療法

◆ 說明

　　有時潛意識可能需要外部的幫助或額外的治療，以便將療癒和恢復的效果最
大化。這個類別包括常見的順勢療法和花卉療法等。

◆ 尋找輔助療法需求

步驟 1（解碼）

找出潛意識想要的特定療法。（可以根據出現的症狀選擇療法，不過建議先做
一些研究並進行肌肉測試，看看本地商店或網路上的哪一種療法可能對你有幫
助。）

· 問：「我（或你）會從順勢療法中獲益嗎？」

· 問：「我（或你）會從花卉療法中獲益嗎？」

步驟 2（關聯）

問：「是否有相關聯的失衡需要處理？」

‧否 → 繼續往步驟 3。

‧是 → 重回身體密碼地圖，解碼和處理任何相關的失衡後，再重複步驟 2 的問
　　題。

步驟 3（意念）

依照指示採取任何療法，按照製造商、醫療保健人士或順勢療法醫師的建議。請
謹慎運用常識，進行適度的調整。

物理需求

◆ 說明

　　身體密碼的物理需求包括一些重要的活動，例如身體工作、排毒和運動。

◆ 尋找物理需求

步驟 1（解碼）

問：「我（或你）會從＿＿＿＿中受益嗎？」（運用直覺、創意或參考下列表格。）
發揮創意、向朋友徵求建議或上網研究，以幫助你決定接下來該怎麼做。以下列
出了有關此類別的一些點子：

走路	整脊護理	瑜伽	穴位按摩
游泳	阻力訓練	顱薦椎療法	運動
健行	按摩	舞蹈	反射療法

步驟 2（關聯）

問：「是否有相關聯的失衡需要處理？」

‧否 → 繼續往步驟 3。

‧是 → 重回身體密碼地圖，解碼和處理任何相關的失衡後，再重複步驟 2 的問

題。

步驟 3（意念）

根據答案，嘗試任何測試結果為肯定的活動，看看感覺如何。

◆ 物理需求的祕訣

網路上有大量關於這些方法的更多資訊，也可以直接拜訪提供方法的專業人士，以進一步了解更多訊息。

能量醫學

◆ 說明

除了情緒密碼和身體密碼之外，能量醫學還包括世界各地發現的其他類型的能量治療技術和方法。

此處無法列出所有的項目，因此你可以自行添加項目，以完整你的健康拼圖。如果你有此處未列出的技術或方式，請將其添加為健康工具的一部分。潛意識完全知道你的身體和心靈需要什麼——只需要問！

◆ 尋找能量醫學需求

步驟 1（解碼）

問：「我（或你）會從_____中受益嗎？」以下是可能對完全療癒與恢復有益，而且重要的其他能量方法，包括中醫、阿育吠陀和靈氣等。

步驟 2（關聯）

問：「是否有相關聯的失衡需要處理？」

・否 → 繼續往步驟 3。

・是 → 重回身體密碼地圖，解碼和處理任何相關的失衡後，再重複步驟 2 的問題。

步驟 3（意念）

建議繼續使用身體密碼，結合能量醫學執行師推薦的任何方案。

磁場

◆ 說明

磁能不足是有可能發生的，這往往是由於與地球磁場缺乏聯繫造成。身體磁場也可能發生扭曲，這通常是由於某些不平衡造成，例如受困情緒、創傷能量、瘴氣等。

磁場失衡或缺乏，往往會導致輕度或急性的不適、疲勞和失眠，並且通常會導致其他慢性問題。在接下來的故事中，韋斯頓發現朋友的肘部疼痛是由磁場不平衡所引起。

肘部疼痛緩解

我有個朋友之前手肘痛得很厲害。他當時要出遠門，因此很希望趕快解決疼痛。我和他通電話，發現了因受困情緒而導致的磁場失衡。隨著情緒的釋放，他肘部的疼痛也隨之消失，而且再也沒有復發。他發出了一聲大大的「哇」表示驚嘆。

　　　　　　　　　　　　　── 韋斯頓 · M，美國亞利桑那州

我第一次體驗到磁鐵的療癒力，是在多年前執業的時候。當時我剛從日本一家生產各種磁性產品的公司 Nikken 買了一塊磁鐵。我購買的特殊磁鐵被稱為 Magboy，藍色塑膠盒裡裝了兩個可以在不舒服區域滾動的銀色磁球。

當時有一位患者臉部朝下，躺在我正前方的脊骨神經調整臺上。她是來找我治療纖維肌痛症的，這是一種使人衰弱的疾病，主要特徵是不明原因的廣泛性肌肉疼痛。

我已經為她治療了大約一個月，才剛開始在她持續不斷的痛苦中取得一些進

展。她的情況非常特殊，所有的疼痛都集中在上半身，又以肩膀特別嚴重，以至於她在手臂各方向的運動能力非常有限，也無法將手臂高舉過肩膀。

看到她躺在桌子上，讓我想到：「這是測試這些磁鐵的好機會。」我以她的左臂作為實驗目標，在接下來的五分鐘，一邊在她的手臂上來回滾動磁鐵，一邊與她交談。

我沒想到它真的能發揮作用，但我很好奇，因為我從我兄弟葛雷格那裡聽說過這些磁鐵的故事，他也是一名執業的脊骨神經醫師。五分鐘很快就到了。我讓她坐在調整臺的邊緣，對她說：「好吧，我現在想檢查一下妳手臂的活動範圍。先看看妳能不能舉起右手。」

她抬起那隻沒有做治療的右臂，直到它幾乎與地板平行，我可以看出她很疼，因此我讓她停下來。這是我們在上次療程時能做到的範圍，沒有任何變化。

我說：「好吧，現在舉起左手。」她平穩地將左臂舉過與地板平行的點，接著繼續向上舉過頭頂，沒有任何明顯的不適。

這完全出乎意料！她驚呼：「那是什麼東西？！你滾過的地方一點都不痛了！」我對這個結果同樣感到驚訝。我繼續進一步測試她的手臂，令我驚訝的是，她的左臂突然有了完全的改善。所有的活動範圍都正常了！我們對視了片刻，我低頭看了看手中的磁鐵，回答說：「嗯，我不太確定。這是一塊磁鐵，我從我兄弟那裡拿到的。」她說：「我可以跟你買嗎？這要多少錢？」我回答說：「好吧，我真的不知道，但讓我們找出答案。」

幾分鐘後，她付錢買了 Magboy（現在稱為 MagDuo），並且隨身攜帶。我將近六個月沒有再見到她。當她再次回來時，我說：「嘿！妳去哪兒了？我好久沒見到妳了。妳的纖維肌痛症狀況如何？」她說：「我過得很好！每當纖維肌痛症突然發作，我只要在那個區域滾一滾磁鐵，它就似乎消失了！」

事實證明，這只是第一個我在接下來的幾年使用 Nikken 磁鐵所看到的驚奇案例。要測試這些產品很容易，因為我有源源不斷的身體疼痛患者。

一位有長期肩部問題的患者，在將 Nikken 磁性鞋墊放入鞋子後，肩部問題就立刻消失了。四位不同的患者，在急性氣喘發作時將一塊大磁鐵放在胸前，就立即緩解了。還有只是在身體表面放塊磁鐵，過敏就突然改善的案例。可怕的瘀

傷一夜之間消失。骨折在正常康復所需的一半時間內癒合。本應接受手術的椎間盤突出患者狀況緩解，然後消失，令放射科醫師困惑不已。還有更多。

　　磁場不足與任何其他不足一樣，如果沒有獲得足夠的磁性，就需要以某種方式補足這種需求。有趣的是，地球的磁場現在比德國數學家卡爾‧弗里德里希‧高斯（Carl Friedrich Gauss）於 1845 年開始密切關注時，弱了大約 10％。這是由於我們的生活型態、與土壤失去聯繫，還有經常暴露在負電磁場，使得磁場不足症候群（MFDS）成為非常普遍的問題。

　　美國波士頓的塔夫茨大學，曾對使用磁性床墊的纖維肌痛症患者進行一項隨機雙盲研究。得出的結論是：「睡在磁性床墊上，表面磁場強度為 1,100，正負 50 高斯，在 200 至 600 高斯皮膚表面，為患有纖維肌痛症的受試者提供具有統計學意義，以及和臨床有關的疼痛緩解和睡眠改善。在十六個星期的試用期內，沒有發現任何不良反應。」所有的改善只須睡在磁性床墊上即可。

　　另一項使用磁性床墊的研究，是在日本三所最重要的醫院裡進行的。為期一年，共有四百三十一名患者參與。結論是，睡在磁性床墊上被證明可以有效緩解 83％ 的頸部、肩部、背部、下肢疼痛，以及失眠和疲勞，並沒有出現任何有害的副作用，因為這些患者只是重新使身體恢復平衡狀態而已。

　　當然，冰箱磁鐵隨處可見，可以釋放受困情緒和修正各種能量失衡，但 Nikken 磁鐵似乎最適合療癒磁場不足症候群和其他問題，正如我幫助我的病患的做法。Nikken 的磁鐵質量高、耐用、實力堅強，值得投資。

　　但請注意，最好不要讓孕婦或任何裝有醫療設備或電子植入物（例如心律調整器）的人接觸強力磁體。

　　如果對 Nikken 公司的磁性產品有興趣，可參考：discoverhealing.com/magnets。

◆ 尋找磁能不足

步驟 1（解碼）
問：「我（或你）是否有磁場不足？」
‧否 → 太好了！

· 是 → 繼續往步驟 2。

步驟 2（關聯）

問：「是否有相關聯的失衡需要處理？」

· 否 → 繼續往步驟 3。

· 是 → 重回身體密碼地圖，解碼和處理任何相關的失衡後，再重複步驟 2 的問
　　題。

步驟 3（意念）

可以使用以下方法來補充磁場：

· 赤腳在戶外走動，或使用接地產品（可在網路上購買）。

· 醫療級磁性產品，例如磁性鞋墊（可在網路上購買）。

色彩不平衡

　　顏色就是能量，是視覺可見的能量。顏色會刺激或抑制不同身體部位的運
作，適當的色彩治療可以使身體恢復平衡。

　　　　　　　　　　　　　　——勞瑞·布坎南博士（Laurie Buchnan）

◆ 說明

　　有時，你可能會缺乏某種色彩。記住，色彩就是頻率，會影響整體能量場，
並進而影響身體。在某些情況下，色彩的振動可能是恢復平衡的完美療法。

　　人們可以透過多種方式修正色彩缺乏。多數情況下，最好的方法是開始穿那
種顏色的衣服，但多看那種顏色的東西也行。在某些情況下，使用彩色光療是最
好的方法。

　　「色彩過剩」也有可能發生，這通常會發生在持續接觸某種色彩，而沒有以
其他顏色來平衡，或者是其他相關失衡導致了這個問題。

◆ 尋找色彩缺乏

以下是基本顏色列表，括號中列出了每種顏色的細微差異，能幫助你根據需要進一步縮小範圍：

- 粉色（芭比粉、桃紅色）
- 藍色（寶寶藍、藍綠色、寶藍色、土耳其藍、皇室藍、海軍藍）
- 紅色（橘紅、褐紫紅）
- 靛藍（矢車菊藍、午夜藍）
- 橙色（蜜桃橙、棕色）
- 藍紫色（薰衣草紫、紫色、紫紅色）
- 黃色（奶油色、金黃色）
- 白色
- 綠色（草綠色、薄荷綠、森林綠、翡翠綠、橄欖綠）
- 黑色（灰色）

步驟 1（解碼）

問：「我（或你）有色彩缺乏嗎？」

- 是 → 請使用上面的列表，找出具體缺乏的顏色。
- 找出缺乏的顏色後，再找出缺乏之所以存在的原因。
- 問：「我的色彩缺乏是不是由於接觸該顏色不足？」
  是 → 繼續往步驟 3。
  否 → 表示有相關的不平衡。繼續往下執行步驟 2。

步驟 2（關聯）

重回身體密碼地圖，並詢問：「為了補足這種顏色，需要處理什麼相關聯的失衡？」

- 解碼並釋放任何相關的失衡後，繼續前往步驟 3。

步驟 3（意念）

以任何需要的方式更常接觸這種顏色。可以透過穿那種顏色的衣服、看相關色彩的照片、戴同色調的太陽眼鏡，或在自然界中找出那種顏色等。

◆ 更多改善健康的祕訣

在發現並消除上述類別的失衡後，還有其他方法可以進一步改善健康。

你知道「感恩」可以改善健康狀況嗎？選擇對生活中發生的一切心存感激，會發現自己的振動頻率上升。你可能會懷疑：所有事情？自己能對人生中遇到的困難心存感激嗎？確實可能（雖然很難），而且這正是擁有幸福人生的祕訣。

第四部

改變世界

不必完美，只要繼續就行。
嬰兒不會在首次嘗試後就學會走路，
但他們總會學會的。
——傑克・坎菲爾德（Jack Canfield），
《心靈雞湯》系列創始人

第二十五章
使用身體密碼時要考慮的事

療癒師的力量並非源於擁有任何特殊能力，
而在於能以勇氣和意識體現及表達人人皆有的療癒能力。
——艾力克·邁克爾·萊文塔爾（Eric Micha'el Leventhal），
美國哲學家與全人教育家

你是否存在一些自己不知道，也尚未引起任何症狀的不平衡？在不平衡開始引起症狀、讓人生病之前就早一步發現並修正，才是真正的預防醫學。

想想，你是否有某種精神、情緒或身體症狀？有任何的身體疼痛嗎？頭痛或是頸部疼痛？是腰痛困擾著你，還是膝蓋疼痛？你最近是否一直在與憂鬱症或焦慮症奮戰？無法確定任何症狀或問題也沒關係，仍然可以找出並釋放連自己都不知道，卻確實存在的失衡問題。

身心重整過程

一般來說，一個療程可以解決 1 至 12 項不平衡，接著便是讓身體有足夠的時間去處理釋放。如果無法透過測試得到更多答案，可能是因為這次的療程已經

完成，必須在身體開始自癒並適應新狀態後，才能進行更進一步的修正。一旦療程結束，就是「身心重整過程」的開始。

身心重整過程，是情緒或能量釋放後的療癒期。一般來說，重整過程需要持續一、兩天，但如果釋放的能量來自特別強烈的情緒，所需的時間就可能更長。在這段期間，可能會或多或少出現一些情緒起伏、哭泣、失眠、更多的睡眠、清醒夢，或是極少數的噁心或頭痛症狀。

多數情況下，人們能從身體密碼的療程中獲得立竿見影的改善，但有時會變得比平常稍微更情緒化。如果發現自己遇到任何這些症狀，請試著保持優雅和輕鬆的意念，度過這段身心重整的過程。當情緒和其他能量被釋放，勢必得經歷一段重整過程，但只有約 20% 的時間會出現負面症狀。

我建議，在為他人進行身體密碼或情緒密碼療癒時，確實讓當事人知道身體在重整中可能經歷的情況，讓對方了解這是康復過程的一部分。如果當事人沒有被告知這種可能性，或過程中可能發生的任何症狀，可能會認為你的療癒反倒使一切變得更糟。事先告知各種可能性，在真的碰上時，大腦就能較安心地度過這段時間。此外，抱持著希望讓當事人擁有溫和而輕鬆的重整過程的意念，往往也會有所幫助。

通常，無法立即看到療癒效果，是因為身體仍在經歷重整。卡蒂是一名脊骨神經醫師，她驚訝地發現自己的糖癮成功消失了，但這是在身體密碼療程結束的幾天後才發生。

糖癮

我的糖癮竟然消失了！以前我隨時隨地都在吃糖，一有機會就會偷偷吃。不含麩質的烘焙食品和點心不易取得，所以每天我都會特別去找。回家前，我會在下班的路上買糖果吃。每次去雜貨店，也都會買餅乾和布朗尼，然後在回家前全部吃掉。我會內疚地向先生隱瞞我買了巧克力當點心，這樣他就不會把它們偷走。冰淇淋、餅乾、杯子蛋糕、糖果、巧克力、果汁軟糖——任何甜食——我每天都會吃。

有天，我在自己身上使用了身體密碼，第二天上班時我吃了兩包

果汁軟糖、三塊巧克力和一杯薄荷奶昔。我想這根本沒效，或者可能是有更多的不平衡需要消除。結果，大約五天後，我想或許是因為身體需要時間重整，因此問題有時可能需要一點時間才能解決。

在那之後不久，我突然意識到，我不再渴望任何甜食，也不再到處尋覓它們了！現在已經過了一個星期半，我對糖的渴望仍然是零。我的大腦裡已經完全沒有它了。

——卡蒂·O，美國華盛頓特區

選擇的重要性

選擇是一切進步的基礎。當受試者抱持不情願或懷疑的態度，就不大可能產生好結果。但若是想成為最好的自己，並盡可能嘗試，就更有可能在任何的努力中看到成果。選擇和動力在過程中極為重要。在有意識選擇做某些事的同時，也需要能力和力量，讓選擇成為事實。

多數人的部分行動力早已被潛意識及其包袱影響，因此，在意識和潛意識上皆渴望健康、幸福和成功就顯得極為重要。就算在意識上想減重二十公斤，但潛意識卻因為受困的情緒或信念希望維持現在的體重，再怎麼節食也無法帶來持久的效果。將潛意識的願望與有意識的承諾結合，才能在實現目標的過程中銳不可擋。

下面是克拉瑞莎藉由釋放受困情緒讓自己的潛意識和意識更加一致，成功減重的故事。

感覺好極了

我一直在與母親合作，用情緒密碼來療癒我的問題。我和別人最大的不同，就是對節食的執著。我一輩子都在和體重與情緒性進食奮戰，總是不斷重複這個迴圈：開始節食，想著自己不被「允許」吃的食物，然後在小有成果後又放棄。

雖然我總在節食，卻從未堅持超過十二個星期。在克服了一些情緒障礙後，至今我已經堅持了十六個星期，成功減掉將近三十公斤，感覺棒極了！或許還有很長的路要走，但我覺得自己完全可以完成這個終身的健康目標。一定會成功的！

──克拉瑞莎・C，美國猶他州

不要扮演醫師的角色

身體密碼最重要的目的，在於發現各種失衡。

如果肌肉測試顯示受試者有某種感染，就和他說：「你的身體表示你可能受到感染。」接著按照指示，以能量的方式積極清除這項不平衡。但有些不平衡確實需要就醫才能解決，如果是這種情況，請務必讓受試者知道，讓對方自己決定是否要去求診。明確表示自己不是在進行任何診斷，只是想讓對方知道他的潛意識在暗示什麼。如果認為受試者需要就醫，請明確地說出來，不要延誤了治療時間，醫師的存在是有原因的。但有時，也的確會發生讓醫師找不出原因的不平衡，正如邦妮在下面的故事中發現的。

神祕的咳嗽

有人請我幫忙找出一位咳嗽的女性得了什麼病，因為醫師找不出原因，只是不斷開立氣喘藥和抗生素。當她來找我進行身體密碼療程時，她的身體說她的肺部感染了真菌。她帶著這項資訊向醫師確認病情，得到正確的藥物治療，現在已經康復了。

──邦妮・L，美國加州

緊急狀況務必尋求醫療協助

緊急情況下請務必尋求醫療協助。如果覺得症狀嚴重到需要立即就醫，就請讓當事人知道這一點。尋求醫療幫助和使用身體密碼可以一起進行，柯琳在下面的故事中發現了這一點。

劇痛消失

我的兒媳痛得在地上又滾又爬，完全無法站直或坐著，感覺就要吐出來了。我女兒正在和醫師討論，他認為是闌尾炎。當她們準備去急診室時，我開始使用身體密碼幫忙找答案。

測試後，我發現有問題的不是闌尾，而是脾臟。即使周圍亂糟糟的，我還是告訴自己要相信測試結果。我繼續測試，發現她身體的不連結高達 72%，接著是朊病毒①。在我清除脾臟中的兩種受困情緒後，不連結的比例降低到 22%。接下來，我發現了一個記憶場（關於兒子在海軍陸戰隊服役的痛苦回憶）、受困的自卑情緒，接著是「沒有生存意願」的能量。我清除了所有負面能量，突然間，她的疼痛消失了……徹底消失了！

—— 柯琳・B，美國猶他州

不要用肌肉測試診斷任何疾病

身體密碼的目的並非「診斷疾病」，而是發現阻礙身體自然療癒力的失衡。即使是來自善意受試者的請求，也不要使用肌肉測試來診斷癌症或任何其他疾

---

① 編注：表格可在身體密碼系統的應用程式中看到。一類僅由蛋白質構成的物質，但與一般蛋白質不同，可自我複製，並具感染性，高溫加熱、紫外線照射、甲醛消毒都無法消滅。被認為是引起某些傳染性腦病變的主因，包括狂牛症、羊搔癢症和人類庫賈氏症。

病。讓我告訴你一個故事來說明原因。

　　曾經，有個被診斷出癌症的患者來找我。在進行乙狀結腸鏡檢查後，醫師在她的大腸中發現了一個高爾夫球大小的癌症腫瘤，已經做過切片檢查，確認是癌症病變。檢查過程中醫師拍攝了腫瘤的照片，她來找我時也帶了過來。我決定向她的身體詢問一些關於癌症的問題，以確認可能是哪些失衡導致癌症。

　　我的第一個想法，就是詢問她的身體是否得了癌症。我和她都知道她有癌症，我只是想看看在肌肉測試中能得到什麼反應。當時，這似乎是開始療程的好方法，這樣一來，就可以找到導致癌症的任何失衡。

　　在確保她可以進行測試後，我問：「妳的大腸有癌症嗎？」當我下壓她的手臂，她無法抵抗我往下的壓力，表示答案為「否」。我很驚訝，因此我高舉她帶來的所有腫瘤照片給她看，認為這會有所幫助。當我放下照片，請她伸出手臂，再次問：「妳的大腸有癌症嗎？」但這次的測試還是沒有獲得明確的答案。

　　我請她說：「我得了癌症。」我們得到相同的答案：否。我試著用不同的方式陳述問題，但她的身體總是回答「否」。從否認到承認，我花了兩個星期的時間。這告訴我們什麼？有時受試者不想承認自己患有癌症、有時身體與癌症脫節，無論何種原因，你可以發現我們最好避開這個主題。除非你就是醫師，而且診斷癌症是你的專長。

　　當朋友走過來說：「嘿，測試看看我是否得了癌症。」應該怎麼回應？如果對方確實患有癌症，而且就如同我的那位患者，身體沒有識別出癌症；如果你測試的人確實患有癌症，卻得到否定的答案，你說：「沒有，你沒有癌症。」萬一他幾個月後過世了怎麼辦？喪禮上，他的家人會很悲痛，談到你時，他們會說：「如果那個鄰居沒有告訴媽媽她沒有癌症，媽媽現在可能還活著。」你可能會發現自己陷入法律困境，更別說因此產生的內疚感了。我相信這絕對不是你想陷入的情況。

　　身體密碼可以讓我們發現並消除可能影響治療的不平衡，但**永遠不應該聲稱**或承諾能用身體密碼診斷或「治癒」任何狀況或疾病。

　　我在執業時養成了一個習慣，即不對患者已經採取的療法提出異議。如果人們正在接受化療或放射治療，我的政策是不干涉。我只會努力幫忙平衡他們的身

體，並釋放可能阻礙他們康復的任何失衡。

幫忙打擊某種疾病時，任何能幫助身體運作得更好的事都是好事，但相信我，你永遠不會想保證任何事。你可以，而且很可能從療程中看到驚人的結果，但請隨時注意自己說出來的話，以及設定的期望。

避免做出承諾，可以對受試者說：「讓我們看看能一起做些什麼。」或者：「讓我們看看會發生什麼事。」或者：「你注意到了什麼？」與此同時，你也應該期待奇蹟的出現。正如凱特在接下來的故事中所說的，這就是信念、信仰、愛和感恩的意義。

診斷出沒有癌症

我使用身體／情緒密碼，成為獲得神的恩典的工具，自然地去除了我的乳腺癌。信仰、恩典、適當的食物，兩年後，我的醫師診斷我沒有癌症，這位醫師也使用肌肉測試和順勢療法。我成功了！！！

—— 卡特・C，美國猶他州

在不平衡造成病痛之前發現並消除它，比之後得對付疾病要好得多。「願你永遠不知道你預防了什麼」是預防醫學界流行的一句話。稍加學習並練習身體密碼這套方法，就可以在家裡幫助摯愛的親友進行預防性的保健。願你永遠不知道你最終預防了什麼！

遇到阻礙時的解決方法

在幫助他人找到療癒方法的過程中，一定或多或少會遇到瓶頸。有時幾個線索就能改變一切；有時無法幫助受試者前進的原因，是沒有正確使用身體密碼。因此，請想想以下的原則。

◆ 對準正確源頭

正能量和負能量都一直在我們身旁流動。透過祈禱及選擇保持愛和感激，可

以讓身體密碼植根於正能量。若試圖在小我、惱怒、不耐煩、懷疑、批判或驕傲的氣氛中進行療程，療程可能不會產生我們想要的結果；即使確實獲得了結果，來源也是可疑的。

◆ 保持開放的心態

當思想變得僵硬，或對已知的知識深信不疑時，真相就無法流過我們。根據經驗，我們知道在使用身體密碼系統時萬事環環相扣，任何事情都可能導致任何事情。請對所有的可能性保持好奇和開放，否則我們會把自己的經驗投射到療程中，可能因此阻礙了真相，也無法發生真正的轉變。

◆ 問正確的問題

「問對問題」非常重要，正確提問能幫助我們解決真正的問題。如果想要在身體密碼方面表現出色，你必須練習，並對從神收到的指引保持開放態度。更高的力量知道你所知道的一切，並將幫助你在這個基礎上精益求精。

◆ 記住，萬事環環相扣

每個人都是獨一無二的，每一種條件或情況也是獨一無二的，你永遠無法預測自己會被引導去找到什麼。

在使用身體密碼時，保持身體能量的高振動很重要。我們對受試者的身體沒有任何控制權，只能感恩地愛著受試者，找到並消除發現的任何障礙。你的貢獻，只是做你能看到的，接著釋放它。在那之後會發生什麼結果，取決於受試者的身體。

療癒需要時間

有時候不會很快看到療癒的結果。許多事情需要時間解決，就像需要時間來建立和造成問題一樣。我前面舉了一些需要很長時間才能解決的案例，但在其他情況下，許多問題在頭幾次的療程中就能解決。有時我們必須在最深層的真相顯

現之前，先撥開好幾層的面紗。

在我執業的最近十年，見過許多患有慢性病和被認為無藥可醫的患者。他們當中的絕多數人，都能使用身體密碼的方法恢復健康。有些人很快康復，有些人在數星期內痊癒，有些人在幾個月後痊癒，也有一些在好幾個月後才痊癒。

向潛意識詢問疾病的真正潛在原因，就會觸及問題的核心，但這可能需要時間。使用肌肉測試詢問身體時，潛意識會指引你找出相關的下一個問題，就像剝洋蔥一樣，層層揭開真相。

使用身體密碼釋放不平衡，可能不是唯一需要做的。個人康復之路的一部分可能包括改變生活方式、就醫、諮詢專業人士、服用輔助品、物理治療、改變行為，甚至改變信念。這些事情是你的潛意識所知道的，而且都可以透過身體密碼讓你意識到。

我們都希望有顆靈丹妙藥能一舉修正任何問題，但我們對自己的健康所須負起的關鍵責任，是做我們知道最符合自己最大利益的事。身體密碼可以為你找出那些事情，例如攝取乾淨且營養的食物、運動，以及善待自己和他人。感恩和寬恕的簡單行為，對身心健康有著驚人的重要作用。如果我們繼續做阻礙進步的事，例如留在有毒環境中，身體將不會配合療癒。身體密碼不會讓不健康的行為對你產生有益的效果。有些人期望自己什麼都不用做就能痊癒，這幾乎是緣木求魚。

身體密碼非常適合發現不平衡，但有時還有其他工作要做。

在下面的故事裡，薩曼莎的潛意識給了她一個明確的訊息，即阿斯巴甜對她不好，但她花了幾個月的時間才戒掉這種甜癮。

萬事環環相扣：甜味劑導致的氣胸問題

有天，我和妻子琴恩順道拜訪了鄰居薩曼莎母女。當我們與薩曼莎聊天時，她告訴我們她剛剛出院。我們問她發生了什麼事，她說：「嗯，我突然沒辦法好好呼吸，左側感到一股劇痛。我和女兒一起去了急診室，醫師為我檢查時，發現我的左肺突然塌陷。他問我是否曾跌倒或發生任何創傷意外，我告訴他沒有。發生這種事完全出乎意料，我從未遇過這種情況，非常可怕。」

我們告訴她身體密碼的事，問她是否願意讓我們檢查一下，看看是否有任何我們能找到的可能有幫助的東西。她對此非常開放，因此在做了一個簡短的祈禱，並向神尋求幫助後，我們在 iPad 上打開了身體密碼系統應用程式，開始提問。

我的第一個問題是：「妳的肺部問題有一項潛在原因嗎？」肌肉測試的回應很強，表明答案是肯定的。看著身體密碼地圖，我接著問：「這項不平衡是在這張圖的左側嗎？」是的。「是在能量區嗎？」不是。「在迴路與系統中嗎？」不是。

剩下的選擇就只有「毒素」了。

我觸摸了 iPad 上的那個圖示，毒素頁面出現了，8 個代表不同類別的可能毒素。

我一一測試其中的每個類別，問：「是重金屬毒素嗎？」不是。「是生物毒素嗎？」不是。「是食物毒素嗎？」是的。

於是我逐一詢問了食物毒素的各種可能。

「是鮮味劑嗎？」不是。「是基因改造食品嗎？」不是。「是甜味劑嗎？」是的。

我知道食物中最常見的兩種甜味劑是阿斯巴甜和糖，因此我問：「是人工甜味劑嗎？」是的。

這時，我注意到母女倆的目光都有些凝重，我看得出女兒有話要說，因此我停了下來。

她說：「有一段很長的時間，我一直想要媽媽戒掉減肥飲料。我一直在告訴她這些飲料有多糟糕，她明知道這點，卻不想戒掉，整天不停在喝那些飲料！」

薩曼莎說：「你認為減肥飲料與我的氣胸有關嗎？」

「好吧，讓我們再挖掘得深入一點。人工甜味劑有很多種，但沒有一種對妳有好處，儘管我從未聽說過人工甜味劑會導致這種情況，但萬事環環相扣。」

我叫出甜味劑的列表說：「讓我們看看妳的潛意識對這張表上的甜味劑有什麼看法，好嗎？」

我問：「糖精對妳來說是問題嗎？」不是。

「問題是阿斯巴甜嗎？」是的。

「阿斯巴甜是你自發氣胸的潛在原因嗎？」是的。

進一步檢查後，我發現不需要知道更多有關這種毒素的細節，也沒有其他需要處理的相關失衡。

於是，我用手在她的後背正中滑了 3 下，意圖將阿斯巴甜的能量從她身上釋放。

後來，她的肺部痊癒了。雖然她無法立即戒掉減肥飲料，但確實減量很多，也順利在幾個月內完全戒掉了。

直到今天，她的肺部再也沒有出現過問題。

我認為這個故事的寓意是，潛意識通常會試圖讓我們知道出了什麼問題，或者，讓我們知道正在做的事會對身體產生負面影響。吃了某種東西後突然一陣痛，可能就是一個警訊。傾聽身體想告訴我們的任何事，而不是忽視它們，通常就可以避免突發的急診狀況。

談到改變，人們總是有選擇的。選擇做出改變時，耐心非常重要，因為我們是人，人都有弱點，有時確實需要時間和努力，才能完全恢復健康或實現目標。

當療癒似乎沒有成效時

你是否覺得自己已經嘗試了人類已知的每一種療法，但仍無法脫離苦海？

這可能令人心碎、沮喪，讓人很想放棄。但這時需要知道的一件事是，人體並不完美。我們所擁有的弱點，往往是有目的的，可以從經驗中學到教訓。如果你願意敞開心扉，或許能看到當中隱含的一線希望或祝福。

我一向告訴我的患者：「如果你已經從這種情況中學到了你需要學習的東西，而且如果神願意，你就沒有理由不能康復。」人生的目的之一就是學習。如果你認為你或你的當事人還沒有學到某個教訓，那麼，請試著思考：「這個問題是為了教我什麼嗎？」

同樣重要的是知道：也許能修復或清除多達 90% 的自身失衡，但是很可能永遠不會靠自己達到 100% 的完美。可能需要其他人的幫助，因為有些東西無法靠自己找到。此外，定期與其他執行師合作，這就是一種持續的教育，因為彼此可以互相學習。

第二十六章
以身體密碼幫助不同年齡的人

對我來說，靈性意味著行動中的愛。

因此，如果你為愛行動，你就是一個有靈性的人。

——派奇・亞當斯（Patch Adams），

美國醫師，電影《心靈點滴》主角的原型人物

在他人受苦時想幫助他們，你很可能是一位療癒師！有許多不同的方式可以幫助他人，並為世界送上獻禮。

我們可以培養的最重要的才能和技能，是可以用來幫助他人的部分。我們希望提供幫助、鼓勵、有所作為，並減輕人們的痛苦。我們愛的人在精神上或身體上受傷時面臨的無助和挫敗，相信我們都能感同身受。學習使用身體密碼能幫助他人改變生活。除此之外，你會發現，在為他人服務時，自己也得到了療癒，將愛與光的能量帶給他人也會改變自己，這就是互惠法則。

我有個朋友是這樣說的：「把你的麵包扔進水裡，它會回來的，而且是烤好的，還塗上了奶油。」

聽起來不錯吧。幫助他人過上更快樂、健康的生活，自己也獲得了更多的平靜。但這確實需要付出一些努力。首先，拿出勇氣，真心相信自己可以有所作

為。其次，為尚未發生的療癒懷抱感激和喜悅，尤其是當你正和你想幫助的人一起受苦時。

也許做這些事最大的挑戰，是持續懷抱信心。與其憐憫、同情那些遭受苦難的人，與他們一起坐困愁城，不如為他們帶來充滿希望與可能性的喜悅。抱持充滿健康活力的感覺和能量、願他們身心完美一致，無論情況如何，都將他們視為完整的個人看待，幫助他們用他們可能尚未擁有的能量進行轉變。

要知道，一切皆有可能，你只是傳遞一種比自身強大得多的力量的管道——這種力量也希望你所愛的人享有平和與健康。請在充滿信任、愛和感激的氛圍中展開這項工作。

你不需要在這方面十分「擅長」。許多偉大的計畫從未實現，是因為不願意開始。每個從事這項愛的工作的人，都是從微小的信念和謙卑的第一步開始的。如果只靠自己的力量、天賦和能力做這一切，可能會覺得局促不安，但你不是，要知道你並不孤單。

這項方法的基礎，首先是向你信任的更高力量尋求幫助，並全心信任它會提供指引。要相信自己有充分的理由相信它會奏效，並且感激自己有幸成為療癒發生的載體。

透過練習，你的能力將會提高，並且將成為你服務的人的最佳禮物。

英國的一位女士想使用身體密碼為他人服務，但自我懷疑讓她無法踏出第一步，而且認為自己的憂鬱症會使她無法做這件事。藉由釋放心牆，她完成了自己的工作，並覺得自己展開了新生命。「我每天都感覺更好，對人生更積極。我不僅相信，而且知道自己將在情緒密碼執行師的工作上，取得巨大成功。」

後來，她和大家分享了下面的故事，說自己每天都在幫助別人過得更幸福和充實。

在英國做出改變

我有很多成功的故事，這讓我很驚訝。我婆婆的中指有關節炎，幾乎無法彎曲。她形容它像爪子。與我進行一次療程後，她就可以完全握緊拳頭了。這讓她十分驚訝。

我去理髮店時，我的造型師說她的尾椎很痛。自從一年半前生下兒子以後，那裡就一直很痛。雖然染色劑還在頭上，但我還是立即為她做了一個療程。她的疼痛完全消失了。她興奮極了，還只收我一半的染髮錢。

　　我透過代理人的方式，在線上與一位單邊膝蓋沒有軟骨的可愛女士進行了一次療程。她的情況嚴重到光是走下樓梯就很痛，在健身房更不用說了。她以前跑過馬拉松，非常想重新開始跑步。療程結束三十分鐘後，她就可以在樓梯上跑上跑下了！

── 索爾・Ｃ，英國肯特郡

　　無論當事人在世界的哪一個角落，你都可以在家裡使用身體密碼，為他們提供幫助。你也可以治療身邊的人。說到為他人提供療癒，我認為沒有比這更簡單、方便的方法了。

　　為了他人的福祉，我們能做的最重要的事，就是消除阻礙他們進步的障礙。我們不為他人做決定，他們仍然必須做自己該做的努力，但我們能盡力移除阻礙他們的東西。

　　並非每個需求都與特定的疾病或困難有關，有時只是覺得受困或缺乏喜悅。瑪麗安分享了她第一次的身體密碼體驗，就幫助她找到了與家人真正的連結。

脫困

　　第一次的身體密碼療程中，我們釋放了一些繼承的受困情緒，但最大的改變，來自於釋放了「我動彈不得」的訊息，並將「愛」填補回去。我們還釋放了對「被拒絕」的過敏想法，這個想法與我的右腎有關。

　　療程結束後，我打電話給媽媽。這是第一次，我覺得自己和她的交流沒有隔著一層牆。我也因此更接納以及愛我的丈夫。療程結束後，我忍不住一直微笑。現在我更能接納不認識的人。但整體來說，也許最大的變化是我對更高力量的態度。之前，我知道它在，卻無法

感覺到它真的存在。現在我感覺到了。這個地球上有太多的愛。

—— 瑪麗安‧S，美國南達科他州

生命中最寶貴的財富之一，就是感受愛他人以及愛神的喜悅，而不平衡就是阻礙這些美好的障礙。

身體密碼可以在生命中的任何時候幫助我們，甚至是還在子宮裡的時候，那確實是一個非常特殊的時期。懷有幫助他人的愛和意念，就會對自己可以提供的幫助感到高興和驚訝，就像在下面的故事中呈現的。

寶寶順利出生

我朋友要生孩子了，但她遇到了一個問題：胎位不正。嬰兒需要翻身才能順利出生。她曾試圖讓寶寶翻身，但沒有用，而且陣痛的宮縮已經開始，這意謂分娩時間快到了。我問她，是否願意讓我嘗試用身體密碼幫助寶寶翻身。

在她的允許下，當天晚上我以代理人的方式，向她和嬰兒施作身體密碼。我發現寶寶害怕面對分娩，因此我排除了一些受困能量，以能量的方式告訴寶寶，現在可以安全轉身了。第二天，朋友發訊息說，她睡了一覺後，寶寶就翻身了。八天後，一個非常健康的寶寶誕生了。身體密碼是多麼不可思議的祝福和方法啊！

—— 克莉絲蒂‧D，美國阿拉斯加州

你可以成為他人生命中那個特別的人，以他們自己無法找到的方式，帶來療癒和解脫。擺脫失衡能量幫助了許多人達成目標、恢復健康、減掉多餘的體重、找到愛，以及創造更豐富的人生。做這項工作，可能會為你和你所愛的人帶來新的清明感、新的內心平靜，以及前所未有的深刻療癒。

如何向其他人解釋身體密碼

如果不知道要怎麼告訴其他人身體密碼是什麼，下面的方式可能會有所幫助：

我正在學習一種快速簡便的方法，幫助人們的身體運作得更好、感覺更舒服。它能幫助身體恢復到可以自癒的狀態。身體密碼適用於身體和情緒問題。你有幾分鐘時間讓我們一起試試嗎？

通常，只要簡單地介紹和邀請，人們就會願意嘗試一下。對於想要了解更多資訊的人，可以繼續告訴他們：

身體可以自我修復。它完全知道你出了什麼問題，知道你真正需要什麼才能發揮最佳功能。身體密碼是我們「解碼」這些需求的方式。我們可以使用它來確定你問題的潛在原因，並使用我們結合的意念來清除它們，或找出你可能還需要什麼。這項技術並不是要取代任何醫藥治療，而是藉由修正潛在的不平衡，幫助身體發揮與生俱來的自癒能力。而且，這個療癒過程裡不需要你說出過去的創傷或煩惱等私密細節，這是很多人特別欣賞的一部分。

如果有人想在療程之前或之後了解更多資訊，可以建議他們閱讀《情緒密碼》或《身體密碼》。它們淺顯易懂，而且充滿了引人入勝的真實故事和方法說明。這有助於人們克服顧慮，先為他們提供一個心理框架，理解這套方法是如何運作的，甚至可以在自己身上嘗試。

如果正在和一個不熟悉「能量工作」的人交談，可以分享這樣的基本解釋：

一個多世紀以來，量子物理學家一直在告訴我們，人體實際上是一個非常複雜的能量場。不僅是現在的科學，古代主要治療方法也是圍繞著恢復這個能量場的平衡展開的。身體密碼是一個系統，它使我們能利用量子物理學的力量，在身

體的能量場中創造平衡。

永遠不要做出保證

討論身體密碼時，尤其是在療程期間，請務必謹慎選擇用詞。你不會想被人誤會是在無照行醫吧。不要聲稱你或身體密碼系統可以治癒或治療任何東西，或它可以減輕疼痛。絕對不要說自己是在「診斷」，除非你是獲得許可的、經過認證的醫療專業人士。更適當的做法是嘗試說類似這樣的話：「身體密碼可以幫助你舒服一點，減輕你的不適。」不要做任何保證，以「讓我們試一試」的方式一起做。

從哪裡開始

當你準備好開始對某人施作身體密碼時，請記住保持開放、耐心和正面的態度。徵求許可，詢問此人的問題或療程目標。

請先靜默片刻，尋求神的幫助，對當事人懷抱著愛，並帶著感激的意念，相信一切都會順利的。

可以對任何人施作，只要經過當事人的許可，從老年人、成人到兒童都行。在下面的部分，你將讀到有關人們如何使用身體密碼，幫助各個年齡層的真實故事。

照顧祖先

失衡並不總是從自己開始的。有時我們會從父母或祖父母，或任何祖先那裡繼承不平衡，尤其是受困情緒。一個稱為「表觀遺傳學」的科學領域證明，創傷會從一代傳給另一代，但無法完全解釋原因。

流行的「老鼠和櫻花實驗」證明了祖先與遺傳創傷之間的關聯。研究人員每次將櫻花香味注入籠子時，一組老鼠都被施予輕微的電擊。過了一段時間，即使

沒有遭受電擊，老鼠們還是會對同樣的氣味產生恐懼。當這些經過創傷的老鼠的精子，被人工授精到雌性老鼠身上，即使雌性老鼠沒有接觸過這種氣味，也沒有受過驚嚇，不害怕這種氣味，然而，雖然沒有見過老鼠爸爸，老鼠媽媽生下來的小老鼠，卻對櫻花香味有著本能的恐懼。

有時，問題的根源是來自遺傳。當這些問題被挖掘出來，一個特殊的機會就擺在我們面前。

在下面這個故事中，伊莎貝拉詳述了辨識與消除她遺傳的情緒障礙，如何完全改變了她的人生。

解決爺爺的問題

我的人生卡關很久了；或者，也許一個更好的世界被攔阻了。我需要在我的職業和個人生活中做出一些勇敢的決定。在身體密碼療程期間，我們發現了由 3 種負面情緒組成的心牆，都是從祖父那裡繼承來的。他在我出生前就去世了，我從未見過他，但在做這項工作時，我覺得自己與他建立起了聯繫 —— 不是他的身體，而是他的靈魂。這是我第一次以如此親密和個人的方式感受到他。消除那些令人難受的能量，就像打開了勇氣和決策的大門。最後，我獨自創建了我的商業網站，也改善了與孩子和丈夫的關係。

—— 伊莎貝拉·C，波蘭華沙

在《情緒密碼》中，我詳細描述了如何處理繼承的受困情緒。雖然從祖先遺傳或傳遞下來、最常見的失衡類型是受困情緒，但其他能量也有可能被遺傳。在下面的故事中，維琪以意想不到的方式找到了問題的答案。

無言

我一直很努力想弄清楚父親的高血壓問題。我們用身體密碼從他身上清除了很多東西。他正在使用自然療法，但仍然不夠，因此我祈禱，而答案在我睡夢中浮現了。我需要檢查並消除導致他高血壓的

遺傳性受困情緒。它奏效了！我很高興地說他現在沒有高血壓了。他的醫師也十分困惑。我喜歡這所有的運作方式，而且一切都融合在一起。謝謝這個超棒的禮物。

——維琪‧B，美國密蘇里州

我們不僅可以從自己身上消除這些不平衡，也可以從我們的祖先身上消除這些不平衡，甚至是從我們的孩子身上，如果他們也遺傳了同樣的破壞性能量。

我們與祖先是有連結的。有時他們的不平衡和創傷會傳給我們。當這些類型的障礙被發現，就是一個前所未有的神聖機會，來幫助已故的家人進步。他們的受困情緒經常與我們相同，而且會影響彼此。在下一個故事中，祖先對這些為他們所做的工作表達感謝，這是他們自己無法完成的事。

釋放所有親人的受困情緒

我的一位當事人，一直在與憤怒情緒和嚴重過敏奮戰。在所有的不平衡中，我們釋放了一種繼承的受困情緒：迷失。

這就是有趣故事開始的地方。事實證明，這種遺傳的能量可以追溯到人們被奴隸船從非洲運來新大陸的時期。由於與家人分離，被帶到新的世界，這位當事人的男性祖先陷入了「迷失」的情緒。

我從這位當事人和她所有繼承這種情緒的親人那裡，釋放了這個情緒。太瘋狂了！我的診間擠滿了這些人。我的當事人在離我大約三十分鐘路程的家中，也有同樣的感覺。它是如此強大，使她淚流滿面！後來她告訴我，從那時起，她收到了無數她生命中沒有理由期待的「禮物」。她說，她知道這些禮物是來自所有的祖先，感謝她釋放了這種受困的「迷失」情緒。我將永遠記住那次經歷的力量和療癒！能協助如此多受困於我們文明黑暗時期的美麗人們，讓他們的生命回復平衡，使我充滿感恩。

——黛博拉‧M，美國佛羅里達州

我相信我們的祖先知道這個工作，也可能正在等待我們為他們做這件事。

多年來，當我正在幫忙的人出現繼承的情緒時，有時，我會問直系祖先是否正在房間裡，等著也被釋放這種情緒。答案永遠是肯定的！一旦受困情緒被釋放，我會問祖先是否還在房間裡，通常會得到否定的回答，除非再次找到更多需要從祖先身上釋放的情緒。他們的到來，是為了釋放重負，並在完成後離開。其他人也發現了這種情況，正如帕蒂在下面的故事中詳述的。

祖先需要幫助

使用身體密碼消除疼痛，讓我獲得了處理祖先問題的重要經驗。

通常，當我發現一種繼承的受困情緒時，會感到全身刺痛，一種強烈的感激之情，讓我常常忍不住流下眼淚。我開始確信，已故的祖母與任何需要我幫忙的祖先都在場，並對他們得到的幫助表示感謝。一開始，我原本覺得需要在自己身上「浪費」時間，感到不適和煩惱，但現在，這一切變成了我對祖先和自己的巨大祝福，還有與他們之間的有意義連結。

例如，我的左手拇指開始痛了。自從祖母開始患有類風濕性關節炎，導致關節融合和骨骼變形以來，我一直在想，我是否也會罹患關節炎？祖母的手有很多節都像爪子，一生中的大部分時間都非常艱難。當我開始治療我的拇指，繼承的受困情緒不斷湧現，需要被清除，而且我有一段奇特的經歷，感受到已故祖父母的存在。

過沒多久，我就意識到祖先們正在排隊尋求幫助。他們一定是接到消息，知道我有能力幫助我們所有的人都放下重擔、繼續前進。我自己的每一次不適都是一個機會，不僅可以消除自己的不平衡，還可以幫助我的祖先。

現在，我不再為自己的不適或疼痛擔憂。相反地，我只是笑著，知道我有工作要做，有祖先需要幫助。如果一直順順利利，我就永遠沒有機會為我的家族做這些療癒。我不會知道從哪裡開始。現在，我了解了以前從未想過的疼痛的目的和意義，以及釋放它們的方法，不

僅是從自己身上釋放，也從祖先身上釋放。

——帕蒂‧R，美國猶他州

任何時候發現繼承的不平衡並釋放它們，都是在為我們的祖先服務，即使在進行這些療癒時沒有特別感覺與他們有所連結。想像一下當你釋放阻礙你前進的繼承受困能量時，他們也正在經歷怎樣的解脫！祖先也（曾）是活生生的人，過著真實的生活，也有著真實的掙扎。接下來，是一對相愛的年輕情侶，在很久很久以前曾被阻止結婚的故事。

傷心的祖先

在生命的大部分時間，我都在與悲傷奮戰。我付不起專業協助的費用，因此開始注意到尼爾森醫師的方法、讀他的書，開始療癒自己。我不那麼確定自己在做什麼，但發現當我嘗試和練習的次數越多，就越能幫助自己。

有天，我發現了一種從父親那裡繼承來的受困情緒。父親從他父親那裡繼承了這種情緒，透過父系追溯，共流傳了二十代：男人愛上了一位女性，卻因為社會地位而不能結婚。我將這個情緒釋放，接著上床睡覺。

第二天，當我把這件事告訴姊姊瓊，她說：「不會吧！昨天我發現了一種繼承的情緒，嫉妒，被困在一個二十代以前的男人身上，全是父親這邊的。他和一位女性相愛卻不能結婚，因為女方的父母想要她嫁給一個社會地位比較高的男人！」我們很驚訝！當瓊釋放出受困的嫉妒情緒時，她抽泣了一分鐘，直到這種感覺平息，接著驚訝地坐著。如果我曾對身體密碼有任何懷疑，在那一天也全部消失了。

那是多年來我第一次擺脫悲傷。我已經能擺脫充滿情緒包袱的心牆，這些包袱讓我總是質疑自己不夠聰明或不夠堅強，無法成功和支持家人。但現在我不再害怕了。

——蜜雪兒‧M，加拿大艾伯塔省

幫助長者更健壯

看著父母衰老與改變可不適合膽小的人。我們深深地愛著他們，想為他們竭盡所能，尤其是在他們生病或痛苦的時候。我們常常無法了解的是，老年人會有意無意地很想了解自己這一生留下了什麼，會在心裡盤點自己人生的意義，以及在他們死後將繼續留存的記憶。

若他們覺得自己的人生沒什麼意義，或者沒有達到應有的程度，或者強烈感覺到自己犯下的錯對孩子產生了不良影響，那麼這可能會是一個非常痛苦的過程。我們與年長親人的聯繫和我們展現的愛，在他們晚年時非常重要。他們需要我們的同情、我們的關心，需要感受到我們的尊敬和愛。但有時這很困難，原因有很多。要加深彼此的關係並找到可以分享的事物，有一種簡單的方法，就是一起嘗試身體密碼。

我們可以幫助他們在晚年釋放阻礙快樂和滿足的許多障礙。當然，身體上的問題可能更常出現。成為幫助他們找到解脫的人，通常能幫助親密關係的形成和創造更多快樂。希望是前進的最大動力，而你，可以成為那個帶來希望的人。這裡有幾個真實的故事，為我們年邁的親人帶來希望和歡樂。

我們多數人都遇過患有不同程度失智症的人，這個人甚至可能正是你所愛的人。在下面這個故事中，一位醫師分享了身體密碼的可能性。

阿茲海默症可逆嗎？

開始幫助這位年長的當事人時，她已經無法回答我的任何問題。

她需要二十四小時的照顧，連簡單地拿杯水這種事也已經無法做到。她有偏執狂和妄想症、很難交到朋友，而且非常孤獨。

在用身體密碼治療她三個半月後，現在她可以進行對話，也能自己倒水。聽說她還能用其他的方式照顧自己，例如定期倒垃圾，甚至做點回收！

以前，她無法在無人照管的情況下購物，但現在，她可以和一位住戶一起去採買。現在她很容易交到朋友，也持續在參與養老社區的

所有活動。她的妄想和偏執減少了大約 75%，我期待並希望隨著我們一起做更多的治療，能繼續減少她的妄想和偏執。

我在神經科學和流行病學方面的博士研究，正是阿茲海默症。那時，我相信我們能做的最好的事，就是避免讓已經患有疾病的人更加嚴重。但現在，我開始懷疑它是可逆的！

——蒂娜·H，美國華盛頓州

不要完全相信被告知的一切。我們並不了解關於能量或再生的所有知識，當其他人都認為不可能時，卻經常發生可能的療癒。

有時，我們也有機會幫助自己的父母。在接下來的故事中，貝絲幫了她父親一個大忙。

嚴重中風

我好想給尼爾森醫師大大的感謝，並分享這個故事。父親從嚴重中風後的「快要死了」「活得像顆菜」，變成「回到正常」！為了拯救父親，我與許多身體密碼和情緒密碼執行師密切地合作。我祈禱，如果他沒有像個正常人一樣回來，那麼我們願意讓他離開。這是最難的事。然而，現在他能走路、說話，甚至想搭火車去參加親人的葬禮。

我很驚訝！這種事常常發生……但每次我都非常訝異。我永遠感激可以這麼幸運地遇見你，接受你的訓練。這種拯救生命和改變人生的非凡能量療法真的有效！

父親不僅恢復得很快，而且從不相信我做的事，變成了相信我的人，其他家人也是如此。感謝你，尼爾森醫師，感謝所有支持你的人和所有的執行師。我相信奇蹟！

——貝絲·F，英國赫特福德郡

無論這位長者是我們的父母、祖父母還是其他人的長輩，他們都會從你的幫助中受益。

幫助孩子

有什麼禮物能比幫助孩子解決情緒或身體問題更好呢？

無論是面對面還是遠距，擁有技能和工具來幫助有較大健康問題，或僅是有不健康行為的孩子，都是非常有力量和令人折服的，而且通常可以快速、簡單地解決，如我們在下面的故事中看到的。

分離焦慮

我 6 歲的孩子接受了他的第一次情緒密碼療程，我請執行師將注意力集中在他與父親一起經歷的分離焦慮和不健康的「需要」上。每當他們一起在家時，兒子都會懇求爸爸一直陪在他身邊，爸爸只是走去另一個房間都會讓他非常不高興，而且情況在假日時還會更糟。因此，我們驚喜地看到，在療程結束後的第二天，也就是星期六，他能不需要爸爸的陪伴，自己玩遊戲幾個小時。此外，他還爆發了巨大的創造力，在整個週末創造了最美麗、最富有想像力的藝術作品！他現在很快樂，對妹妹慷慨大方、還是很愛爸爸，也不求任何回報。這對我們家來說真是奇蹟！

—— 史蒂芬妮・W，美國內布拉斯加州

作為父母可能是一項沉重的責任，尤其是當你的孩子不開心時。許多孩子都曾一度變得內向、神祕和沉默寡言——這總是有原因的。但是當孩子不與你分享，甚至不與你聯繫，真的很難提供幫助。這會讓我們感到無助、沮喪，甚至憤怒。承認這是自然的，並且控制住情緒相當重要，這樣才能幫助孩子有安全感。

除了家庭作業、成績和同儕壓力之外，孩子還可能面臨一些巨大壓力：霸

凌、人際關係、對未來和自我價值的擔憂等，都增加了更多層次的壓力。

兒童產生的神經系統疾病，已經比以往任何時候都更常見。自閉症、亞斯伯格症候群、注意力不足過動症、注意力缺失、恐慌症等，都讓許多家庭極度緊繃。我已經看過身體密碼改善了許多孩子的這些問題。

在「感覺處理」方面成功

我女兒2歲時被診斷出患有「感覺處理失調」。即使經過兩年的治療，她仍然經常有無法入睡和半夜精神崩潰的問題。第二次身體密碼療程時，我們從她身上釋放的情緒、負面羈絆和其他的問題，多到令人驚嘆。我可以看到我女兒臉上的變化，她對生命的新熱情，以及對自己所做的每一件事都散發出快樂的能量。療程結束後的晚上，她躺在床上不到兩分鐘就睡著了，一夜好眠！我知道我們還有很多工作要做，但這已經是對我女兒和我們家人最大的祝福。

—— 史蒂芬妮・W，美國內布拉斯加州

在某些情況下，我們可能認為孩子患上了自閉症，尤其是當孩子在2到3歲時還不會說話。實際上，正如黛博拉在下面的故事中發現的，這可能只是受困情緒所造成的。

憤怒和說話問題消失了

我遠距治療了一個不會說話的2歲半孩子，他有嚴重的憤怒問題，父母非常擔心。他們計畫在他3歲時帶他去接受語言治療。

我對他做了三次療程，找出並釋放了所有受困情緒和相關的不平衡，都是關於他不開口說話的。在完成第三次療程的隔天早上，孩子不僅開始說話，還在父親送他去托兒所時在車上唱歌！他的歌聲和話語一直持續，讓每個人都驚奇不已。

而且，過沒幾天，他就搖搖晃晃地走到媽媽身邊，用小胳膊摟住她的腿，說：「我愛妳！」他從未做過這樣的事。他的怒氣消失了！

事情的發展讓這個家庭的所有人都非常感動。

——黛博拉‧P‧M，美國佛羅里達州

我和妻子多年前就知道，我們可以在自己的孩子睡覺時，對他們進行療癒。我們看見了深刻的變化，在下面這個故事中，林恩也是如此。

幫助熟睡中的孩子

一個 5 歲男孩的母親，讓我為她的兒子做一個遠距療程。他有暴怒、打其他小孩和不聽別人說話的行為問題。

當這小傢伙睡著時，我使用代理人測試進行了療癒。第二天早上，我將結果透過電子郵件發送給他的母親。她告訴我，大約晚上十一點，也就是療程結束時，他從床上起來，爬到她的床上。一個月後，她打電話告訴我，他的行為在治療後立即發生了明顯的變化。他願意傾聽，對兄弟姊妹和其他孩子更溫和，也更正面。這是幫助小孩的好方法，讓他們安然入睡，沒有恐懼或創傷。

——林恩‧G，加拿大卑詩省

每天，孩子們都會有些腫塊、瘀傷和輕微的摔傷。OK 繃可以撫慰一個哭鬧的孩子，但是如果你想做更多，甚至需要做更多呢？擁有一個可以隨時隨地使用的工具是非常寶貴的。下面的故事顯示了正常遊戲中看似微不足道的撞擊，也可能造成嚴重後果。

相撞的男孩和狗狗

我當事人的兒子在玩耍時，與家裡的大狗發生了碰撞。男孩的額頭上腫了一大塊。當事人向我求助，因此我透過代理人的方式，進行了遠距身體密碼療程。我發現有一些不平衡，例如身體創傷、受困的驚嚇情緒、來自母親的焦慮被吸收成為受困情緒、額骨錯位等。第二天早上，腫塊完全消失了，她的兒子也沒事了。

一個星期後，她寫信告訴我，說他們的狗狗不舒服。牠不吃東西，也不想玩。她再次向我尋求幫助，因此我為那隻狗做了一次身體密碼療程。這次療程非常有趣，有相撞後造成的身體創傷、一種來自母親的焦慮被吸收成為受困情緒、一種與男孩相同的驚嚇受困情緒、一種與相撞有關的內疚情緒，以及碰撞導致的下顎錯位。消除了所有這些失衡之後，狗狗沒事了，又開始和孩子們一起吃飯玩耍了。

　　　　　　　　　　　　　　　　　　　　—— 海蒂．R，奧地利維也納

　　正如海蒂在她與當事人的狗狗於療程中所經歷的，在動物身上看見創傷並不奇怪。動物也可以從身體密碼中受益，如同你將在下一章中看到的。

第二十七章
以身體密碼幫助動物

動物顯然知道得比我們想像的多，也思考得比我們知道的多。
——艾琳・M・碧珀伯格（Irene M. Pepperberg），美國動物行爲學家

動物給我們的愛、樂趣和安慰是我們無法用實物回報的。

就像人類一樣，牠們的情商和複雜的生物特性，使牠們也容易受到受困情緒和能量失調的影響，也會產生受困情緒和能量不平衡，進而影響牠們的健康和幸福。這些問題可能會導致動物因情緒或身體不適而表現出負面行爲。寵物的活力委靡通常是源於過去的創傷，這些創傷在牠們的身體留下了殘餘的能量。但也可能源自毒素，如同下面莎倫的故事。

毒素差點要了狗狗的命

昨晚，女兒哭著打電話給我，說她的狗狗幾乎無法走路，總是在轉圈。牠的頭總是靠近地板，舌頭幾乎接觸地面，氣喘吁吁、流口水、迷失方向——而且已經持續這樣將近一個小時。女兒住在亞利桑那州的沙漠中，沒錢也沒辦法去看獸醫，因此打電話問我：「妳能做點什麼嗎？」

我讓她撫摸那隻狗，以我作為代理人。當她觸摸左耳以及與胸腔的所有連結時，我的測試很無力。我開始打哈欠，直到下巴幾乎要掉下來，並在整個療程中持續打哈欠。我使用身體密碼，狗狗的潛意識將我引導到「毒素」，我測試了殺蟲劑和除草劑，來自螞蟻的毒性測試反應很強，但沒有潛在原因。

我問：「我可以釋放這個能量嗎？」可以，因此我用磁鐵滑了幾下。我是說真的，不到二十秒，維琪就開始尖叫：「媽媽，媽媽！牠走過去喝水了！媽媽，牠不再搖搖晃晃的了！」

再次測試的結果，顯示毒素已經清除，因此我繼續清除「除草劑」。她的朋友打斷說：「咬那隻蟾蜍會這樣嗎？」

我問身體。那隻蟾蜍接觸過除草劑。同樣，沒有潛在原因，因此我用磁鐵滑了 3 下。肋骨區域現在測試結果很強，但我還是決定測試看看這隻狗是否有什麼原因讓自己陷入危險或不安全的處境。牠又吃又咬、把鼻子伸進每樣東西裡，而且完全不聽主人說的「走開」或「不行」。

我被帶到了「令人上癮的心牆能量」，這意味著我還必須釋放心牆。我被帶到「恐慌」「震驚」和「不值得」。

那時，我女兒提到，鄰居的院子裡養滿了狼狗，她養的這隻狗是一窩被襲擊和遺棄的小狼狗中的一隻。看到鄰居把牠扔過籬笆，快要死去的時候，她把牠帶回家，並在接下來的兩星期內竭盡所能地讓牠活下來。

我還在做那些釋放工作時，維琪打斷我說：「媽媽！牠喝完水，正常地走到床邊了！沒有氣喘吁吁、流口水，或任何其他的症狀了！牠的頭沒有拖在地上，現在蜷縮起來睡著了。」

第二天早上我收到一則簡訊：「牠睡了一夜，今天早上起床了。」

——莎倫・D，紐西蘭奧克蘭

對動物進行肌肉測試

　　許多有益於人類的能量治療技術，可以很容易地用在寵物身上！在動物身上使用身體密碼，與在人類身上使用的方式完全相同。因此，已經對其他人執行過身體密碼的你，現在也已經是動物溝通師了。可以和一位夥伴一起為動物進行替代者療程，也可以自己作為替代者或代理人。

　　在這張照片中，琴恩和我正在為我們的狗麥斯治療。如果需要複習一下如何進行，可以參考第四章中的替代者測試。在動物身上施作時不需要觸摸，尤其是當你覺得牠們可能具危險性的時候。

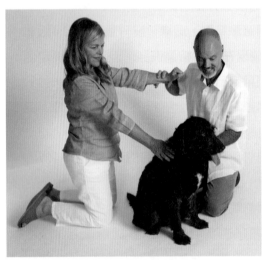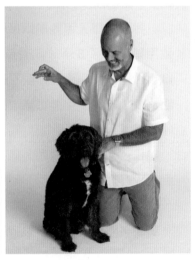

　　如果沒有可以一起為動物施作的夥伴，對自己進行測試也同樣有效。你可以在動物身上釋放不平衡，或者在你自己身上釋放。如果接觸或靠近動物不安全，或者會讓牠感覺受威脅，也可以運用代理人測試，同樣是與夥伴一起，或自己單獨進行。

　　準備在動物身上施作時請記住，動物非常敏感，牠們會吸收你的能量。如果你對牠們施作時覺得緊張，牠們也會很緊張。花點時間放鬆和集中注意力，接著滿懷愛心與意念來進入療程，幫助牠們，牠們將準備好接受能量工作。

　　幸運的是，我們可以幫助我們的寵物安心和健康，正如蓋兒在下面的故事

中，順利地讓高度焦慮的貓平靜下來。

影子的焦慮

　　我的貓「影子」總是很黏人，牠會不停地喵喵叫尋求關注。而自從牠的手足被狼叼走後，牠就變得非常緊張，整天喵喵叫，一直在哭，實在令人心碎。

　　有一天我把牠抱起來，放在貓跳臺上。牠一邊哭一邊不停動來動去，非常焦慮。我開始對牠使用情緒密碼，第三種受困情緒被清除後，影子側躺下來，開始拍打掛在貓跳臺上的老鼠標本！

　　看見焦慮的貓突然變回了玩耍的貓，我瞬間濕了眼眶！這與牠之前的情緒狀態形成了鮮明的對比。在那之後，牠又接受了兩次治療，現在牠是一隻安靜的小貓。牠會喵喵叫表示問候，但不像以前那樣瘋狂。這樣的變化實在驚人。

　　　　　　　　　　　　　　　　　　——蓋兒・B，美國加州

語言不是障礙

　　大量證據顯示，動物是有情緒的，這可以追溯到達爾文在 1872 年出版的《人與動物的情感表達》。動物愛好者都知道，動物彼此之間會建立感情，與我們之間亦然。出於對牠們的愛，我們渴望了解如何幫助我們的寵物，甚至是野生動物，從創傷和困難中恢復。

　　還記得 1998 年勞勃・瑞福的電影《輕聲細語》（*The Horse Whisperer*）嗎？這是關於一個女孩和她的馬在騎馬事故中雙雙受傷的故事。女孩的母親帶他們去找瑞福飾演的傳奇「馬匹溝通者」，他在發現這匹馬受傷的原因後，把牠治癒了。

　　如果能理解動物在說什麼，以及需要什麼，不是很棒嗎？雖然我們不會和動物說同種語言，但仍然可以透過肌肉測試接觸到牠們的潛意識，和接觸人類一

樣，正如蜜雪兒在下面的故事中所做的。

患有糖尿病的馬

　　約瑟夫是一匹英俊的馬，一匹 16 歲的閹馬，被我們暱稱為「守護者」。牠在我們的馬匹輔助心理治療計畫中，擔任首席馬術療癒師。牠喜歡牠的工作，曾幫助受過嚴重創傷和解離症的兒童，從痛苦的經歷中復原。

　　過去幾年，蹄葉炎（類似人類的糖尿病）一直困擾著約瑟夫。最近，牠的蹄葉炎病情加重，讓他走路開始一跛一跛的。多虧身體密碼，讓我能提供更全面的照顧，並解決無法以 X 光、血液檢查或影像放射攝影檢測到的潛在失衡。神已經透過身體密碼療癒了約瑟夫的其他問題，我相信祂會帶來另一個療癒奇蹟。

　　每天，我都會用各種馬的解剖圖展開療程，詢問是否有任何不平衡，接著使用身體密碼應用程式來處理任何相關的不平衡，再按照牠的潛意識指示，釋放那些不平衡。我精確地確定了草藥、補品、飼料的數量和類型，甚至是冰敷套需要在牠腿上停留的時間長度。

　　我諮詢了一位獸醫專家，告訴他我使用身體密碼所做的工作。另一位馬匹專家證實，這些出現的不平衡是蹄葉炎的典型表現。她對馬解剖圖和身體密碼的結合使用感到驚訝。到目前為止，除了諮詢，約瑟夫不需要外部支持，包括我的獸醫、馬脊椎按摩師、專家或放射治療。

　　身體密碼對於心理／情緒健康也非常寶貴！約瑟夫非常敏感，我每天至少釋放一種相關的不平衡。這大幅改善了牠的精神和活力，即使在牠不舒服的情況下也是如此。療程結束後，約瑟夫會放鬆下來，低下頭，經常用鼻子蹭我……這是他說「謝謝你，媽媽」的方式。由於身體密碼，我們不再需要猜測牠體內發生了什麼，或如何康復。

　　如果不是因為這種驚人的方式和神的良善，我可能已經絕望了。約瑟夫與我的家人向整個 Discover Healing 團隊致上深深的愛與感

激。我期待著在下星期註冊身體密碼認證療程。福杯滿溢！

──蜜雪兒‧Y，美國科羅拉多州

我打從心底相信，動物能理解我們在做什麼。執業過程中，我發現語言互通並不是必要的元素。

曾經，有一個人從印度來找我治療。他一句英語也不會說，我也一句印度語都不會說，一開始我不知道怎麼辦。我繼續用英語問問題，他潛意識的回應能幫助我們找到他需要的東西。此外，我還了解到，或許也不需要對動物使用語言。

在動物身上施作時不需要大聲說話，因為動物的潛意識能隱約理解你在想什麼、你的心想傳達什麼，以及你想要幫助牠們的意念。你可以大聲或無聲地提出問題，甚至可以在動物不在附近的情況下做到這一點，正如貝亞特在下面的故事中所經歷的。

莉莉的樓梯恐懼症

我有一位情同家人的好友，她的狗狗莉莉突然不想再爬家裡的樓梯了，只有在主人的大力鼓勵和激勵下才能做到。牠的身體似乎沒有任何問題。當我和朋友　起坐在咖啡館裡說這件事時，情況已經持續了很長一段時間。因此就在店裡，我與莉莉遠距聯繫，釋放了牠的一些受困情緒。當天下午朋友回到家時，莉莉自然地跑上了樓梯。幾天後，當牠的「爬樓梯恐懼症」又回來時，我又解決了幾件事情。現在莉莉沒有上樓梯的問題了。

──貝亞特‧S，德國法蘭克福

處理寵物和大聲的噪音

對大聲噪音的恐懼，在貓狗中很常見，緩解這種恐懼通常需要持續、耐心的訓練，並試著讓牠們習慣。使用身體密碼更容易找到潛在原因，了解為什麼牠們

在聽到巨響時會做出這樣的反應。

　　許多動物愛好者都知道，煙火發出的噪音對我們四隻腳的朋友來說，可能是一場惡夢。煙火，尤其是鞭炮的聲音，常常讓牠們陷入恐慌。牠們會跳來跳去、試圖躲藏，或者顫抖和流口水，有些動物甚至會嚇到逃走，讓絕望的主人四處尋找，需要連找多天。

　　派翠西亞分享了她如何使用身體密碼來釋放狗狗譚波對煙火的反應。

不再害怕煙火

　　我的老狗譚波越來越在意響亮的爆炸聲。今年 12 月 30 日，當牠第一次聽見突然響起的鞭炮聲時，從睡覺的地方站起來，坐到我旁邊，全身緊張、顫抖、氣喘吁吁。我試圖用食物和遊戲來轉移牠的注意力，但牠一點興趣都沒有，一直緊張地坐著，不停顫抖和喘氣。

　　我覺得應該會發現一些受困情緒，因此一開始我打算直接進入情緒密碼表。但直覺告訴我，要從身體密碼的首頁開始。令我大吃一驚的是，譚波出現急性症狀的潛在原因是毒素而非情緒。進一步測試，我發現了環境毒素，更具體地說是來自化妝品。狗總是會親吻主人，牠們似乎經常對護手霜或潤膚露有特殊愛好，因此牠可能是經由這種方式攝入了一些化學物質。出於好奇，我繼續問，發現毒素來自牠小時候用的一種寵物用沐浴乳。不需要了解更多訊息，因此我用磁鐵清除了譚波身上的毒素。釋放後，一直坐在我旁邊顫抖和喘氣的譚波立刻平靜地躺下，不再顫抖，氣喘也平息了！

　　我問是否能清理其他的東西，讓牠以後對鞭炮聲不那麼敏感，結果我被引導到錯位。牠的第三腰椎錯位。錯位沒有潛在原因，但我們需要了解更多，因此我繼續測試，發現錯位發生在牠 4 歲時，當時譚波一直在追一個飛盤，而且在半空中抓住了它。我用能量的方式清除了這個錯位，當天晚些時候，聽到更多的鞭炮聲時，譚波繼續躺著，不再顫抖了！

　　第二天是除夕夜，譚波對越來越頻繁的鞭炮聲做出了好奇的反

應。牠抬起頭，走到露臺門口，想弄清楚發生了什麼事。過了一會兒，牠恢復了正常的作息，幾乎不理會噪音，午夜放煙火時，牠幾乎都在睡覺。元旦出門散步時，牠似乎已對偶爾的鞭炮聲毫不在意了。

——派翠西亞·F，德國曼海姆

這個故事再次證明了全人醫療醫師所說的「萬事環環相扣」。這確實是正確的。在這個案例中，一個看似情緒方面的問題（恐懼、恐慌），是由環境毒素引起，並且由一個錯位助長，而這兩者都是在多年前發生的。當然，有類似症狀的其他動物可能有完全不同的潛在原因，因此，請始終對過程中的所有可能性保持開放的心與信任。

動物行為矯正

我們經常發現動物的不良行為是情緒包袱的結果，清除這些受困情緒，通常就能夠解決問題。在接下來的故事裡，茱蒂分享了她在馬身上使用身體密碼後發生的事。

從受驚到變成大贏家

「蟋蟀」是一匹 5 歲的阿帕盧薩馬，一開始被騎乘時會驚叫狂踢。這種行為造成牠的主人受到重傷，而且害怕騎馬。最後，主人要求進行一次情緒密碼療程，成效非常顯著。第二天，主人帶著蟋蟀去了馬術學校和馬術表演賽。他說蟋蟀變得截然不同了，平靜且放鬆地做了牠該做的一切。馬術表演順利成功！蟋蟀和牠的主人在那個週末贏得了兩項總冠軍和一項預備賽冠軍！

——茱蒂·P，美國紐澤西州

許多身體密碼執行師選擇主要在動物身上施作，因為很容易成功，而且效果通常立竿見影。

沮喪的動物

我選擇主要在動物身上做能量工作，並且在那些看起來很沮喪、不想從主人那裡得到關愛的動物身上，有過很多成功的經驗。在釋放了牠們的受困情緒後，主人表示自己的動物終於再次親近他們了。

——珍妮·瑪麗·G，美國田納西州

我們的另一位執行師總結了幫助動物的妙處。

動物身上不會有安慰劑效應

我認為，與動物一起工作是我最愉快、最有啓發性的任務。動物對安慰劑不會有反應。牠們似乎並不在意你是不是身體密碼的新手，而且從動物身上看到的結果真的很暖心。

——蓋伊·M，美國佛羅里達州

如你所見，療癒動物是一種樂趣，與動物一起進行能量治療時，你和動物都會獲得豐厚的回報。但請記得徵得主人的同意喔，祝你玩得開心！

第二十八章
以身體密碼處理關係

無法對他人自然給予的愛懷以感恩，將讓你很難去愛應愛的人。
—— 保羅・大衛・特里普（Paul David Tripp），美國牧師

少了關係，人生將平淡無奇，快樂也難以降臨。

與另一個人建立伴侶關係，可能是我們人生中最有價值，也最具挑戰的經驗，尤其是有深刻承諾的關係，例如婚姻。伴侶關係的偉大禮物之一，是我們對另一個人神聖的信任，以支持我們成為最好的自己。這種情感和智慧上的親密關係，會形成一種脆弱，可能成為祝福，也可能成為傷害。總是記得尊重對方、持續提升自己的內在，以及時刻充滿感激，就能使關係茁壯。關係並不會總是和諧，所以才需要時刻保持警惕，以修復傷害、消除不健康的模式，並互相扶持。

許多人的伴侶關係相當健康且充滿愛意，卻並不一定擁有共同的信仰，也並不總是接納彼此的想法。當伴侶發生情緒或身體上的痛苦，而你覺得可以用身體密碼幫助對方時，也請讓伴侶自己選擇是否想參與。下面故事中的這位女士得到了她意興闌珊的丈夫的許可，以身體密碼做出了改變。

意興闌珊的丈夫

我丈夫對我相信和我做的很多事都不太信任，因此當我提出要為他做情緒密碼療程來釋放他的心牆時，我不確定他會如何回應。

當他同意我用代理人的方式進行療程時，我很驚喜。我一共進行了五次，第一次之後，他發現自己的胸部變輕了。他一直以來承受著很大的壓力，因此身體長期處於高度戒備狀態。對他來說，承認他覺得胸口壓力被移開，是一件大事。他現在更願意交談，這太棒了。如今沒有了心牆，他在我不在家的一個月裡，進行了家裡的裝修，這是向前邁出的一大步。他不了解身體密碼是什麼，也不承認有太大變化，但我確實知道。

—— 珍妮佛 · S，加拿大新斯科舍省

身體密碼可以是一種賦予生命的資源，可以加強彼此的力量，並且是一項愛的承諾，能幫助我們的伴侶夢想成真。若某人在潛意識裡建造了一道心牆，作為對不良關係經驗的反應，或者作為對更多痛苦的防禦，那麼，那股能量的大部分都會保留在心臟。由於心牆是由受困情緒的能量構成的，這種能量會散發出來，不僅對他們自己，也會對周圍的人產生負面效應。下面的故事是來自世界各地的四種不同關係，可以看到心牆被清除後，關係如何發生變化。

我已經結婚二十五年了，但我從未覺得我與丈夫是完全連結的。我覺得有距離，就像他的心和我的心之間有一堵牆。晚上我躺在他身邊，卻感覺與他完全沒有聯繫。自從移除我的心牆之後，好吧，我該說什麼呢？我感覺到了……我感受到了愛……我感到完整和快樂。我讀過所有關於如何快樂的書，做了他們說要做的一切，但對我來說沒有任何改變。謝謝你，尼爾森醫師，因為情緒密碼／身體密碼是真正的遊戲規則改變者！

—— 阿曼達 · S，澳大利亞昆士蘭

我朋友的丈夫來找我做一個療程。他不想把我們清除心牆的事告訴妻子，因此我等著看我的朋友是否注意到有什麼變化。第二天，朋友打電話跟我說：「我不知道妳做了什麼，但他變得好體貼。」她說，在婚姻中她從未感受到更多的愛。丈夫額頭上的所有皺紋都消失了，笑容也更多了。幾個月後，她甚至告訴先生，他可以感謝我挽救他們的婚姻了。

—— 喬伊・P，英國倫敦

由於嘗試了身體密碼，我的婚姻才得以從離婚邊緣被挽救。我有一個巨大的心牆，移除後，我人生的許多方面都得到了改善，包括個人關係和健康。現在，我很少有血壓下降到危險程度的心臟病發作，因為我虛弱的心臟正在恢復力量。我正在實現我所有的目標，包括成為一名認證的執行師。

—— 耶路撒冷・D，美國紐約

多年來，我一直對丈夫很不滿。他正在經營我們合資的企業，卻沒有聽取我對於如何改善它的任何建議。日積月累，我創造出一個心牆，對我們的婚姻產生了不利影響。自從我使用情緒密碼，經過幾次療程，我們的婚姻得救了。

—— 林恩・H，加拿大安大略省

不受重視和被忽視是一種令人沮喪的狀態。我們當中的許多人，都在工作或大眾生活中與這種感覺奮戰，但是當它發生在個人關係中時，可能會更令人沮喪。改善關係可以有很簡單的方法，如微笑，或感恩對方所做的事。善良可以征服世界，而且將使世界更美好。

從過去的關係中向前邁進

過去的關係可能久久不散。感情的幽靈和受困情緒可能潛伏在你的潛意識中，這些負面的想法會讓我們的心情起伏不定。

在離開過去的關係後，要擺脫這些揮之不去的想法和情緒，並重新開始感覺

完整，你必須做的第一件事，就是找出觸發因素。和某個人在一起會讓你感到煩躁嗎？是否有特定類型的句子、評論或互動會引起你的激烈反應？

通常這些觸發因素，與眼前的人或情況根本無關，而是過去分手或關係惡化導致的舊有不平衡帶來的結果。例如，如果曾和一個經常貶低你的配偶有言語辱罵關係，即使別人僅是在一些簡單的事上提供建議，例如摺衣服或洗碗，也可能引起你的強烈反應。你可能會因為過去的情緒包袱開始失控，因為這些東西都在你的潛意識裡。

要記住一件重要的事情：這些觸發因素不能定義你是誰、你有多強大，或者你能有什麼成就。觸發因素是你的身體對過去傷害的自然反應，它們的目的是讓你知道，你有受困情緒或其他待處理的創傷。值得慶幸的是，處理它們所需的答案就在你的內心，隨時等著被釋放。

肖恩分享了他與前任妻子的經歷，以及他如何從完全沒想過自己可以繼續前進，到現在又找到了真愛，而且還訂婚了。

釋放過去，重新找到愛

大約四年前，我不得不離開與前妻的精神虐待關係。我一直處於持續的虐待中，最嚴重時，包括在我兩個年幼兒子面前被貶低。我面臨選擇：繼續和她在一起，然後可能在多次憂鬱發作後發瘋，或者離開這段關係。我後來選擇了離開。回想起來，我意識到，在結婚幾年後，我就完全崩潰了，因為我的精神、情緒和身體能量不斷從我身上流失。和前妻在一起時，我看不清情況已經發生，儘管親密的朋友一再告訴我。我聽不見，也聽不懂，或者可能只是不想聽。從本質上而言，我已經成為我過往自我的幽靈版本。

幸運而神聖的巧合是，我幫助他人克服困難的企圖，以一種曲折的方式激發了我。我發現自己對能量治療工作越來越感興趣。尼爾森醫師的情緒密碼似乎從湛藍的天空中掉落，突然間，我所經歷的巨大痛苦和困難的一切，都變得完全合理了。在看了很多關於他的工作、理論和原理的影片後，我開始在朋友身上做實驗，並開始得到意想不

到的正面結果。我決定購買《情緒密碼》，並參加情緒密碼執行師的課程。

我提出了交換或轉傳療程的請求，菲利克斯回應說要幫我。自從我們一起參加療程以來，我有一些特別感動的經歷。一些曾經是我人生中「正常」部分的特殊問題，似乎消失了，包括對我缺乏經濟能力的極度內疚和羞恥，以及我對前妻不斷消耗的能量。

我無法盡述我現在能體驗和表達的人生喜悅。

我的新未婚妻也多次對此表示非常開心。祝福你！

—— 肖恩・D，丹麥歐登塞

受困情緒可能會導致你做出錯誤的假設、誤解無辜的言論和行為，最終使你的關係短路。

與他人分享人生就是在分享能量，當這種能量受阻，關係就會開始破裂。使用身體密碼，可以讓你和伴侶幫助彼此消除負能量，並更加開放和豐富地生活。你可能會發現讓你的關係不順利的各種潛在原因，藉著把它們移除，你將能創造你應該擁有的豐富且充滿愛的關係。還記得你們第一次見面時的感覺嗎？你可以把它找回來！

幫助他人改善關係

身體密碼不僅可以用來改善自己的關係，也能幫助他人改善關係。

每個人都有過心碎的經歷，身為有情緒、不完美和需要被愛的人，我們都無法倖免。雖然療癒關係的能力可能在你體內，有時破裂的關係是無法修復的。在這種時候，了解如何療癒心碎至關重要，這樣一來，你或其他人才能繼續前進並體驗快樂。

從心碎中恢復，可能是一個漫長的過程。如果你正幫助的人正在處理過往經歷或心痛所帶來的情緒包袱或負能量，可能會削弱此人療癒關係或療癒心碎的能力。雖然沒有單一的正確方法可以療癒心碎，但你可以嘗試一些方法來發揮你與

生俱來的能力，幫助其他人從失落中恢復。你可以用身體密碼幫助他們發現、解碼和釋放受困情緒或其他負面能量。擺脫這些問題可能會使他們的身心靈得到恢復。正如雪麗兒在下面的故事中分享的，人們已經從不好的關係中看見了顯著的恢復。

她終於自由了！

我已經看見我幫助的人發生如此多的正面變化，但我還是要分享這個經歷。一位女士與一個自戀的人有一段長期關係，她今年 62 歲，在被打擊了十二年之後，她拚命地尋找可以幫助她的東西或人。她從一位共同的朋友那裡聽說了情緒密碼和身體密碼，一開始持懷疑態度，但願意試一試。她的朋友解釋了一些關於能量工作的知識，我指導她在 YouTube 上觀看尼爾森醫師的一些影片。在此期間，我為她做了一次代理人療程。我發現她有很多涉及她的關係的受困情緒和負能量，有詛咒、負面實體和羈絆。我們清除了所有這些不平衡，包括她的心牆。

經過幾個月的處理，我很高興地說她自由了！她走出去了，繼續前進，現在有了新的幸福生活！她期待自己成為一名認證的情緒密碼執行師。情緒密碼和身體密碼改變了她的人生！這只是我在這種神奇的能量治療模式中，看到的眾多奇蹟之一。

—— 雪麗兒・S，美國佛羅里達州

你不僅可以幫助他人改善他們的親密關係，還可以修復家庭關係。在接下來的故事中，安娜貝爾幫助她的丈夫修復了與前妻和他姊妹們的關係。

美好的溝通

我的伴侶與他的前任伴侶和他姊妹的關係都處於危機之中，因此我對他進行了一次身體密碼療程。幾個小時後，他的前任伴侶打來電話，他們溝通得很愉快！接著他的姊妹也打來電話，願意跟他說話

了。我將這種轉變歸因於身體密碼療程，因為其他一切都沒有改變。

——安娜貝爾‧M，美國麻薩諸塞州

受困情緒可能會在持續的負面循環中發揮作用，傷害一個人在關係中建立信任的能力。怨恨、焦慮、被遺棄、不安全感、感覺不受支持、嫉妒等受困情緒會讓人更容易一直有這種感覺，即使已經在一段關係中。

情緒有其獨特的能量頻率。當這些感覺和它們的能量沒有被身體完全處理時，就可能會被困住。

發生這種情況時，這些情緒比平時更容易感受到。從本質上來說，能量所在的身體部位一直在感受這種情緒。讓我們以嫉妒為例。如果嫉妒的能量頻率被困在你的身體裡，你就會更容易、更頻繁地感到嫉妒，這會如何影響你信任一段關係的能力？如果像多數人一樣，你有各式各樣的情緒包袱正在影響你正常工作的能力，該怎麼辦呢？根據我的經驗，我們都繼承了對我們產生影響的情緒包袱，正如史蒂芬妮在下面的故事中發現的。

重獲信任

身體密碼改變了我的人生。釋放祖先的創傷對我來說很重要，因為我的家族有好幾代母女毒性關係的歷史。我在關係中注意到的進展，點燃了我的熱情，讓我能以更多方式幫助他人，而不僅僅是告訴我認識的每個人！

事實上，我和母親的關係改善了很多，以至於她（在母親節）為我購買了身體密碼程式來支持我的使命。我父親現在每星期與我們保持聯繫，而不是幾個月才聯絡一次，而且他還以我從未想過的方式，在我的人生中表現出更多的支持。對於有遺棄創傷和信任問題的人來說，這就像擁有了全世界。我很樂意向更多更多人分享這份禮物和祝福，因為我可以誠實地說，它能改變人生。

——史蒂芬妮‧S，美國田納西州

身爲成年人，我們可能很難放下從小到大與父母相關的痛苦情緒。由於過去共同經歷的困難日子，有些人會繼續與父母保持緊張的關係。

　　我們的父母可能會說出或做出引發我們強烈情緒的事情，這會使家庭聚會變得尷尬、不舒服，甚至導致疏離。當我們學會識別和發現受困情緒——那些我們當中許多人對過去的事件揮之不去的痛苦感受——我們便能療癒過去的傷害，恢復關係，而且不帶遺憾地向前邁進。這不僅對我們的關係很重要，對整體健康和幸福也很重要。

第二十九章
創造一個更美好的世界

讓我們齊心協力，看看我們將為孩子創造什麼樣的生活。
—— 坐牛（Sitting Bull），美國南北戰爭前的一位印第安酋長

我們是創造者。所有人來到這個世界上，都是帶著目的和潛力來做美好的事。我們可以選擇是否利用被給予的時間來服務、貢獻、學習和提升自己。我在人生中學到的一個關鍵是，當我們的心對真理的印象是柔軟和開放時，我們就會得到越來越多的祝福。真理就像一條不斷從我們身邊流過的溪流，如果願意，我們可以浸入其中，只要把杯子伸出去，接住其中的一些。

造物主了解我們，以及我們人生的各方面。當你想要服務時，當你內在有光時，因為你已經敞開心扉接受光，你可以選擇將快樂、療癒或完整帶給他人，有時是那些真正破碎和受苦的人。你可以使用你獲得的禮物，來創造一個更美好的世界。無論你的影響範圍是大是小，總有一些人在你力所能及的範圍內，需要你的幫助。

如果你想要一個充滿和平、愛、創造力和豐富的世界，那麼你需要參與它的創造。設計這個世界並顯化出來，是我們與生俱來的權利。

我相信這個世界最終會超出我們的想像，因為我們敞開心扉接受真相，並根

據我們的感受和學習採取行動。

世界歷史上從未有過像這樣的時刻。從未有過如此多的眞理和知識提供給我們，但另一方面，也從未有過如此全世界到處是欺騙和分裂的狀況。

當我們無法分辨眞相是什麼，無法依賴他人的意見時，就需要求助於所有眞相的源頭。我們的心必須足夠柔軟和開放，才能感受眞實的事物。心越柔軟，就能得到越多，直到了解所有的眞相。

你感覺到什麼？你知道些什麼？你想看見什麼？我們，這個美麗星球上的人們，想要改變什麼？我們想要保留和改進什麼？我們從過去學到了什麼，又從當前情況中學到了什麼？我們可以做些什麼，來創造更多的喜悅？喜悅不就是我們都想要感受的嗎？我們需要做什麼，才能擁有它？

問題是如此重要。它們不僅在你使用身體密碼幫助你找到最大的健康問題、金錢問題和關係困難的根源時很重要，而且在你將參與的每個創造過程中都很重要。它們對於創造你最好的人生至關重要。

生命是一件有趣的事情。出生時，你突然來到這裡，一絲不掛，不記得在此世之前在哪裡，不知道在這裡做什麼，或爲什麼來這裡；不久，你開始明白自己需要別人的愛才能生存，必須依賴別人的照顧。然而，過不了幾年，你開始努力想獨立。人生有許多成長的階段和機會，能學會了解眞正的幸福從何而來。

我希望藉由這本書，讓你了解身體密碼對你和我們所有人的巨大潛力。我預見將來會有一天，若沒有先尋求神的幫助、先查閱每個人體內的資料庫，人們就不會被給予任何藥物或療方，也不會開始任何治療方案。

這一天快到了。

人類再也不可能忽視自己內在深處的智慧，它完全理解我們爲什麼生病、需要做什麼才能康復，並盡可能地在思想、靈性和身體上保持健康。憑著我們現在正在學習和理解的一切，我們將成爲這個全新美好世界的創造者。

猶太傳統中有一個美好的概念叫「tikkun olam」（修復世界）。

造物主創造世界時，故意讓世界未完成。祂把完成的工作留給我們，來決定它會變成什麼樣子，以及如何達成。對這句話的一種常見、但更現代的理解是，我們與造物主合作，並有機會採取措施，改善世界狀況並幫助他人。我們可以選

擇讓世界變得美麗，可以選擇當療癒者而不是破壞者，做和平締造者而不是麻煩製造者。

協助造就這個新世界的力量在我們身上，一次一顆心、一個人。

你獨特的天賦和使命

正如你的人生充滿了其他人從未有過的經歷一樣，你對這項療癒工作的態度也將是你獨有的。

讓自己感受到你該有的深深的感激，因為你參與了他人神聖的人生故事。經常與你療癒的人分享你的感激。他們的療癒、釋放和平衡是神聖的工作，而且也會改變你。永遠承認他們是賜予你的禮物。

如果你發現自己陷入困境，我希望這些想法最後證明對你來說是值得的。當我暫時不確定該做什麼時，我知道這些東西對我有幫助。在互相照顧的過程中，我們有機會提出正確的問題，接著看看答案如何組合在一起。這真的感覺就像尋找拼圖的碎片。當你找到幫助某人所需的答案時，總會覺得努力沒有白費。

我無法告訴你我對我們生活的這個時代有多麼興奮。我相信我們正處於一個時代的邊緣，所有類型的療癒師將共同努力造福所有人。當我們終於開始思考我們作為能量存在的真實本質，當我們終於明白我們疾病的答案就在自己的潛意識裡，當我們終於意識到自己可以簡單而輕鬆地透過這些技巧獲得答案，這時，世界必然會變得更美好。情緒密碼和身體密碼已經開始發揮作用，將這個新世界帶入現實生活。

生命的意義

我最喜歡的漫畫裡，有一位山頂上的大師對尋找真理的求道者說：「你最好坐下來──當我告訴人們生命的意義時，他們往往會跌下山！」

由於某種原因，我有幸獲得了一些深刻的心靈體驗。我親身了解到，在最真實的意義上，我們都是真正的兄弟姊妹，因為我親身體驗並知道我們有一位天

父，我們所有人的父親。無論你稱祂為「神」或「源頭能量」或「更高的力量」或任何其他名稱，我認為都是一樣的。在我看來，稱祂為天父更準確，對我來說更個人，也更像家人。

我也親身了解到我們在這個世界上是客旅。用詩人威廉・華茲華斯（William Wordsworth）的文字來說：

我們的誕生不過是一場沉睡和遺忘：

與我們同來的靈魂，我們的生命之星，

原在別處安歇，

此時從遠方而來：

不是完全遺忘，

不是完全赤身裸體，

而是，我們拖著榮耀的雲彩而來，

來自神，祂是我們的家。

你能給自己和神最好的禮物，就是始終如一地選擇愛、真理、寬恕和喜悅，過著充滿服務、感恩和至善的生活。如此當你離開今生，就能夠很舒服地再次回家，回到祂的面前，回到你的神身邊。人生就是我們最終會成為什麼樣的人。我想，如果真的明白這有多麼重要，我們可能真的會「跌下山」。

許多人向我講述了他們感受愛和給予愛的能力，是如何透過我們分享的療癒工作而顯著提高。許多人甚至告訴我們，這是他們一生中第一次真正感受更高的力量對他們的愛，尤其是當他們的心牆被移除後。我在迪士尼樂園、在所有地方，學到了關於這種愛的有力一課。

無條件的愛

孩子還小的時候，我們很幸運住在距離離迪士尼樂園只有一個小時路程的地方。我們手頭沒有很寬裕，因此實際上並不經常去那裡，但是有一天，我發現自

己和我的幾個姪女和姪子在迪士尼樂園裡。我向他們的懇求屈服了，為了做個好叔叔，我同意帶他們去迪士尼樂園。那天的某個時刻，當他們排隊等候乘坐其中一項遊樂設施時，我自己散步走了一小段路。穿過人群時，我開始注意到我周圍的人。有的高，有的矮，有的體型高大，有的瘦小，有的好看，有的不怎麼樣。

總的來說，我喜歡人，但我發現這些陌生人對我來說沒有任何意義。我對他們沒有任何感覺。我開始想知道，我們的天父會怎麼樣，我們聽說祂無條件地愛每一個人。在我的腦海裡，我默默地祈禱：「天父，請幫助我了解像祢一樣如此愛祢所有的孩子，會是什麼樣子。」我想，我當時並沒有真正期待答案，也沒有接收到回答。我在心裡聳了聳肩，繼續我的一天。

稍後回到家時，我的兩個小兒子伊恩和約瑟夫，以及他們的堂弟西埃拉立即圍住了我，開始央求我帶他們去迪士尼樂園。我帶了一些大孩子去，這已經不是祕密了，因此我怎麼能不帶他們呢？我有點不情願地同意放棄另一天的休假，帶他們去玩。

因此接下來的星期六，我又來到了迪士尼樂園。那天中的某個時刻，孩子們在排隊等候遊樂設施時，我又出去散步了。當我蜿蜒前行，注意到我周圍的人時，同樣的想法又浮現了。

這些人在遠處看起來很好，但對我來說毫無意義。我想：「在天父眼裡會是什麼樣子……」

突然，我的祈禱得到了回應。瞬間，我對周圍的人充滿了排山倒海的、無條件的愛。我不認識他們，沒關係！我充滿了一種前所未有的愛，一種巨大的、勢不可擋的、無條件的、完美的愛。

我向右瞥了一眼，看到至少有兩百人在排隊等候遊樂設施。我對這些陌生人中的每一個都充滿了愛，這種愛是如此巨大，遠遠超出了我的正常體驗，以至於我突然感到一陣恐慌。而就在它來得突然的時候，這種體驗立刻就結束了。我不再感受到對周圍所有陌生人的愛，但我現在知道，雖然他們對我是陌生人，但他們對神而言並不陌生。

我短暫地瞥見了神對我們每個人純粹無邊的愛。我知道祂對你無條件的愛，無論你是誰，無論你做過或沒有做過什麼，無論你做出什麼選擇或沒有做出選

擇。祂是不變的，祂對你的愛在宇宙中是不變的，就像重力一樣，無論如何都不會改變。我知道這是真的。

多年來，我的目標一直是為愛的源泉服務。要做到這一點，就需要敞開心扉，接受祝福我們所有人的影響力和光，儘管我們有弱點、錯誤和缺點，但要堅持不懈。

當你在人生旅途中尋找問題的答案，並幫助他人解決問題時，我希望你會想到身體密碼，並將其當成提供幫助的工具。我知道它可以揭露和公開你的本性真相、你所居住的出色身體殿堂的本質，以及它與你永恆身心靈的非凡介面。記得向神尋求幫助，當你這麼做時，宇宙將為你開啟。

附錄一
術語定義

　　我們在整本書中觸及的是深刻的概念。要找到每個人都同意，甚至會考慮的術語很困難。這篇附錄是一個不夠完善的名詞替換表，我提供這張表的目的，是為了讓大家理解身體密碼系統的原理和運作方式。感謝你樂意找到一種方法，將這些概念置於你可以思考的框架內。這些是我的信念，而且它們可以很好地結合，為任何想參與的人帶來積極的轉變。隨著我們了解得更多，模式和概念也會隨之擴展。願學習永遠不停歇。

關鍵字	替代字	內容
天使 angels	靈性嚮導、守護天使、逝去的親人、尚未出生的後代	天使會引導我們去進行和感受接近造物主的事。祂們是正面和屬於光明的。祂們總會希望支持我們的進步和喜樂。
身體 body	肉體、身體殿堂	身體是容納靈的塵世殿堂,是我們的骨與肉,是我們進行肌肉測試以獲得答案的物理媒介。
身體能量場 body energy fields	生物場、脈輪、電磁場、離子能量場	由身體產生,在肉身與靈的交界處產生的能量場。
意識 conscious mind	智能、思考者、有意識的覺知	意識是在人們清醒時運作。它是我們的一部分,包含我們認為自己知道的事物。
惡意靈體 entities	負能量、鬼魂、暗黑能量、不潔的靈、邪靈、無形體的靈、惡魔等	惡意靈體會引誘我們去進行和感受遠離造物主的事,是負面、黑暗的。總會試圖製造不快樂、阻止我們進步,且控制我們。可能會導致我們產生身心/情緒症狀,例如憂鬱等。
更高的力量/更高力量 higher power	神、主、耶穌基督、全能者、造物主、女神、阿拉、彌賽亞、神性、救世主、至高無上的存在、耶和華、天父等	我們靈性的父,全能的造物主和宇宙的最高統治者。
更高的自我 higher self 靈體 spirit body 靈魂 soul 氣場 aura 氣 chi, qi, ki 普拉納 prana 永恆存在 eternal being 有知覺的能量 sentient energy	存有、一種更精細的物質形式、肉體的藍圖	靈是我們永恆的部分,沒有開端也不會終結。是有結構的智慧,堅不可摧、天真無邪、純粹無瑕。為了實現成長與進步,它會運用新的能力,例如肉體。
潛意識和靈 subconscious mind and spirit	無意識的覺知、心、觀察者、主機、靈魂所在、我們存在的核心、愛的所在。雖然我認為它們是自我的兩個不同面向,具有不同目的,但為了簡單起見,在書中我會交替使用這兩個詞。	潛意識占了我們心智的絕大部分,且永遠不會停止運轉。它會維持身體運作,記住我們經歷的一切,且沒有限制地與所有訊息相連。我們能透過肌肉測試與潛意識連接。
宇宙智慧 universal intelligence	光、真理之光、基督之光、形態形成場(morphic field)、暗物質、宇宙、超意識、非物質領域、量子場、佛陀意識等	萬事萬物的資料庫。充滿宇宙的真理、知識和智慧。

附錄二

名詞解釋

相關的不平衡／失衡 associated imbalance

導致或與另一項不平衡相關的不平衡。例如，「約翰的肝臟因為受困情緒而不平衡。」

平衡 balance

一種健康、正常的狀態。在這種狀態下，身體可以自行恢復、茁壯，並自行療癒。

解碼 decoding

透過排除法與肌肉測試，辨識不平衡。步驟包括辨識不平衡和關於這項不平衡的任何必要細節。

能量 energy

宇宙萬物的基石。一切都是由能量構成的，有些能量不可見，有些能量的振動減慢，慢到足以用有形物質的形態出現。所有能量都有振動，所有能量都可能受到其他能量振動的影響，可能是正面或負面。

能量治療 energy healing

試圖在身體和能量體的能量中，創造更平衡的狀態，以增強身體恢復能力，並增加心理和情緒健康。

督脈（針灸督脈）governing meridian（acupuncture meridian）

與其他經絡相連的體內能量庫與能量河。將放大的意念置入此督脈，使其瞬間流經全身，完成受困情緒和其他能量失衡的釋放。

不平衡／失衡 imbalance

身體或能量體出現的任何問題。不平衡可能是不該在那裡的事物、身體缺乏／需要的事物、錯位或被干擾的事物。不平衡通常是低振動的，並且總是破壞身體或靈，或兩者的正常平衡狀態。不平衡經常導致身體其他類型的失衡（例如某種受困情緒導致腎臟失衡），這些在身體密碼中被稱為「相關的不平衡」。

不平衡／失衡（狀態）imbalanced (state)

身體或能量體因失衡和能量阻塞，而負擔過重的狀態。這可能導致復原問題，以及最終運作不正常，還有無數的其他症狀。

意念 intention

一種專注於特定目標的精神狀態。這可能包括釋放或修正不平衡，以及個人採取的任何有助於恢復平衡的行動。在使用身體密碼時，這是解決任何失衡的正式步驟最後一步，但重要的是要知道，從每次療程一開始時，想提供幫助與療癒的意念就至關重要。

磁能 magnetic energy

一種放大或加強意念的工具。這可以是任何強度或極性的磁鐵，或你身體的電磁場（你的手）。

肌肉測試 muscle testing

一種能與潛意識溝通的技能或藝術。當我們向潛意識詢問是非題時，可以用肌肉測試來辨識肌肉力量的細微變化。若答案為「是」，肌肉將維持有力；答案為「否」，肌肉將有幾秒鐘的時間呈現無力。

負能量 negative energy

本質上具有破壞性、有害和／或以某種方式造成失衡的能量振動。

超載 overload

肌肉測試結果可能不明確或無法執行的暫時狀態。這可能發生在某種強烈的失衡釋出後，或者在一個療程結束時，當事人已經開始身心重整過程，無法進一步釋放任何東西。

身體 physical body

由物質形式的能量構成，會受到其他振動頻率的影響。當身體不平衡時，可能會產生症狀，來傳達這種不平衡。

正能量 positive energy

本質上可以賦予生命和平衡的能量振動。

身心重整過程 processing

能量體和身體正在轉變，以處理釋放一種或多種不平衡的狀態。重整過程通常持續一至三天，而且大約有 20% 的時間可能會產生一些輕微的疲勞或情緒敏感。

代理人 proxy

從遠處暫時連結受試者的能量場／潛意識的人，以便將不平衡找出來，並從受試者身上消除。

釋放 release

一旦辨識出不平衡，此為消除不平衡的過程。釋放需要三個要素：意念、某種形式的能量如磁能，以及督脈。

共振 resonance

當兩種能量以相似的頻率一起振動，以致被啟動或觸發時。

靈體 spirit body

使身體活動的看不見的靈。也稱爲「氣」，印度瑜伽則稱爲「普拉納」。它天生是高振動的，但失衡可能會干擾這種狀態。

潛意識 subconscious mind

大腦和身體中包含了我們大部分整體智慧的那個部分。這是一個龐大的資料庫，可供查詢，以找到有關身體和靈需要什麼才能取得平衡的答案。

受試者／當事人 subject

需要幫助而且正在接受測試的人或動物。

替代者 surrogate

一個臨時接近附近另一個人或動物能量場的人，以便辨識出失衡情況，並將之從受試者身上清除。

症狀 symptom

身體與我們交流的方式，知會我們它有一種或多種不平衡。任何不平衡都可能導致任何身體、心理或情緒症狀。

施測者 tester

執行肌肉測試的人。

振動／振動頻率 vibration / vibration frequency

也稱爲「分子振動」，這是指分子中的原子，和所有亞原子粒子（能量）的恆定與週期性運動。週期性運動的頻率稱爲「振動頻率」。能量的振動頻率將決定它是積極／正面的還是消極／負面的，以及它感覺起來和／或看起來像什麼。這個概念適用於宇宙中的一切。

致謝

我向所有協助我完成這本著作的人表示感謝。

娜塔莉‧尼爾森，感謝妳多年來的合作努力，協助開發和完善這本書。

喬許‧尼爾森，感謝你出色的洞察力和貢獻，並成為我們全球身體密碼執行師的偉大教育家。

佩蒂‧羅克斯，謝謝妳幫助我整理堆積如山的素材，並協助我將這本書順利完成。

珍娜‧卡特，感謝妳在審閱和編輯過程中提供的超棒協助。

感謝 St. Martin's 出版社副主編關‧霍克斯對我如此有耐心。

感謝我的患者允許我成為他們的朋友和醫師，並允許我分享他們的故事。

感謝我們在世界各地的優秀執行師，分享他們的經驗。

我的兄弟小布魯斯‧尼爾森在很多方面都是我的導師和榜樣。

湯姆‧米勒，我出色的作家經紀人，感謝他為使這本書更美麗地呈現，所提供的所有幫助。

喬爾‧佛提諾斯，我在 St. Martin's 出版社的出版商，感謝他協助使這本書成為《情緒密碼》的絕佳姊妹作。

感謝我在 Discover Healing 的優秀同事，感謝他們為將這項療癒工作帶給世界的所有付出。

感謝我的妻子琴恩，感謝她在這本書醞釀過程中的無數見解，她是我的靈感來源、我的幫手和我最好的朋友。

最後，感謝造物主賜予我完成這項工作所需的天賦，使我成為療癒的工具，並一路指引我的人生。

Eurasian Publishing Group
圓神出版事業機構
用心與你對話‧成就無限實實

方智出版社
Fine Press

www.booklife.com.tw

reader@mail.eurasian.com.tw

方智好讀 162

身體密碼：找到身心靈失衡的關鍵，啓動內在自癒力
The Body Code: Unlocking Your Body's Ability to Heal Itself

作　　者／布萊利‧尼爾森（Bradley Nelson）
譯　　者／游淑峰
發 行 人／簡志忠
出 版 者／方智出版社股份有限公司
地　　址／臺北市南京東路四段50號6樓之1
電　　話／（02）2579-6600‧2579-8800‧2570-3939
傳　　真／（02）2579-0338‧2577-3220‧2570-3636
副 社 長／陳秋月
副總編輯／賴良珠
主　　編／黃淑雲
責任編輯／李亦淳
校　　對／黃淑雲‧李亦淳
美術編輯／林韋伶
行銷企畫／陳禹伶‧朱智琳
印務統籌／劉鳳剛‧高榮祥
監　　印／高榮祥
排　　版／莊寶鈴
經 銷 商／叩應股份有限公司
郵撥帳號／18707239
法律顧問／圓神出版事業機構法律顧問　蕭雄淋律師
印　　刷／國碩印前科技股份有限公司
2023年10月　初版

本書提供的資訊不應取代專業醫療建議，請務必諮詢合格的健康照護專業人士。如何運用本書
資訊，請由讀者謹慎斟酌後自行決定，也由讀者自負風險。作者與出版社皆無法為運用或誤用
本書建議，或因未採行醫療建議而產生的任何損失、索賠或損害負責。

定價 540 元　　　　　　ISBN 978-986-175-761-2

來自外界的訊息刺激，會先作用於能量體，之後影響才會出現在肉體
上。受到不合理的對待時，對氣場和肉體都會造成強烈的衝擊。這種
衝擊的力道，就好像被車子撞到一樣，你以爲傷口痊癒了，卻還是不
斷復發。

—— 《原諒，宇宙法則中最強大的祝福》

◆ 很喜歡這本書，很想要分享

圓神書活網線上提供團購優惠，
或洽讀者服務部 02-2579-6600。

◆ 美好生活的提案家，期待為您服務

圓神書活網 www.Booklife.com.tw
非會員歡迎體驗優惠，會員獨享累計福利！

國家圖書館出版品預行編目資料

身體密碼：找到身心靈失衡的關鍵，啟動內在自癒力 / 布萊利‧尼爾森
（Bradley Nelson）著；游淑峰譯. -- 初版. -- 臺北市：方智出版社股份有限
公司, 2023.10

　　400 面；17×23公分 --（方智好讀；162）
　　譯自：The Body Code: Unlocking Your Body's Ability to Heal Itself
　　ISBN 978-986-175-761-2（平裝）

　　1.CST：心靈療法　2.CST：心身醫學

418.98　　　　　　　　　　　　　　　　　　　　　　112013723